Martin Bernhardt

Beiträge zur Symptomatologie und Diagnostik der

Hirngeschwülste

Martin Bernhardt

Beiträge zur Symptomatologie und Diagnostik der Hirngeschwülste

ISBN/EAN: 9783741192869

Hergestellt in Europa, USA, Kanada, Australien, Japan

Cover: Foto ©Lupo / pixelio.de

Manufactured and distributed by brebook publishing software
(www.brebook.com)

Martin Bernhardt

Beiträge zur Symptomatologie und Diagnostik der Hirngeschwülste

Beiträge

zur

Symptomatologie und Diagnostik

der

HIRNGESCHWÜLSTE

von

Dr. M. Bernhardt,
Privat-Docent an der Universität Berlin.

Berlin 1881.

Verlag von August Hirschwald.

N.W. 68. Unter den Linden.

Herrn Geheimrath E. Leyden

und

Herrn Professor C. Westphal

in Verehrung

gewidmet.

Vorwort.

An den jetzt in die Oeffentlichkeit tretenden „Beiträgen zur Symptomatologie und Diagnostik der Hirngeschwülste‟ habe ich vom Ausgang des Jahres 1878 an gesammelt und gearbeitet. Die Zeit, welche seit dem Erscheinen des Ladame'schen Werkes: „Symptomatologie und Diagnostik der Hirngeschwülste‟ (Würzburg, 1865), vergangen ist, ist gerade für die Lehre von den Krankheiten des Nervensystems so bedeutsam gewesen, und die Erkenntniss von Vorgängen, welche in undurchdringliches Dunkel gehüllt schienen, durch epochemachende Entdeckungen auf dem Gebiete der Physiologie und Anatomie des Nervensystems seitdem so gefördert worden, dass eine Neubearbeitung des reichhaltigen Stoffes von den verschiedensten und berufensten Autoren innerhalb der letzten Jahre in Angriff genommen worden ist. Zu diesen Arbeiten einen geringen Beitrag zu liefern, ist die Aufgabe nachfolgender Zeilen. Selbst das Erscheinen des für die Diagnostik der Gehirnkrankheiten so hochbedeutenden Werkes von Nothnagel konnte mich, ganz abgesehen davon, dass es gerade mitten in die Zeit meiner eigenen Arbeiten fiel, nicht verhindern, meinen Vorsatz zu Ende zu führen. Wie der Titel besagt, ist für meine Schrift die Bearbeitung der Hirngeschwülste, welche Nothnagel von seinem Standpunkt aus nur gewissermassen als Anhang und Beiwerk für seine topische Diagnostik zu betrachten und zu benutzen gezwungen war, zur Hauptsache geworden. — Mein Bestreben ging dahin, auch für diesen dunkelsten Theil der Hirnpathologie die möglichste Klarheit zu schaffen, den vorhandenen Stoff kritisch zu sichten und möglichst sichere Ergebnisse zu erhalten, welche ihrerseits dann einen wirklich werthvollen Beitrag zu einer topischen Diagnostik der Hirnkrankheiten zu liefern geeignet wären. — In diesem Sinne übergebe ich meine Arbeit der Oeffentlichkeit: sollte man finden, dass sie zur Bereicherung unseres Wissens auch nur in etwas beigetragen habe, so würde ich in dieser Anerkennung den reichsten Lohn finden.

Inhalts-Verzeichniss.

II. Theil.
Specielle Symptomatologie.

I. Theil.

Allgemeine Symptomatologie.

V or mehr als zwei Decennien, im Jahre 1859, schrieb ein berühmter Physiologe, Schiff[1]): „ich wiederhole es, selbst bei der Apoplexie ist der Sitz der Krankheit, welche die beobachteten Symptome hervorrief, meistens nicht an der Stelle, wo der Bluterguss nach dem Tode gefunden wird, der vielleicht als Nebenprodukt der Erkrankung ganz und gar wirkungslos war. Bei denselben Symptomen wird die angebliche Erkrankung oft an ganz verschiedenen Orten gefunden, und es existiren nur wenige Fälle, in denen die angebliche Krankheitsursache, wenn sie auch genau dieselbe Stelle einnahm, ganz den gleichen Erfolg hatte. Die angebliche Wirkung fehlte oft ganz oder äusserte sich in lokal und qualitativ verschiedenen Wirkungen. Hirnstellen, die in chirurgischen Fällen oft ohne alle Störung herausgenommen werden, konnten, wenn sie erweichen, den Arm, wenn sie mit Bluterguss zerreissen, den Fuss lähmen, und wenn sie verhärten, Schmerzen am Rumpf machen. — Wo giebt es eine wirklich genügende Ursache, die so verschiedene Erfolge hätte!? Was kann man z. B. daraus für die motorische Wirksamkeit des Streifenhügels schliessen, wenn Fälle bekannt sind, in denen ein Bluterguss in demselben oder seine Erweichung auch ohne alle Lähmung verlief, andere, in denen nur ein Fuss, wieder andere, in denen nur ein Arm gelähmt wurde. Wenn eine angeblich vollständige apoplectische Zertrümmerung des Streifenhügels einmal nur den Fuss, das andere mal nur den Arm gelähmt zeigt, was lässt sich, wenn wir nicht jedes Gesetz in den organischen Bildungen leugnen und damit die Wissenschaft aufgeben wollen, hieraus anderes entnehmen, als dass weder die freie Bewegung des einen, noch des anderen Gliedes des Streifenhügels nothwendig bedarf, und dass man die kranke Stelle, von denen jede dieser beiden Paralysen wirklich hervorgebracht wurde, nicht zu erkennen im Stande war."

Ebenso ist es nach Brown-Séquard[2]) nur eine unrichtige Hypothese, Lähmungen bei organischen Hirnerkrankungen von Funktionsverlust des erkrankten Theils abhängen zu lassen. Die verschiedenen Funktionen sind nicht an bestimmte Ganglienzellenhaufen gebunden, welche in umgrenzten Hirnprovinzen liegen, sondern an Zellen, welche im ganzen Hirn zerstreut sind und durch associirende Fasern mit einander in Verbindung stehen. Sie bilden auf diese Weise zwar ein Ganzes, aber viele Hirntheile, wenn auch nicht alle, enthalten derartige, die verschiedensten Funktionen ausübenden Elemente. Zerstörung bestimmter Theile führt nicht allein zu Verlust der an dieselben gebundenen Funktionen, sondern kann auch in die Ferne hin einen Reiz ausüben, der die Thätigkeit anscheinend unversehrter Gebiete für kürzere oder längere Zeit vollkommen aufhebt.

Trotz der theilweisen Anerkennung des Thatsächlichen in diesen Ausführungen, von denen ihm natürlich zur Zeit der eigenen Publikation über dieses Thema nur die Anschauungen Schiff's bekannt gewesen waren, betonte Griesinger[3]), bahnbrechend auch auf dem Gebiet der lokalen Diagnostik der Gehirnkrankheiten, dass das so äusserst interessante Studium einer genaueren Lokaldiagnose der Hirnkrankheiten eifriger Fortsetzung werth und keineswegs erfolglos sei. Die Fernwirkungen auf andere Theile seien auf keinen Fall gesetzlos, sondern müssten nach einem Mechanismus geschehen, der unter gleichen Umständen sich in gleicher Weise wiederholend auch die gleichen Resultate giebt, dem also jedenfalls durch Beobachtung, wenn auch auf Umwegen, beizukommen sei. Auch das Nichtvorhandensein gewisser Symptome sei zu beachten: oft entspränge aus dieser Erwägung das entscheidende Urtheil, ein Umstand, den wir, wie man weiterhin sehen wird, mehr als einmal mit Vortheil zur Feststellung der diagnostisch wichtigen Erscheinungen benutzt haben. — Endlich gälte jener Satz von Schiff (wir können hinzufügen von Brown-Séquard) nur für Veränderungen mancher eigentlichen Hirntheile, aber nicht für

Nervenstämme, und die gestörten Funktionen dieser seien immer die sichersten Leiter in dem diagnostischen Labyrinth der Hirnkrankheiten.

Bekanntlich war es Griesinger zuerst, der in Bezug auf die Diagnose von Hirnkrankheiten den fundamentalen Satz aussprach, dass man zwei Processe unterscheiden müsste: diffuse Erkrankungen, die das ganze Hirn oder doch einen sehr grossen Theil desselben, oder die seine innere oder äussere Oberfläche in grosser Ausdehnung betreffen, und zweitens herdartige Erkrankungen, die circumscripte Stellen des Hirns lädiren. Beide Symptomenreihen finden sich nun aber in der Mehrzahl der Fälle mit einander combinirt: die Schwierigkeit der Diagnose und ihre Richtigkeit beruhen auf der mehr oder weniger erfolgreichen, oft ungemein schwierigen Arbeit der Unterscheidung, was von den im gegebenen Falle vorliegenden Erscheinungen der einen, was der anderen Erkrankung zuzuschreiben sei.

Zu den Symptomen der diffusen Affectionen gehören nach Griesinger Kopfschmerz, Schwindel, Delirien, Bewusstseinsstörungen, Sopor, Abstumpfung der Intelligenz bis zum Blödsinn, Muskelschwäche, Muskelzittern, unregelmässige Zuckungen, Erbrechen und die deutlichen Erscheinungen des verstärkten Drucks in der Schädelhöhle: die Verlangsamung des Pulses und der Respiration. Allgemeine Symptome und Zeichen einer Herderkrankung finden sich ungemein oft bei den verschiedensten Hirnerkrankungen gemeinsam vor, und bekannt ist, namentlich durch die sorgfältigere Sichtung, welche die neueren Autoren diesen Erscheinungen zu Theil werden liessen, wie im Laufe der Erkrankung sich allmälig ein Symptom nach dem anderen verlieren kann, bis zuletzt, befreit gleichsam von den verwirrenden Erscheinungen der beginnenden Krankheit einzelne sichere Zeichen übrig bleiben, welche jetzt wohl geeignet sind, die Handhaben zu einer Herddiagnose zu liefern.

Einen sicheren Gewinn für das Studium der lokalisirten Hirnerkrankungen liefern nach dem neuesten Autor auf diesem Gebiete, Nothnagel[4]), nur solche Erkrankungen, welche 1) chronisch stabil bleiben, 2) ganz beschränkt und isolirt sind, 3) auf die Umgebung in keiner Weise, sei es durch Druck, sei es durch die Produktion von Circulationsstörungen oder von entzündlichen Veränderungen einwirken.

1*

Wie verhalten sich diesen Anforderungen gegenüber die „Hirngeschwülste“? Es giebt wohl kaum einen innerhalb der Schädelkapsel ablaufenden Process, der so deutlich wie die Neubildungen
in der Cerebralsubstanz oft von Beginn der Erkrankung an bis
zum Ende hin die Vermischung der diffusen und Herdsymptome
zeigt, und mit Recht werden deshalb von fast allen Autoren die
durch Hirngeschwülste gelieferten Symptome nur mit grosser Vorsicht und Kritik für die Lokaldiagnostik verwerthet. Wenn man
sich aber, wie ich es gethan, die Aufgabe stellt, speciell die Diagnostik der Hirngeschwülste zu bearbeiten, so hat man, die grossen
Schwierigkeiten dieses Problems berücksichtigend, mit verschärfter
Vorsicht und Kritik an die Arbeit zu gehen, wenn es gelingen soll,
aus der Vielheit der Erscheinungen bestimmte, sichere Symptomenbilder heraus zu arbeiten. — Dass diese Arbeit schliesslich trotz
allen Fleisses dennoch nur eine unvollkommene werden kann, ist
für denjenigen klar, der selbst nur flüchtig einmal die Bausteine
angesehen, aus denen und auf welchen das Gebäude der lokalen
Diagnostik der Hirngeschwülste aufgebaut werden soll. Dass hierzu
einzig und allein Beobachtungen verwendet werden dürfen, welche
durch einen Obduktionsbefund ihren Abschluss erhalten haben, liegt
auf der Hand. Und wenn auch die neuere und besonders die neueste
Zeit durch den Mund der berufensten Vertreter unserer Wissenschaft
wiederholt belehrt worden ist, wie eine Obduktion anzustellen,
worauf die Aufmerksamkeit zu richten ist, wenn wir heute un-
vergleichlich genauer, wie selbst noch vor 20 Jahren die einzelnen
Regionen des Hirns zu trennen und in ihrer Wichtigkeit gesondert
zu beurtheilen vermögen, so müssen wir doch zugeben, dass selbst
heute noch gegen diese Gebote strengster Forschung und Kritik
gesündigt wird, ja, wenn ich es aussprechen darf, oft vielleicht
gesündigt werden muss. Wenn noch jetzt, wie es speciell in der
Nervenpathologie der Fall ist, das Wissen so im Fluss ist, dass
jedes neue Jahr überraschende, bisher kaum geahnte Thatsachen
enthüllt, wenn Untersuchungsmethoden, klinische, wie mikroscopi-
sche, so rapiden Zuwachs, resp. Vervollkommnung erfahren, dass
selbst die Krankengeschichten neuesten Datums in diesem Lichte
andere Färbung annehmen, so ist es klar, dass Beobachtungen,
welche 20 oder 30 Jahre zurück liegen, der verfeinerten Kritik
des neunten Decenniums unseres Jahrhunderts kaum mehr genügen,

ganz abgesehen davon, dass jeder einzelne Beobachter seiner Neigung, seinem augenblicklichen Interesse und Forschungsgegenstand
nach doch immer nur auf bestimmte Dinge, sei es klinisch oder
anatomisch, sein Augenmerk gerichtet hat, ohne mit gleichem
Interesse alle Erscheinungen zu umfassen. — Wenn wir daher
dankbar aller der Männer gedenken, die in einer früheren Zeit
sich der mühevollen Arbeit unterzogen, mehr Klarheit in die Diagnostik der Cerebraltumoren zu bringen, wenn die Arbeiten eines
Abercrombie, Rayer, Andral, Lebert, Friedreich und Ladame stets der Anerkennung einsichtiger Forscher sicher sind, so
wird es gleichwohl erlaubt sein, zu sagen, dass viele ihrer Beobachtungen einer eingehenden Kritik nicht Stand halten. Es gilt
dies nicht allein für die Krankengeschichten aus dem vorigen Jahr-
hundert oder dem Anfange dieses, sondern auch für die Arbeiten
aus den 30er, 40er und sogar 50er Jahren unseres Jahrhunderts.
Mit dem Aufschwung, den die Entwicklungsgeschichte, die normale
Anatomie und Histologie des Centralnervensystems, die Physiologie
und topographische Eintheilung, die klinische Beobachtung mit
ihren durch die neueste Zeit dargebrachten Hilfsmitteln genommen
hat, ist auch die lokale Diagnostik der Hirnkrankheiten so ge-
waltig vorgeschritten, dass es uns häufig sogar merkwürdig erscheint,
wie man überhaupt diese oder jene Beobachtung hat verwerthen
können. — Sei es aber auch hier an dieser Stelle gleich ausgesprochen, dass trotz aller nicht wegzuleugnenden Fortschritte wir
selbst heute noch erst am Anfang der neuen Zeit stehen: auch
für die in dieser Arbeit verwertheten Fälle aus der allerneuesten
Zeit fehlt noch so vieles, um das Ideal klinischer Beobachtung und
anatomischer Untersuchung erreicht sein zu lassen, es genügen zur
Zeit noch so wenig Untersuchungen den strengen Anforderungen,
welche zu erfüllen wären, dass ich nur immer wiederholt an die
Nachsicht der Leser appelliren muss, wenn sie auch in dieser
Bearbeitung der neueren und neuesten Literatur über den vorliegenden Gegenstand mehr Lücken und Unvollkommenheiten, als
bestimmte Daten finden werden.

Auf die Wiedergabe der bis zum Jahre 1865 hin veröffent-
lichten Fälle habe ich verzichtet: einmal sind die hierhergehörigen
Beobachtungen durch Ladame[5]) in seiner 1865 zu Würzburg erschienenen Arbeit zum grössten Theil schon benutzt, sodann aber

habe ich auch geflissentlich davon abgesehen, viele der älteren
Beobachtungen überhaupt zu übernehmen, da sie nach dem oben
Ausgesprochenen den Anforderungen der Neuzeit an Genauigkeit
kaum genügen dürften. Ich glaubte um so mehr davon Abstand
nehmen zu können, als ja auch schon Ladame von seinen etwa
400 Fällen 70 aus eben diesen Gründen gar nicht benutzt hat. —
Es gelang mir aus der Literatur vom Jahre 1865 ab bis etwa
zum Beginn des Jahres 1880 hin 485 Fälle zu sammeln, welche
ich meinen Betrachtungen zu Grunde gelegt habe. Auch ihnen
kommt durchaus nicht allen der gleiche Werth zu: um aber eine
gewisse Vollständigkeit zu erlangen, habe ich in den den Ladame-
schen nachgebildeten Tabellen alle mir zugänglichen Beobachtungen
zusammengestellt. So viel es anging, habe ich mich bemüht, die
Einzelfälle in den Originalmittheilungen nachzulesen und aus ihnen
selbst den Auszug zu machen: wo dies nicht möglich war, wurden
die besten der referirenden Zeitschriften benutzt. Ich bin mir wohl
bewusst, dass auch meine Zusammenstellung rein äusserlich eine
unvollkommene sein wird: manche schöne Beobachtung mag übersehen sein: doch hoffe ich, wenigstens bis zum Jahre 1879 nicht
zu viele der wichtigeren Fälle ausgelassen zu haben. Interessant
ist das offenbare Anwachsen der Literatur über den vorliegenden
Gegenstand seit dem Beginne der 60er Jahre: während Ladame
aus der gesammten ihm zugänglichen Literatur etwa 400 Fälle
sammeln konnte, gelang es mir fast 500 aus den letzten 15 Jahren
zusammenzubringen. Offenbar liegt dies an dem in vorher kaum
geahnter Ausdehnung erweckten Interesse der Beobachter aller
Nationen für Nervenkrankheiten und an der Verbreitung, welche
Mittheilungen aus fernen Ländern durch die Jahresberichte und die
Unzahl referirender Blätter in neuerer Zeit gewonnen haben. Als
Tumoren des Hirns wurden alle diejenigen Neubilduugen behandelt,
welche aus der Substanz der zum Hirn gehörigen Abschnitte oder
an deren Oberfläche ihren Ursprung genommen hatten, aber zugleich auch im weiteren Sinne diejenigen Geschwülste, welche von
den Hirnhäuten oder den Schädelknochen oder den Hirnnerven aus
sich entwickelt, und erst später durch Druck resp. Hineinwachsen
in die Hirnsubstanz diese in Mitleidenschaft gezogen haben. Blut-
geschwülste (Hämatome) und Abscesse blieben ausserhalb der
Betrachtung: syphilitische Tumoren dagegen und tuberculöse Neu-

bildungen, ebenso Cysticerken und Echinococcen wurden neben den
eigentlichen Carcinomen, Gliomen, Sarcomen, Myxomen etc. und
deren Mischformen für die Zusammenstellung verwerthet. — Vorliegende Arbeit beabsichtigt in keiner Weise für eine Monographie
der Geschwülste des Hirns zu gelten: weder nach der pathologisch
anatomischen Seite hin, noch in Bezug auf die differentielle Diagnostik, soweit es sich um andere chronische oder akutere pathologische Processe im Hirn handelt, kann diese Zusammenstellung
Aufmerksamkeit beanspruchen: es handelt sich nur um Beiträge
zur Symptomatologie und Diagnostik der Hirntumoren, deren Anwesenheit als gegeben betrachtet wird, in dem Sinne, dass gerade
die Beobachtungen der Neuzeit zusammengestellt und mit dem
Lichte der jüngsten Errungenschaften auf dem Gebiete der klinischen Diagnostik der Nervenkrankheiten beleuchtet sind.

Zu den **Symptomen der „diffusen Affectionen"** rechnete
Griesinger, wie wir oben schon sahen, zunächst Schwindel, Kopfschmerz und Erbrechen. Was Griesinger unter der Bezeichnung
Delirien, Störungen des Bewusstseins, Stumpfheit der Intelligenz
bis zum Blödsinn, soporöse Zustände den Symptomen diffuser Hirnerkrankung zugetheilt hat, will ich als „psychische Anomalien"
unter einem Begriff zusammenfassen; ebenso sei es gestattet, das
Muskelzittern, die verbreitete Muskelschwäche, die irregulären
Zuckungen durch den Begriff der Epilepsie, epileptiformer und
verwandter Zustände zu ersetzen, endlich noch ein von Griesinger
zu den Allgemeinsymptomen nicht gerechnetes, wie aber die Neuzeit gelehrt hat, ungemein charakteristisches Zeichen hier zu besprechen, ich meine die auf den gesteigerten intracraniellen Druck
zurückzuführende Affection des Sehnervenendes und der benachbarten Netzhauttheile. Wie oben schon ausgesprochen giebt es
wohl kaum eine chronisch verlaufende Hirnkrankheit, die so wie
die innerhalb der Schädelkapsel und des Hirns entstehenden Geschwülste die Symptome diffuser und Herderkrankungen oft während
ihres ganzen Verlaufs in sich vereinigen: daher erscheint es wohl
gerechtfertigt, der speciellen Symptomatologie der Hirnneubildungen
eine Besprechung der allgemeinen, fast allen in mehr oder weniger
ausgeprägter Weise zukommenden Symptome vorauszuschicken. —

Auf eine Thatsache möchte ich hier von vornherein gleich noch
aufmerksam machen: der Werth der einzelnen Symptome ist kein
absoluter, stets und unter allen Verhältnissen die gleiche Geltung
habender: es kann sehr wohl sein, dass das allgemeine Symptom
des Kopfschmerzes, Schwindels, Erbrechens etc. durch markirtes
Fehlen, excessiv seltenes oder abnorm häufiges Vorkommen, durch
bestimmte Modificationen in der Erscheinungsweise eine gute Stütze
und Handhabe zu einer Herddiagnose werden und somit aus einem
Allgemeinsymptom sich in ein specielles, diagnostisch hoch wichtiges Zeichen umwandeln kann. Wir werden Beispiele der Art
sofort kennen lernen. Was zunächst den Kopfschmerz bei
Hirntumoren betrifft, so wird derselbe kaum je bei der Anwesenheit
einer Neubildung innerhalb der Schädelkapsel vermisst. Mag die
Geschwulst im Mark der Grosshirnhemisphären oder im Kleinhirn,
an der Hirnoberfläche oder an der Basis cranii ihren Sitz haben,
stets wird entweder schon zu Beginn des Leidens oder in seinem
weiteren Verlauf der Kopfschmerz auftreten. Zwar existiren einzelne
Beobachtungen, aus welchen das Fehlen dieses Symptomes während
des Verlaufs der Krankheit hervorgeht: der Kopfschmerz wird ausdrücklich von den Kranken geleugnet: in der ungeheuren Mehrzahl
der Fälle ist das Umgekehrte der Fall. — Ich will auf die verschiedenen Beschreibungen, welche die Leidenden je nach ihrem
Bildungsgrad von der Art ihres Schmerzes machen, hier nicht
näher eingehen: bald wird er als bohrend, bald als schiessend,
stechend, blitzartig, reissend geschildert: meist wird er durch
stärkere Muskelaktionen, womit zugleich eine Steigerung des Hirndrucks einhergeht, vermehrt. Bald ist er andauernd, bald nur in
der Nacht oder nur am Tage vorhanden, oft auffallend intermittirend
und stets zu bestimmten Zeiten eintretend. Dass er häufig so
heftig werden kann, dass die Kranken wie wahnsinnig erscheinen,
dass er oft mit Erbrechen endigt, ja dass sogar plötzlich in einem
Schmerzparoxysmus der Tod eintritt, werde ich später bei einer
Besprechung der plötzlichen Todesfälle bei Hirntumoren noch eingehender behandeln. — Das Faktum, dass der Kopfschmerz bei
Neubildungen der verschiedensten Lokalisation beobachtet wird,
beweist indirekt schon, dass es keine bestimmte, etwa mit rein
sensiblen Elementen ausgestattete Region des Hirns sein kann, von
deren Verletzung oder Vernichtung der Schmerz abhängt. Wahr-

scheinlich ist eine der Hauptursachen des Kopfschmerzes die Zerrung und Spannung, welche die Hirnhäute und die in ihnen verbreiteten sensiblen, dem Trigeminus angehörigen Nervenäste durch oberfläch- lich sitzende Tumoren entweder direkt erfahren oder der Druck, dem sie auch bei anderswo gelagerten Geschwülsten ausgesetzt sind, wenn überhaupt eine allgemeine intracranielle Drucksteigerung ein- tritt. — Hinsichtlich der Lokalisation des Kopfschmerzes werden von den Kranken die verschiedensten Angaben gemacht: bald wird er als im ganzen Kopf verbreitet beschrieben, bald in der Tiefe sitzend, bald an der Stirn, am Scheitel, im Hinterhaupt lokalisirt, zeitweilig auch ganz bestimmt und umschrieben rechts oder links angegeben. Lässt sich aus solchen Angaben etwas Sicheres zu Gunsten einer Lokaldiagnose entnehmen? Im Allge- meinen muss diese Frage verneint werden: sehr oft wird der Schmerz in die Hinterhauptsgegend verlegt, wenn der Tumor in den Stirnlappen sitzt, oft ist das Umgekehrte der Fall und Stirn- kopfschmerz wird beim Sitz des Tumors in der hinteren Schädel- grube beschrieben. Zeitweilig sitzt die Neubildung in der linken Hirnhälfte, der Schmerz aber rechts oder vice versa. — Trotzdem kann man doch vielleicht folgendes als möglicherweise für die Lokaldiagnostik verwerthbar hervorheben:

Hat man Grund, eine Neubildung der Markregionen der grossen Hemisphären anzunehmen, so spricht das Vorhandensein von Stirn- kopfschmerz mehr für eine Betheiligung der Stirn- oder Schläfen- lappen, Hinterhauptsschmerz mehr für einen Sitz des Tumors in den Occipitallappen: bei Tumoren der Hirnoberfläche wird Hinter- hauptsschmerz nur sehr selten beobachtet. Schmerzen in der Hinterhauptsgegend treten zumeist auf bei Betheiligung der Hirn- provinzen, welche in den hinteren Schädelgruben liegen, also bei Tumoren des Kleinhirns, der Med. obl. etc.: strahlen die Occipital- schmerzen den Nacken entlang in die Schultern und Arme hinein aus, so ist dies ein Zeichen mehr für die Annahme eines raum- beschränkenden Prozesses in der hinteren Schädelgrube, wird der Hinterhauptsschmerz in bestimmter Weise auf der rechten oder linken Seite localisirt, so ist dies sicherer für die Localdiagnose zu verwerthen, als wenn von Seiten des Kranken dasselbe für die Stirnscheitel- oder Schläfenregion geschieht. Wird endlich der Schmerz in ausgesprochener Weise durch Anklopfen an einer Seite

des Kopfes und an einer ganz circumcripten Stelle vermehrt, so
ist auch dieses Verhalten für die Lokaldiagnose von mehr als gewöhnlicher Bedeutung. — Bei allen diesen Betrachtungen hat es
sich bisher allein um den Schmerz gehandelt, der im strengsten
Sinne als Kopfschmerz zu bezeichnen war: ich habe bis jetzt abgesehen von denjenigen Zuständen, welche sich als schmerzhafte
(neuralgische) Empfindungen in den Extremitäten oder in ganz bestimmten Nervengebieten, zumeist denen des nerv. trigeminus kundgeben. Die hier zu beobachtenden Schmerzen in den Augen, am
oberen Augenhöhlenrand, in der Wange, Nase, im Munde, Schlunde
und an der Zunge berechtigen in ganz anderer Weise, wie dies
bei den „Kopfschmerzen" der Fall war zu einer „Lokaldiagnose",
insofern fast immer eine direkte Betheiligung des genannten Nerven
an seiner Ursprungsstätte oder in seinem Verlauf angenommen
werden kann. — Zu den vieldeutigen und den „diffusen Affektionen" Griesinger's zuzurechnenden Symptomen gehört zweitens
der „Schwindel". — Dieses subjektive Symptom wird von
Kranken angegeben, welche, wie die spätere Sektion nachweist,
ihren Tumor entweder im Grosshirnmark oder an der Hirnoberfläche, im Pons oder in der Medulla oblong. trugen: am meisten
indess findet es sich verzeichnet, wenn entweder das Kleinhirn oder
die hintere Schädelgrube ganz allgemein die Neubildung beherbergte.
Schwindelerscheinungen werden bekanntlich auch von solchen
Kranken nicht selten angegeben, deren Hirn in grob pathologisch-
anatomischem Sinne ganz gesund ist: bei Magenleidenden (vertigo
stomachalis), bei Anämischen, bei Plethorischen, bei Menschen,
welche in Folge einer Augenmuskellähmung an Doppelsehen leiden,
bei Ohrenkranken und im Verlauf noch vieler anderer Leiden kann
dieses Symptom zur Beobachtung kommen. Es ist also klar, dass
das Vorhandensein des Schwindels an sich für die Diagnose eines
Hirntumors oder gar für eine bestimmte Lokalisation ohne Bedeutung ist: nur das ist zu sagen, dass dieses Symptom in einer
grossen Procentzahl von Fällen angegeben wird, wenn in den
hinteren Schädelgruben raumbeschränkende Prozesse verlaufen. Un-
gelöst bleibt dabei die Frage, ob Vernichtung oder Reizung bestimmter Kleinhirntheile und welcher diesen Schwindel bedingen:
insofern von einzelnen, nicht doppelt sehenden Kranken über vertigo nicht nur beim Aufrichten oder Stehen — sondern auch beim

Liegen geklagt wird, ist es nicht wahrscheinlich, dass, wie Immermann[6]) es will, die reellen Schwankungen des eigenen Körpers
von den Kranken als solche percipirt oder als scheinbare Bewegungen der Umgebung gedeutet werden: es bleibt also vorläufig
dahingestellt, in welcher Weise durch die Erkrankungen des Kleinhirns dem Sensorium die Empfindungen gestörten Gleichgewichts
und unsicherer Fixirung im Raum zugeführt werden.

Störungen der Psyche finden sich drittens unter den Symptomen, welche bei beliebigem Sitz eines intracraniellen Tumors
auftreten können. Eine selbst oberflächliche Durchsicht der Tabellen und der Aufzeichnungen der verschiedenen Beobachter beweist dies zur Genüge. In mehr als der Hälfte aller Fälle von
Tumoren der Hirnlappen und der Hirnoberfläche finden sich Geistesstörungen notirt; aber auch bei einem von den Grosshirnhemisphären
entfernten Sitz der Neubildung werden sie kaum je vermisst.
Gerade dieses Faktum spricht mehr noch als Alles andere dafür,
dass man es bei einer psychischen Erkrankung in Folge von Hirntumoren mit einer allgemeinen, allen Geschwülsten in mehr oder
weniger ausgesprochener Weise zukommenden Schädlichkeitspotenz
zu thun hat. Kaum wird heute noch Jemand den Sitz der Seele
im Kleinhirn, der Zirbeldrüse oder dem Hirnanhang suchen: und
dennoch finden sich bei Neubildungen dieser Hirnprovinzen Geistes-
anomalien so gut wie bei Hirnoberflächen — oder Hirnmarks-
geschwülsten. — Wo immer auch der Tumor sich entwickeln mag
kann es zu erheblicher Vermehrung des Drucks innerhalb der
Schädelkapsel kommen und Hirnrinde und Hirnmark durch direkte
Compression und Vernichtung oder durch Beeinträchtigung der
regelmässigen Cirkulation ihres Ernährungsmaterials unfähig werden,
ihre normalen Funktionen auszuüben. Meist sind es Zustände einfacher Herabsetzung der geistigen Fähigkeiten, Stumpfheit, Vergesslichkeit, Theilnahmlosigkeit, denen man begegnet: in höherem
Grade bildet sich eine tief melancholischer Zustand aus, mit oder
ohne Hallucinationen; einfache Delirien wechseln mit Schlaf- und
Soporzuständen, selten treten (oft vielleicht nur durch die furcht-
baren Kopfschmerzen hervorgerufen) maniakalische Aufregungszustände ein. Es geht nicht an, bestimmte Formen von Geistesstörung mit der Entwicklung von Geschwülsten an ganz bestimmten
Hirnprovinzen in Zusammenhang zu bringen: nur das kann man

vielleicht sagen, dass es scheint, als ob die Entwickelung von
Tumoren in der vorderen Schädelgrube mit oder ohne Betheiligung
der Hypophysis symptomatisch in einer ganz besonderen Art
kindischen Benehmens und Sprechens neben abnormer Schlafsucht
zum Ausdruck kommt. Indessen müssen erst noch weitere Beobachtungen gemacht werden, ehe für die Lokaldiagnostik etwas
Sicheres daraus entnommen werden kann. (Vgl. den speciellen
Theil, Seite 582). In wie weit die neben ausgesprochenen psychischen Anomalien noch zu beobachtenden Störungen der Sprache
(aphasische, nicht anarthrische Zustände) einen Anhaltspunkt für
die Lokaldiagnose geben können, werde ich bei der Besprechung
der speciellen Symptomatologie eingehender untersuchen. (S. 108).

Als ein viertes, bei noch so verschiedenem Sitz der Neubildungen im Hirn anzutreffendes Symptom ist das Erbrechen zu
vermerken. Es findet sich, wenn man die verschiedenenen Lokalitäten der Tumorentwicklung durchgeht, überall in mehr oder
weniger grosser Häufigkeit: sehr oft wird es bei den in der
hinteren Schädelgrube sitzenden Geschwülsten notirt. Der bei
solcher Lokalisation von der Neubildung direkt oder indirekt auf
die Medulla oblongata und damit auf die Ursprünge des Vagus ausgeübte Druck dürfen wohl für die Erklärung des häufigeren Vor-
kommens dieses Symptoms herangezogen werden. Wenn, wie ich
dies glaube und wahrscheinlich zu machen versuchte, die Schmerz-
paroxysmen meist von einem durch zufällige Umstände (vermehrte
Muskelaktion, stärkere Anfüllung gefässreicher Neubildungen mit
Blut) erhöhten Druck in der Schädelhöhle abhängen, so wird es
nicht Wunder nehmen, dass sie häufig auch von Erbrechen und
von vermehrter Somnolenz begleitet sind und dass unter dem Auftreten wüthendster Schmerzen und unstillbaren Erbrechens plötzlich der Tod eintreten kann; der Druck ist dann so stark geworden, dass auch die regelmässige Funktion der Athmungscentra
in der Medullla oblong. aufhört. —

Zu denjenigen Symptomen, welche die Experimentatoren als
die Folgen übermässig gesteigerten intracraniellen Druckes aufzufassen lehren, gehören neben dem Kopfschmerz, dem sopor, den
Würge- und Brechbewegungen auch die „epileptischen Convulsionen“, deren Auftreten Leyden[7]) z. B. bei Hunden bei
einem Druck von 130 Mm. Quecksilber beobachtet hat. Derartige

Convulsionen finden sich nun bei fast allen Kategorien von Tumoren der Hirnsubstanz: freilich schwankt die Zahl ihrer Häufigkeit, doch existirt (mit einziger Ausnahme vielleicht der Tumoren der mittleren Schädelgrube in unseren Aufzeichnungen) keine Hirnprovinz, die einmal Ausgangspunkt einer Neubildung geworden, nicht auch gelegentlich das Symptom epileptischer Convulsionen aufzuweisen hätte. — Freilich ist das procentarische Verhältniss ein sehr verschiedenes: auffallend häufig begegnen wir den epileptischen Anfällen bei Tumoren des Grosshirnmarkes, vor allem aber bei denen der Grosshirnrinde. — Hier kann dieses „allgemeine", sonst den diffusen Symptomen mit Recht hinzuzurechnende Zeichen durch die Halbseitigkeit der Zuckungen in meist gelähmten, aber auch in nicht gelähmten Theilen eine für die Lokaldiagnostik überaus wichtige Bedeutung erlangen. Wenn Griesinger in seiner schon öfter citirten Arbeit den Ausspruch thut: die allgemeinen epileptiformen Convulsionen, welche erfahrungsgemäss oft bei manchen Herderkrankungen der grossen Hemisphären, besonders solchen, wo die etwas tieferen Lagen der grauen Rindenschicht mit betroffen werden, sich finden, dürfen niemals als direkte Reizungsphänomene des Herdes aufgefasst werden; sie müssen auf ganz vorübergehenden und wahrscheinlich allgemeinen und nicht palpablen Hirnveränderungen beruhen, so können wir ihm noch heute beistimmen. Dies kann aber der Fall nicht mehr sein, wenn er fortfährt: die halbseitigen Krämpfe (in gelähmten oder nicht gelähmten Theilen) können höchstens dann als direkt durch den Herd bedingt angesehen werden, wenn der Ort des Herdes ein solcher ist, dessen experimentelle Reizung bei Thieren Krämpfe macht (tiefere Partien der Vierhügel, Med. oblong.) und wenn die Form dieser Krämpfe entsprechend ist, wie im Experiment. Sonst sind die Krämpfe auch nur als indirekt durch Einwirkung von der Stelle des Hirnherdes auf wirklich motorische Theile aus entstanden zu betrachten. Seitdem uns die neueren Experimentatoren die Möglichkeit der Erzeugung partieller und genau lokalisirter Convulsionen von der Hirnrinde und den darunter liegenden Hirnmarktheilen aus nachgewiesen haben, haben sich auch die klinischen Belege für die Richtigkeit dieser Auffassung gemehrt: die halbseitigen partiellen, mit oder ohne Bewusstseinsverlust einhergehender Convulsionen nehmen unter unserem diagnostischen Rüstzeug (vgl. später den Abschnitt: „Tumoren der Gehirnoberfläche und des Gehirnmarkes") eine ganz hervorragende Stellung ein. Es ist hier nicht der Ort, der Frage näher zu treten, in wie weit durch diese Errungenschaften der Neuzeit die altbewährten und überlieferten Anschauungen eines Kussmaul, Tenner, Nothnagel u. A. über die Bedeutung der Brücke und des verlängerten Marks als der Centralstätten für das Zustandekommen der epileptischen Convulsionen modificirt werden: genug, dass wir auch bei diesem „Allgemeinsymptom" einer raumbeschränkenden Erkrankung innerhalb der Schädelkapsel eigenthümliche Modificationen in der Erscheinungsweise kennen gelernt haben, welche seinen (eventuellen) hohen Werth für die „topische" Diagnostik ins helle Licht setzen.

Schliesslich bleibt noch übrig über ein Symptom zu sprechen, welches so wie keines der anderen gerade erst innerhalb der letzten 20 Jahre für die Diagnose intracranieller Tumoren von Bedeutung geworden ist, ich meine die Neuritis optica. — Wie man weiterhin und namentlich im speciellen Theil sehen wird decken sich die Begriffe der Sehnervenentzündung und des gestörten Sehvermögens durchaus nicnt; man findet die pathologische Veränderung des intraocularen Sehnervenendes sehr häufig, ohne dass besondere Sehstörungen vorhanden wären, und andererseits sind bei vorhandener Beeinträchtigung des Sehvermögens häufig keine oder ganz andere ophthalmoscopische Befunde zu erheben. — Von Griesinger wird die intraoculare Sehnervenschwellung (resp. Entzündung) unter den „allgemeinen", diffusen Affectionen bei Hirnkrankheiten nicht erwähnt: im Gegentheil bietet nach ihm das Verhalten des Gesichtssinns den Hauptausgangspunkt für die Bestimmung des Sitzes eines Tumors. „Ist der Gesichtssinn vollkommen intakt, so kann der Sitz des Tumors niemals in den Vierhügeln (intracerebralem Centrum) selbst, ja kaum jemals im vordersten, obersten und mittleren Theil des kleinen Hirns sein, wo er bei nur einigem Volum fast nothwendig nach vorn die Vierhügel lädiren muss. . . . . . „es wird auch bei intaktem Sehvermögen kein sehr beträchtlicher chronischer Hydrocephalus vorhanden sein etc. etc." — Diese Anschauungen wurden seit den Arbeiten Türk's[8]), vor allem aber seit denen v. Graefe's[9]) in ganz erheblichem Maasse umgestaltet. — Die bei vielen Hirnleiden, am häufigsten bei intracraniellen Tumoren beobachteten Entzündungs-

oder Stauungserscheinungen an dem intraocularen Sehnervenende
führte Graefe auf die venösen Stauungen (in Folge behinderten
Blutrückflusses im Sinus cavernosus) in der Schädelhöhle zurück.
Seitdem aber durch Sesemann's [10]) Untersuchungen die Unwahrscheinlichkeit nachgewiesen war, dass bei den ausreichenden Ver-
bindungen der Centralvene der Retina oder besser der Vena opthalm.
superior mit den vorderen Gesichtsvenen eine dauernde Abfluss-
behinderung aus den venösen intracraniellen Gefässen zu Stande
kommen sollte, liess man diese Theorie fallen, um so mehr, als
durch die Untersuchungen von Schwalbe [11]) und Schmidt [12]) der
Zusammenhang des Intervaginalraums des Sehnerven mit dem Sub-
arachnoidalraum des Hirns nachgewiesen wurde. Weitere Beobachtungen und Versuche, namentlich von Manz [13]) bestätigten die
Vermuthung, dass Cerebrospinalflüssigkeit bei zunehmendem Druck
innerhalb der Schädelhöhle in diesen Scheidenraum des Nerv.
opticus eingedrückt und durch diese starke Ausdehnung die venöse
Cirkulation im Sehnervenende gehemmt zu werden vermag. Wenn
gleich es nun mannigfache pathologische Prozesse sein können,
durch welche der intracranielle Druck gesteigert und eine Stauungspapille resp. eine entzündliche Veränderung der Papille und des
angrenzenden Retinabezirks hervorgerufen wird, so geschieht dies
doch, wie schon H. Jackson [14]) hervorgehoben, ganz besonders
aber Annuske [15]) betont hat, kaum je so häufig, wie durch intracranielle Tumoren. Nach letzterem Autor ist die Neuritis optica
eine fast ganz ausnahmlos constante Begleiterin der Gehirntumoren
und nimmt unter sämmtlichen Symptomen intracranieller Neubildungen den ersten Rang ein. Sie kann bei dem verschiedensten
Sitz des Tumors vorkommen, der selbst bei sehr geringem Volumen
und vom intracerebralen Gesichtscentrum entfernten Sitz die pathologische Veränderung der Papille herbeizuführen vermag. Dass
diese Dinge bis in die neuste Zeit hinein theils ganz unbekannt
geblieben sind, theils von verschiedenen Autoren eine ganz differente
Beurtheilung und Würdigung erfahren haben liegt wohl daran, dass,
wie Annuske schon betont, die Neuritis optica zu Anfang meist
gar keine Sehstörung macht und dass erst bei längerem Bestehen
des Leidens und eingetretener Papillen-Atrophie zu schliesslicher
Amaurose führende Sehstörungen auftreten. — Wie ich weiterhin
noch besonders betonen werde genügt heute die einfache Angabe,

dass über Sehstörungen nicht geklagt wurde, nicht mehr, um die
Integrität des Licht empfindenden Apparats auch in anatomischer
Beziehung zu beweisen: wo immer auch nur der leiseste Verdacht
auf das Vorhandensein raumbeschränkender Prozesse speciell von
Neubildungen innerhalb der Schädelhöhle auftaucht, muss auch
ohne äussere Nöthigung die Untersuchung des Augen-
hintergrundes vorgenommen werden. — Ein Blick auf die
meinen Tabellen entnommene Zusammenstellnng über die Angaben
in Betreff etwa vorhanden gewesener ophthalmoscopischer Veränderungen am Sehnerven oder klinisch beobachteter Sehstörungen
belehrt uns, dass in einer ungemein grossen Anzahl von Fällen
über Abschwächung oder Vernichtung der Sehfunktionen überhaupt
keine Mittheilungen gemacht sind: es fehlen nähere Angaben in
232 von 485 Beobachtungen, also in fast der Hälfte aller Fälle,
in 47,8 pCt.

Sehstörungen bei Tumoren der	Zahl.	Atrophia nv. optici.	Stauungs-pap. Papil-litis. Neu-ritis opt.	Amblyopie Amaurose.	Normales Seh-vermögen resp. norm. path. anat. Befunde.	Nichts er-wähnt.
1. Hirnoberfläche	57	2	9	5	4	37
2. des Hirnmarks	124	4	24	25	7	64
3. Thal.opt. u. corp. str.	26	—	2	5	5	14
4. Hirnschenkel	3	—	1	—	1	1
5. Hypophysis	5	1	1	2	—	1
6. Vierhügel	11	1	5	5	—	—
7. Zirbeldrüse	3	1	—	1	1	—
8. Pons	30	3	2	5	6	14
9. Med. oblong.	21	—	2	4	1	14
10. Kleinhirns	90	1	32	22	5	30
11. Hirnnerven	5	1	2	1	—	1
12. der Basis cranii	39	2	9	13	1	14
13. Multiple Tumoren	71	1	15	11	2	42
Summa	485	17	104	99	33	232
	100 %	3,5° o	21,5°. o	20,4°/o	6,8° o	47,8° o

Als normal angegeben mit resp. ohne ophthalmoscopischen
Befund wird das Sehvermögen in 33 Fällen (6,8 pCt.): hierbei
ist aber nicht zu vergessen. dass in den Beobachtungen, in welchen
die Sehfunktion als intact bezeichnet wurde, sehr wohl nach dem
oben Ausgesprochenen eine Stauungspapille vorhanden gewesen sein

konnte. — Die 99 Fälle zählende, mit „Amblyopie, Amaurose"
überschriebene Rubrik soll bedeuten, dass in den Mittheilungen
(ohne Angabe des ophthalmoscopischen Befundes) die Sehkraft
als vermindert oder erloschen notirt gefunden wurde. — Ausgesprochener atrophia nv. optici begegnen wir in 17, also in 3,5 pCt.
der Fälle: hierbei ist wieder zu bemerken, dass von den Autoren
in den wenigsten Beobachtungen angegeben ist, ob diese Atrophie
genuin resp. von Beginn an bestanden hat, oder ob sie aus einer
Entzündung des intraocularen Sehnervenendes hervorgegangen
ist. — Neuritis optica endlich wird 104 mal, also in 21,6 pCt.
der Fälle ausdrücklich als vorhanden angegeben: nach dem, was
ich bei den Rubriken: „atrophia nv. optici, Amaurose, Nichts erwähnt" bemerkt habe, unterliegt es keinem Zweifel, dass dieser
Befund, wenn überhaupt jedesmal oder zu verschiedenen Zeiten
untersucht worden wäre, ungemein viel häufiger gemacht und notirt
worden wäre. Das geht jedenfalls aus diesen Untersuchungen
hervor, dass die Stauungspapille oder die intraoculare Sehnervenentzündung (neuritis optica) als ein recht häufiges Symptom bei
Hirntumoren aufgefunden und ihr Auftreten von dem Sitz der
Neubildung in der That durchaus unabhängig ist.

Wie Eingangs dieser Betrachtungen hervorgehoben worden ist
verdanken wir Griesinger die fundamentale, für die Entwicklung
der Gehirnpathologie so überaus fruchtbar gewordene Eintheilung
der bei Hirnkrankheiten zu beobachtenden Symptome in „diffuse"
und „Herdsymptome". Ueber die erste Kategorie von Symptomen und ihr Vorkommen bei Hirntumoren habe ich mich bis
jetzt verbreitet: auch werde ich Gelegenheit haben, auf sie später
noch einmal zurückzukommen, wenn von den Combinationen die
Rede ist, welche durch ihr Auftreten und Zusammenerscheinen mit
Herdsymptomen zu Stande kommen. — Nach Griesinger machen
Herderkrankungen halbseitige Erscheinungen: Ausnahmen hiervon
sind nur scheinbar (wenn sich Herde in beiden Hirnhälften finden,
wenn ein Herd gerade in der Mittellinie liegt u. s. w.) Und zwar
sind es fast immer halbseitige Lähmungen von sehr verschiedener Ausbreitung, welche die Herderkrankungen charakterisiren.
Indem ich es hier vorläufig unterlasse, auf das näher einzugehen,

was Griesinger über Sensibilitätsstörungen und Convulsionen und
den Werth dieser Erscheinungen als Herdsymptome anführt, glaube
ich nicht übergehen zu dürfen, was er von dem ebenfalls oft nur
prekären und bedingungsweisen Werth selbst der Lähmungsformen
aussagt: auch sie könnten häufig nur indirekt durch die Herde
veranlasst werden, „da die Orte, wo der Herd sitzt, ja gewöhnlich
selbst nicht motorisch sind“. — Mit diesem Ausspruch ist impli-
cite das gegeben, was wir heute nach der neueren Terminologie als
Hemmungserscheinungen bezeichnen und von den Ausfallssymptomen zu trennen uns bemühen. Ein Blick auf die Tabellen
und die begleitende Abhandlung über die Tumoren der Hirnlappen
z. B. belehrt uns, in welchem Sinne diese beiden Ausdrücke verwerthet sind. Physiologie und sichtende klinische Beobachtung
haben uns gezeigt, dass z. B. die vordersten Regionen der Stirnlappen des Grosshirns oder die Hinterhauptslappen mit motorischen,
auf der contralateralen Körperhälfte sich zeigenden Erscheinungen,
seien sie lähmungsartiger Natur oder Reizsymptome, nichts zu thun
haben, und doch findet man bei in diesen Gegenden sitzenden
Tumoren beide Symptomenreihen in nicht wenigen Fällen beschrieben.
Diese nicht direkt mit dem von dem Tumor eingenommenen Orte
in Zusammenhang zu bringenden Erscheinungsreihen nennt man,
sobald Lähmungen resultiren: Hemmungserscheinungen: durch Bcein-
trächtigung der Circulation, durch den Druck, durch andere uns
bis jetzt noch unbekannte Momente werden von dem motorisch
eigentlich irrelevanten Herde aus auf solche Partien Einflüsse ausgeübt, welche in der That die beobachteten Erscheinungen im
Gefolge haben, sobald ihr normales Gefüge durch eine wachsende
Neubildung beeinträchtigt wird. Was in dieser Weise von den
indirekt bewirkten Lähmungen, das gilt in demselben Masse auch
für die Reizerscheinungen: auch hier ist es oft nicht möglich zu
bestimmen, ob die den Reiz ausübende Neubildung das dafür verantwortlich zu machende Centrum direkt angreift oder nicht.

So sehen wir denn sofort, dass es für das „Ausfallssymptom“ der halbseitigen motorischen Lähmung, der gewöhnlichen
Hemiplegie nicht angeht, soweit dieselbe von Tumoren hervorgebracht ist, eine sichere Lokaldiagnose zu stellen. Tumoren der
Hirnrinde, Tumoren des Hirnmarks zeigen dieses Symptom ebenso,
als wenn die Geschwulst im Hirnfuss, im corpus striatum oder in

dem den Hirnschenkeln benachbarten Brückentheil seinen Sitz hätte.
Es versteht sich, dass bei diesen hemiplegischen Lähmungen stets
Paresen und Paralysen verstanden werden, welche beide Extremitäten und die Gesichtsmuskulatur (vornehmlich die Nasen-Mundäste
des Facialisgebietes) und eventuell die eine Zungenhälfte derjenigen
Körperhälfte gleichzeitig befallen, welche der die Neubildung
beherbergenden Hirnhälfte entgegengesetzt ist. Während nun aber
die fertige Hemiplegie an sich kaum eine Handhabe zu liefern
im Stande ist, für die Beantwortung der Frage, in welcher Hirnprovinz sich die vermuthete Neubildung entwickelt hat, liefern die
Art der Entstehung, die bei Tumoren so häufig zu beobachtende
stückweise Zusammensetzung, die begleitenden oder nachfolgenden
Reizerscheinungen schon mehr Anhaltspunkte, um eine endgültige
oder wenigstens der Wahrscheinlichkeit nahe Diagnose zu stellen.

So kann es sein, dass Anfangs sich nur die Lähmung einer
einzigen Extremität, seltener nur eines der beiden bei der Hemiplegie am häufigsten mit betheiligten Hirnnerven, des Facialis oder
Hypoglossus, bemerklich macht. Dieses Auftreten von Monoplegien,
welches z. B. an einer oberen Extremität (dort am häufigsten) oder
an einem Bein oder an einem Facialisgebiet beobachtet wird, weist
ganz besonders dann, wenn Reizungserscheinungen (Convulsionen)
in eben demselben Gebiet vorangegangen sind oder wenn solche der
Lähmung folgen (namentlich wenn dies einigemale abwechselt) mit
grosser Wahrscheinlichkeit darauf hin, dass bestimmte Rindenbezirke
der gegenüberliegenden Grosshirnhemisphäre von der Geschwulst
gereizt oder gelähmt worden sind. Nach dem, was ich im speciellen Theile bei der Besprechung der Neubildungen in der Rinde
und dem Mark der Grosshirnhemisphären weitläufig ausführen
werde, kann ich es mir hier ersparen, auf alle die in Bezug auf
diesen Punkt sich ergebenden Betrachtungen genauer einzugehen.
Es ist für Neubildungen in der Mehrzahl der Fälle unmöglich, bestimmt auszusagen, ob die Hirnrinde als solche Ausgangspunkt der
Neubildung geworden, ob ein im Mark entstandener Tumor, der
sich bis zur Oberfläche erstreckt, die Erscheinungen hervorgerufen,
oder ob ein von den Schädelknochen oder den Hirnhäuten her
entstandenes Neugebilde verantwortlich gemacht werden muss.
Nur das kann man sagen, dass bei ausgeprägten Monoplegien,
zumal wenn sie sich unter den oben erwähnten Begleiterschei-

2*

nungen allmälig herausgebildet haben, die Neubildung aller Wahrscheinlichkeit nach in denjenigen Rinden- oder Markbezirken ihren Sitz haben wird, die wir im speciellen Theile als die eigentlich motorischen kennen lernen werden, d. h. im Gebiet der beiden Central- und den angrenzenden Theilen der Stirn- und Scheitelwindungen und der dazu gehörigen Markabschnitte. Sehr weit von diesem Gebiet entfernt dürfte sich bei wirklichen Monoplegien der Tumor nicht gelegen zeigen. — Ganz im Allgemeinen kann man es dann aussprechen, dass bei Monoplegien eines Beins oder einer Gesichtshälfte die obersten, resp. die untersten Abschnitte der genannten Regionen durch die Neubildung zerstört sein werden und eine ähnliche Ueberlegung ergiebt, dass wenn in ausgesprochener Weise nur 2 dieser Gebiete (nur Arm und Bein oder nur Arm und Facialis) afficirt sind, man je nach der Schwere des Betroffenseins eines Gliedes oder aus dem Nacheinanderbefallenwerden derselben auf den Ausgangspunkt der Neubildung von einer ganz bestimmten Region her wird schliessen dürfen.

Combiniren sich hemiplegische Erscheinungen einer Körperhälfte mit solchen auf der anderen, so kann man an ein Uebergreifen der Geschwulst von einer Seite auf die andere oder an eine doppelseitige Entwicklung denken, Ereignisse, die, wie die Nachweise im speciellen Theil und in den Tabellen lehren, bei Rinden- und Marktumoren, aber auch bei doppelseitigen Geschwülsten in den Hirnganglien und im pons eintreten können. Auf die Weise kann es bei Doppelgeschwülsten zu Paraplegien kommen: einzelne Tumoren könnten nur bei einem Sitz in der Brücke oder dem verlängerten Mark Paraplegien im Gefolge haben, welche sich indess in der Mehrzahl der Fälle durch das Nacheinanderbefallenwerden der Unterextremitäten und durch die begleitenden Erscheinungen (z. B. charakteristische Affectionen bestimmter Hirnnerven) unschwer von genuinen Rückenmarksaffectionen trennen lassen werden. In dem speciellen Theile werde ich weiter anführen, wie nothwendig bei Anwesenheit paraplegischer Erscheinungen bei Hirntumoren die Untersuchung des Rückenmarks ist: in nicht wenigen Fällen wurde neben der Neubildung im Hirn entweder eine selbständige Rückenmarksaffection durch ähnliche Tumormassen oder eine Myelitis gefunden oder das Vorhandensein secundärer Degenerationsprocesse (von dem Hirnherde abhängig) constatirt.

Eine ganz eigenthümliche Form der Lähmung haben wir durch
Gubler[16]) näher kennen gelernt: es ist dies die von ihm sogenannte
hémiplégie (resp. paralysie) alterne, die alternirende Hemiplegie,
die wechselständige Lähmung. Findet man eine Paralyse der
beiden Extremitäten auf einer, eine Facialislähmung auf der anderen
Körperhälfte, so ist nach dem oben genannten Autor eine Affection
an derjenigen Stelle im Hirn anzunehmen, an welcher die zu den
Extremitäten ziehenden Nervenzüge ihre Kreuzung noch nicht vollendet
haben, während dies für die Facialisfasern der Fall gewesen ist.
Derartige Lähmungsformen finden sich nun auch bei Neubildungen,
wenn sie diejenige Stelle einnehmen, deren Läsion nach Gubler
diesen Symptomencomplex bedingt, nämlich den unteren, nach der
med. obl. zu gelegenen Theil der Brücke. Charakteristisch für
diese Paralysen sind die elektrischen Reaktionsverhältnisse des
gelähmten Facialis. Bekanntlich ist die elektrische Erregbarkeit
eines in Folge eines Grosshirnherdes auf der contralateralen Seite
gelähmten Facialisgebietes im Wesentlichen gleich der gesunden
Seite: in den hier in Rede stehenden Fällen dagegen, wo durch
die Neubildung im Pons der gangliöse Kern des Facialis (derselben
Seite) und damit das trophische Centrum der aus ihm entspringenden Nervenfasern zerstört wird, findet man immer eine Herabsetzung,
wenn nicht Vernichtung der elektrischen Erregbarkeit meist gepaart
mit den durch die Neuzeit bekannt gewordenen charakteristischen
Eigenthümlichkeiten der Zuckungen, welche sich bei direkter Reizung
der gelähmten Muskulatur durch den constanten Strom (Entartungsreaktion) kundgeben. Wenn Griesinger das hauptsächlichste Dia-
gnosticum zwischen wahren (extracerebralen) Basilartumoren, die
den Facialis oder Abducens lähmen, und den Tumoren der Brücke
darin sucht, dass die elektrische Contractilität des gelähmten Facialis erhalten sei bei Brückentumoren, geschwächt oder aufgehoben
bei Basilargeschwülsten, so kann dies nicht mehr ohne weiteres
zugegeben werden. Ich erinnere daran, dass von Erb[18]) sowohl
als auch von mir[19]) Lähmungsformen beschrieben worden sind,
bei welchen sich trotz erhaltener oder nur wenig abgeschwächter
Faradocontractilität und ebenso sich verhaltender indirekter galvanischer Erregbarkeit doch eine deutliche Entartungsreaktion der
direkt mit dem constanten Strom erregten Muskeln nachweisen
liess (Mittelformen). — Derartige Reaktionen, wie sie faktisch

auch bei durch Ponstumoren bedingten gleichseitigen Facialislähmungen von Wernike[17]) z. B. und mir selbst (vgl. im speciellen
Theil unter: Ponstumoren) etc. beschrieben sind und immer eine
Beeinträchtigung der peripheren Nervenfasern resp. ihrer Ursprungskerne beweisen (bei durch Grosshirnherde bedingten Facialislähmungen ist diese Form noch nie beobachtet worden), konnten bei
ungenügender elektrischer Exploration vielleicht zu obigem Ausspruch die Veranlassung gegeben haben: faktisch findet sich bei
Brückentumoren, durch welche der Facialiskern zerstört ist, diese
Beeinträchtigung der elektrischen Erregbarkeit immer. Dabei liegt
es mir fern, zu leugnen, dass auch basale Tumoren, welche direkt
mit der Substanz der Brücke nichts zu thun, aber den an der
Basis hinziehenden Nerven gedrückt und geschädigt haben, ganz
ähnliche Symptomenbilder (Facialislähmung der einen Seite mit
allen Zeichen einer schweren oder wenigstens mittelschweren
Lähmungsform und Extremitätenlähmung an der contralateralen
Körperhälfte) hervorbringen können: habe ich doch selbst bei der
Besprechung der Neubildungen in der mittleren Schädelgrube derartige Fälle mitgetheilt. Abgesehen nun von diesen Reaktions-
verhältnissen gegen den electrischen Strom unterscheiden sich derartige durch Ponstumoren oder basale Neubildungen verursachten
Facialislähmungen dadurch noch besonders von solchen, welche
sich an der gleichen Seite mit den gelähmten Extremitäten befinden, dass meist alle Aeste, auch die sonst so wenig betroffenen
zu den Stirn- und Augenmuskeln ziehenden Zweige in Unthätigkeit
versetzt sind.

Ausser dem nv. facialis ist es nun der nv. abducens der
bei Tumoren der Brücke in nicht seltenen Fällen entweder allein
oder öfter mit dem nv. facialis zusammen auf der einen Seite gelähmt ist, während auf der dem Tumorsitze contralateralen Körperhälfte die Extremitäten paralysirt sind. Noch seltener als der
abducens sind es der nv. hypoglossus oder der motorische (resp.
die sensiblen Aeste) des nv. trigeminus, welche die Grundlage zu
diesen paralysies alternes Gubler's liefern. Alle diese Erscheinungs-
formen aber sind an sich allein keine sicheren Anzeichen dafür,
dass die Neubildung gerade aus der Substanz des Pons heraus
oder in ihr sich entwickelt habe: dieselben „motorischen“ Symptome können auch vorhanden sein, wenn die Brückensubstanz als

solche gar nicht gelitten hat, sondern der Tumor von der mittleren, häufiger, wenn er von der hinteren Schädelgrubenbasis ausgegangen ist oder sich aus einer der Kleinhirnhemisphären hervortretend nach abwärts zu ausgebreitet hat. — Ich muss in Betreff der näheren Verhältnisse auf den speciellen Theil verweisen, in dem allen diesen Verhältnissen und den Anforderungen an eine differentielle Diagnostik, soweit möglich, Rechnung getragen ist. Wechselständige Lähmungen können nun aber auch in der Form erscheinen, dass einerseits (der Tumorseite entsprechend) der Oculomotorius gelähmt ist und andererseits die Extremitäten (inclusive nv. facialis) der gegenüberliegenden Körperhälfte. Ich werde bei der Besprechung der Neubildungen der Hirnschenkel, wo dieses Symptom (halbseitige motorische und meist auch sensible Extremitätenlähmung und wechselständige, meist vollkommene Oculomotoriuslähmung) am häufigsten vorkommt, auf dieses Verhältniss näher eingehen, hier sei nur erwähnt, was im speciellen Abschnitt bei den „Brückengeschwülsten“ weiter ausgeführt werden soll, dass auch bei Tumoren des Pons wechselständige Lähmungen in dem Sinne vorkommen können, dass ein oder der andere Oculomotoriusast (meist der levator palp. super. oder der rectus intern.) allein oder mit anderen Hirnnerven zusammen auf der einen, die Extremitäten auf der anderen Seite gelähmt sein können. — Ganz eigenthümlich und zur Zeit noch nicht ganz aufgeklärt stellen sich einige Fälle von Rinden- resp. Grosshirnmarktumoren dar, bei denen z. B. eine Ptosis gleichseitig oder wechselständig mit der Extremitätenlähmung zur Beobachtung kommt; sodann kann auch ein aus der mittleren Schädelgrube hervorgegangener Tumor diese wechselständige Oculomotorius-Extremitätenlähmung herbeigeführt haben.

Endlich wären noch die Fälle zu erwähnen, in denen Lähmungen, sei es eines einzigen Hirnnerven, sei es mehrerer als einziges Lokalsymptom nach aussen sichtbar hervortreten. Es ist klar, dass die Diagnose einer Neubildung sich nur im seltensten Falle aus dieser eng begrenzten Lähmung wird stellen lassen: hier tritt die Berücksichtigung der Eingangs dieser Betrachtungen genauer besprochenen Allgemeinsymptome als wesentlichen Hilfsmittels stark in den Vordergrund. Nur selten aber bleiben diese ganz isolirten Lähmungen einzelner Hirnnerven die ganze Krankheitsdauer hindurch allein bestehen: meist treten nach längerer oder

kürzerer Zeit andere Erscheinungen hinzu, welche, wie die eben
erwähnten „diffusen" Symptome oder wie anderweitige Ausfalls-
resp. Reizerscheinungen an anderen Hirnnerven, den Sinnesorganen
oder den Extremitäten den Fingerzeig für die endgültige Diagnose -
abgeben. — Derartige, eine Zeit lang selbständig auftretende Lähmungen einzelner Hirnnerven oder Hirnnervenäste findet man z. B.
im Bereich des nv. oculomotorius (Ptosis) und des nv. facialis:
Läsionen ganz bestimmter Punkte der Rinde (unterster Abschnitt
der vorderen Centralwindung resp. des angrenzenden Theils der
III. Stirnwindung), ja oft auch Tumoren der Marksubstanz oder
des corp. striatum (siehe die Belege für diese Angaben im speciellen Theil) können als einziges Lähmungssymptom Facialislähmungen der gegenüberliegenden Seite im Gefolge haben, mit
derselben Symptomatologie (Befallensein nur der unteren Aeste,
Erhaltensein der elektrischen Erregbarkeit), wie man sie sonst
bei mit Extremitätenparalyse combinirten Gesichtsnervenlähmungen
beobachtet. — Namentlich die Durchsicht der „basilaren" Tumoren
liefert ein reichliches Material für die Behauptung, dass isolirte
Hirnnervenlähmungen oder Combinationen von solchen für lange
Zeit oder für immer, abgesehen von einzelnen als „diffuse" Symptome aufzufassenden Krankheitserscheinungen, die einzigen Zeichen
einer Hirnneubildung abgeben können. Man braucht übrigens nur
an die mit gutem Grund ihr Bürgerrecht in der Pathologie be-
hauptenden Hirnnervenkernerkrankungen in der Brücke und dem
verlängerten Mark zu denken, um zu verstehen, wie auch ein
Tumor, der eng umgrenzt nur im Bereich dieser die Ursprungs-
stätten für viele Hirnnerven abgebenden Ganglienzellenhaufen (der
Kerne) sitzt, isolirte Hirnnervenlähmungen ohne Betheiligung der
Extremitäten im Gefolge haben kann. Ich erinnere hier an die
im speciellen Theil zu besprechenden Tumoren der med. obl. z. B.,
welche das Krankheitsbild der Duchenne'schen Nervenkernlähmung
vortäuschten, oder an einzelne Fälle von Brückenneubildungen, wie
z. B. ein derartiger Fall von Wernike[17]) neuerdings beschrieben
worden ist. Auf einen ganz bestimmten Fall, den von Nieden[18])
(siehe unter Neubildungen der Zirbeldrüse) beschriebenen lenke ich
ausserdem noch die Aufmerksamkeit. da in ihm ein einziger Hirnnerv als gelähmt angegeben wird, den wir sonst nur höchst selten
als betheiligt erwähnt finden, der nv. trochlearis: weitere Er-

fahrungen werden lehren, ob man berechtigt ist, aus der isolirten, sicher constatirten Lähmung dieses einen Nerven bestimmte Schlüsse auf einen eng umgrenzten Krankheitsherd in den vorderen Vierhügeln zu ziehen. Aehnlich wie dieser Nerv, mehr aber noch wie er geeignet, die Diagnose einer Regionerkrankung zu begründen, kann der nv. vagus oder besser der motorische Antheil, den der nv. accessorius an seiner Zusammensetzung hat, abgeben, wenn Aphonie, Heiserkeit und laryngoscopisch festzustellende Stimmbandlähmung einer Seite vorhanden ist: die hintere Schädelgrube derselben Seite kann beim Vorhandensein dieses Symptoms mit hoher Wahrscheinlichkeit als Sitz der Neubildung vermuthet werden. — Die Erscheinungen der Duchenne'schen Bulbärparalyse, welche, wie wir gesehen, auch durch Geschwülste der hinteren Schädelgrube hervorgebracht werden können, beweisen schon indirekt, dass auch bei Tumoren gleichnamige Nerven doppelseitig gelähmt werden können: derartige Geschwülste sind dann entweder flächenhaft über die Breite der Basis ausgedehnt oder sie sitzen zu beiden Seiten in den Hemisphären (so kann z. B. doppelseitige Facialis-Hypoglossuslähmung und damit eine Pseudobulbärparalyse im Lépine'schen[1]) Sinne bei doppelseitigen Grosshirnmark- oder Grosshirngangliengeschwülsten vorgetäuscht werden), oder es sind nur einzelne, aber in den Mittelregionen der Brücke oder des verlängerten Marks gelegene Neubildungen, die von einer zur anderen Seite übergreifend zwei homologe Kernregionen zur Zerstörung gebracht haben.

Eine besondere Beachtung verdienen nach dieser Richtung hin die doppelseitigen Oculomotoriuslähmungen: Tumoren, welche sich in einem der Hirnschenkel oder gar in dem Raume zwischen beiden entwickelt haben, bedingen fast ausnahmslos zugleich mit einer motorischen und sensiblen Lähmung der contralateralen Extremitäten eine gleichseitige, meist die gesammten Aeste des Oculomotorius betreffende Lähmung: bei der engen Nachbarschaft indessen, in welcher sich die beiden oculomotorii zwischen den crura cerebri befinden, kommt es bei nur einigermassen sich ausdehnendem Wachsthum der Neubildung zur Betheiligung auch des anderen nv. oculom. resp. des zweiten Hirnschenkels. Neben diesen Formen der doppelseitigen Lähmung des dritten Hirnnerven sind nun, wenn auch noch nicht mit aller

wünschenswerthen Sicherheit doppelseitige Lähmungen einzelner Aeste desselben Nerven beschrieben worden, welche auf
eine Läsion eines gemeinschaftlichen, für die associirten Augenbewegungen bestehenden Centrums hinweisen. — Diese Lähmungen
betreffen besonders die beiderseitigen Aeste für die levatores palpebr.,
oder für beide m. recti interni, oder für die Aufwärts- resp. Ab-
wärtsroller der Augen: das in seiner Funktion gestörte Centrum
sind die Vierhügel. (Siehe hierüber Näheres im speciellen Theil.)

Im Anschluss an das eben Besprochene sei es gestattet, in
aller Kürze auf ein Verhältniss hinzuweisen, das erst in neuerer
Zeit die Aufmerksamkeit der Kliniker in Anspruch genommen hat
und über welches in den Abhandlungen über die Tumoren der
Vierhügel, der Brücke und des Kleinhirns ganz ausführlich gesprochen werden wird, ich meine diejenige Lähmung der Augenmuskeln, welche den nv. abducens der einen, den Ast für
den rectus internus der anderen Seite gemeinsam befallen
kann. Es ist durch physiologische Experimente, anatomische und
histologische Untersuchungen und klinische Beobachtungen fast als
zweifellos sicher hingestellt, dass durch die Zerstörung eines einseitig im Pons an der Stelle des gemeinsamen Facialis-Abducens-
kernes gelegenen Punktes jene gleichseitige Abducenslähmung und
die concomitirende Internusparese der anderen Seite hervorgebracht
werden kann. Wie eben angeführt, ist an einer anderen Stelle
über die Bedeutung dieses Symptoms (der vollkommenen, constant
bleibenden Lähmung des nv. abducens einer Seite, der unvollkommenen
oft wieder zurückgehenden Parese des rectus internus der anderen
Seite) ausführlich gehandelt: nach meiner Meinung besitzt man in
dieser eigenthümlichen associirten Lähmungsform eine ungemein
brauchbare Handhabe zu der Diagnose einer ziemlich eng umgrenzten
Läsion in der Brücke.

Im Anschluss an diese ausgesprochenen Lähmungsformen einzelner Hirnnerven oder der Extremitäten erwähne ich hier noch
kurz der Angabe, welcher wir öfter bei Kleinhirntumoren begegnen,
nämlich der einer „allgemeinen Mattigkeit und Muskelschwäche". Ich lasse es dahingestellt, ob dieses Symptom nur
bei Kleinhirntumoren oder auch nur vorwiegend bei solchen und
nicht auch bei anders wo im Hirn gelegenen Neubildungen vorkommt:
am häufigsten findet es sich thatsächlich bei Cerebellarneubildungen

erwähnt, doch ist es klar, dass ein an Hirntumor Leidender diese
Klage über Schwäche und Mattigkeit vor allen andern wohl sehr
häufig und mit Recht vorbringen kann und wird.

Indem ich die Lähmungszustände, welche man an den Sinnes-
organen beobachtet, der Besprechung in einem besonderen Ab-
schnitt vorbehalte, gehe ich zunächst auf eine kurze resumirende
Auseinandersetzung derjenigen Symptome über, welche man als
Reizerscheinungen am motorischen Apparat bezeichnen kann.
Wie ich selbst und andere hatte schon Ladame in der dem speciellen Theil seines Buches vorausgeschickten zusammenfassenden
Besprechung der Störungen der Motilität diejenigen, welche ihren
Grund in der Depression haben, die Lähmungen, von denen getrennt,
welche aus der Irritation des motorischen Systems entspringen und
welche er als Convulsionen, Zuckungen einzelner Glieder, tonische
Krämpfe einer Extremität, Zittern, Contracturen, Reitbahnbewegung etc. beschreibt. — Dass allgemeine epileptische Convulsionen bei der Anwesenheit intracranieller Tumoren ungemein
häufig vorkommen, habe ich schon oben bei der Besprechung der
sogen. diffusen Symptome auseinandergesetzt. Gerade diese krampfartigen, mit Verlust des Bewusstseins einhergehenden Zustände
gehören in jeder Beziehung zu diesen allgemeinen Symptomen:
sie sind im Wesentlichen unabhängig von der Natur, dem Sitz und
der Grösse des Tumors. Nur diejenigen Zuckungen, welche während
eines noch so langen Verlaufes des Leidens constant in einer bestimmten Extremität einsetzen, auf diese entweder beschränkt bleiben
oder sich in bestimmter Reihenfolge weiter verbreiten, denen Lähmungszustände entweder folgen oder auch voraufgehen, nur derartige
meist halbseitige krampfhafte Zustände gestatten die Vermuthung,
dass der Tumor in der sogen. motorischen Region der Grosshirnrinde seinen Sitz habe. — Bei der Durchlesung derjenigen Abschnitte, welche speciell von den Neubildungen der Grosshirnrinde
und des Grosshirnmarks handeln, wird diese ganze Frage einer
eingehenden Besprechung unterzogen werden: an dieser Stelle sei
nur so viel gesagt, dass noch weniger, wie aus den Lähmungserscheinungen aus diesen „lokalisirten“ Reizerscheinungen mit absoluter Sicherheit diagnostische Schlüsse gezogen werden dürfen,
da ja auch Tumoren nicht motorischer Regionen der Rinde und
des Hirnmarks, ja auch ganz anderer Hirngebilde ähnliche Sym-

ptome erzeugen können. — Man wird in der Verwerthung dieser
Erscheinungen um so vorsichtiger sein müssen, als bekanntlich
auch bei sogen. reinen Epilepsien (bei denen von intracraniellen
Neubildungen wenigstens keine Rede ist) in ähnlicher Weise die
später allgemein werdenden Krämpfe stets in demselben Glied
einsetzen können, um dann erst die übrigen Theile derselben
Körperhälfte und schliesslich den ganzen Körper zu ergreifen.

Neben diesen krampfhaften Zuständen beobachtet man nicht
selten Erscheinungen, welche meist im Anschluss und Gefolge von
Lähmungen einzelner Glieder an diesen paralytischen Theilen wahr-
genommen werden und in tonischen, von dem Kranken gar nicht
und vom Beobachter oft schwer zu überwindenden Contrakturen
bestehen. Derartigen Zuständen begegnet man bekanntlich bei
hemiplegischen Lähmungen nicht selten, gleichviel, welches die
Ursache der Hemiplegie war: so kann also auch bei denjenigen
halbseitigen Lähmungen, welche durch eine Neubildung bedingt
sind, diese Contraktur vorhanden sein, ohne dass dadurch die
diagnostische Erkenntniss der Lokalität gefördert würde. Das
langsamere oder schnellere Wachsen einer Neubildung kann noch
eher als andere pathologische Zustände im Hirn die Reizung direkt
nicht zerstörter, aber in der Nachbarschaft des wachsenden Tumors
gelegener Bezirke bedingen und also zu relativ frühem Auftreten
der Contraktur führen: es kann aber auch sein, dass durch die
Neubildung bestimmte motorische Partien zerstört und damit Anlass
gegeben ist für das Auftreten secundärer, absteigender Degenerationen
auch im Rückenmarke, auf die ja nicht wenige Pathologen die
späteren Contracturen bei vom Hirn aus entstandenen Hemiplegien
zurückführen.

Neben diesen Krampf- und Contrakturzuständen erscheinen dann
hier und da Symptome, welche als unwillkürliche, an Veitstanz
oder paralysis agitans erinnernde Bewegungen von den
Autoren beschrieben werden. Derartigen, auch unter dem Namen
des „tremors“ aufgeführten Motilitätsstörungen begegnet man meist
da, wo die Extremitäten in einem paretischen Zustande befindlich
waren: sie erscheinen in relativ grosser Häufigkeit dann, wenn die
Gegenden der Grosshirnganglien den Tumor beherbergten. Ich
komme bei der Besprechung der Neubildungen dieser Gegenden
auf diese Thatsache noch zurück: indess soll damit nicht gesagt

sein, dass im Verlauf der motorischen Bahnen im Hirn (von der Rinde her bis zur med. obl. hin) nicht auch an anderen Stellen sitzende Tumoren zu ähnlichen motorischen Erscheinungen Anlass geben können. Es gelten für Tumoren, insoweit sie die Hirnterritorien, an denen sie sich entwickeln, entweder vernichten oder deren Nachbarschaft reizen, natürlich dieselben Gesetze, wie für andere Processe, die sich innerhalb der Hirnsubstanz abspielen. Und wenn es durch neuere Untersuchungen wahrscheinlich gemacht ist, dass derartige halbseitige post- oder prähemiplegische Choreabewegungen speciell dann auftreten, wenn thal. optic. und die nach aussen an diesen angrenzenden Gebilde des Stabkranzes lädirt werden, so stimmt das mit den bei Thalamus- resp. Schweifkörpertumoren beobachteten Erscheinungen im Allgemeinen gut überein. Wie wiederholt hervorgehoben, ist es oft unmöglich, die Erscheinungen, wie sie bei Tumoren bestimmter Markprovinzen des Grosshirns auftreten, von denen zu trennen, die durch Neubildungen in den Grosshirnganglien bedingt werden: und so findet man derartige unwillkürliche, an Chorea erinnernde Bewegungen auch bei einzelnen Tumoren der Grosshirnlappen angegeben, wieder andere, eigenthümlich automatische Bewegungen bei Hirnrindenneubildungen aufgeführt, endlich auch hier und da bei Pons- und Kleinhirnbildungen erwähnt, so dass es klar wird, dass aus dem Vorhandensein oder Fehlen dieses Symptomes allein in keiner Weise auf eine bestimmte Lokalität als Sitz des Tumors zu schliessen ist. So sah z. B. Henoch in einem Falle (vgl. Tumoren der Vierhügel No. 11) von Tuberkulose des pons und des corpus quadrigeminum bei einem 4jährigen Mädchen neben anderen Erscheinungen andauernde, unwillkürliche (choreaähnliche) Bewegungen der paretischen Extremitäten; ferner berichtet Ewald (vgl. multiple Tumoren No. 7) von einem Fall von Brückengeschwulst bei einem 51jährigen Manne, dessen linksseitigen paralytischen Extremitäten in einer andauernden „Pendelbewegung" waren: wir müssen unter Registrirung aller hierhin einschlägigen Beobachtungen doch wohl erst noch weitere Erfahrungen abwarten, ehe wir derartige Fälle zu weitergehenden Schlüssen verwerthen dürfen.

Zu einem ähnlichen Resultat kommt man in Bezug auf die mannigfachen, als Reiz- oder Zwangsbewegungen aufzufassenden motorischen Phänomene, welche als Reitbahnbewegung, als

Neigung nach vor- und rückwärts oder zur Seite hin zu fallen
oder zu gehen, als Umdrehbewegungen etc. beschrieben werden.
Wenn man sieht, wie derartige Erscheinungen sowohl bei Neubildungen der Hirnrinde oder des Hirnmarks vorkommen, wie in
dem Falle Penzoldt´s[20]) (No. 36 multiple Tumoren) bei Sitz
des Tumors im pons, bei dem Petrinas[21]) bei der Lokalisation
der Neubildung in den Scheitel-Vorderlappen beiderseits beide mal
eine Zwangsbewegung nach rückwärts angegeben wird, wie in einem
Falle von doppelseitiger Linsenkernzerstörung durch Gliome eine
Neigung zu Vorwärtsbewegungen bestand (Fall 25 der Tumoren
der thal. opt. etc.), während dasselbe in manchen Fällen von
paralysis agitans beobachtet wird, bei denen uns die Obduktion
eine Herderkrankung nur im seltensten Falle nachweist, so wird
man kaum geneigt sein, diesen Symptomen, so interessant sie an
sich sind, heute schon einen wesentlichen Werth für die lokali-
sirende Diagnose zuzusprechen. — Vielleicht bedeutet das Symptom
einer andauernd nach einer Seite und nach einer Richtung hin
eingehaltenen Kopfhaltung oder die Neigung der Kranken, immer
wieder eine ganz bestimmte Körperlage einzunehmen, so oft sie
auch aus derselben entfernt werden, oder sich um die eigene
Längsaxe und dann immer nach einer Richtung hin zu drehen,
ich sage vielleicht deuten alle diese Erscheinungen eher auf Neubildungen hin, welche sich zwischen der Brücke und dem Kleinhirn
in der Nähe oder in der Substanz der mittleren Kleinhirnschenkel
entwickelt haben: dafür würden nicht wenige Fälle sprechen, welche
wie die Beobachtungen 85, 88, 89, 49, 87 und andere noch
(vgl. die Tabellen für die Kleinhirntumoren) alle mehr oder weniger in den oben erwähnten Hirnregionen sitzende Tumoren als
wahrscheinliche Ursachen dieser eigenthümlichen Symptome aufzuweisen haben. Darüber, dass diese Fragen, ob nämlich derartige
Erscheinungen als Reiz- oder Lähmungssymptome aufzufassen und
mit einer Verletzung bestimmter Hirnprovinzen in Verbindung gebracht werden dürfen oder nicht, noch einer definitiven Beantwortung
harren, habe ich mich schon an einem anderen Orte in dem Sinne
ausgesprochen, dass mir unsere derzeitigen physiologischen und
klinischen Kenntnisse noch nicht hinreichend erscheinen, alles
Beobachtete in befriedigender Weise zu erklären: dasselbe gilt
auch für ein besonders von Prévost[22]) besprochenes Symptom

an den Augen, die von ihm sogenannte déviation conjuguée,
die conjugirte Augenabweichung. Ich muss den Leser zum zweiten
mal an dieser Stelle auf die Endabschnitte der im speciellen Theil
den Neubildungen der Brücke und des Kleinhirns gewidmeten Auseinandersetzungen verweisen, will ich nicht durch zu häufige Wiederholungen ermüden: hier sei nur so viel gesagt, dass diese bei den
verschiedensten Hirnläsionen, natürlich auch bei Vorhandensein
intracranieller Neubildungen zu beobachtenden Erscheinungen, wie
übrigens schon Prévost zum Theil selbst zugegeben hat, für die
genaue Lokalisation einer Läsion (also auch eines Tumors) keinen
Werth haben. Auch die Unterschiede, welche nach Prévost bei
Grosshirn- resp. Isthmusaffectionen in der Richtung der Abweichungen
der Augen einmal nach den gelähmten Gliedern hin, das andere
mal von ihnen fort bestehen sollen, haben so, wie sie von Prévost
aufgestellt sind, erheblich an Bedeutung verloren, seitdem durch
mich [23]) und andere, vornehmlich aber durch Grasset [24]) und
Landouzy [25]) auf die wesentlich verschiedene Bedeutung hingewiesen ist, welche dieses Symptom beansprucht, je nachdem es
sich um Reiz- oder Lähmungserscheinungen handelt. Eine weitere
Klärung dieser Frage ist für das dauernde Ausfallssymptom
einer Abducenslähmung der einen Seite, die sich mit einer per-
manenten oder temporären Parese des rectus internus der anderen
Seite combiniren kann, durch die Arbeiten Fovilles [26]), Féréols [27])
und Wernike's [17]) erbracht: mag man diese associrte Augenabweichung nun conjugirt nennen oder in Anbetracht der meist
geringeren Lähmung des Internusastes ihr diesen Namen entziehen,
es scheint nach dem, was wir jetzt über diesen Zustand wissen,
mehr als nur wahrscheinlich, dass bei längerem, als nur vorüber-
gehendem Bestehen dieses Symptoms eine ganz bestimmte Stelle
im pons, der Abducenskern der einen Seite in irgend einer Weise
in seiner Integrität gelitten hat (vgl. Tumoren der Brücke und
des Kleinhirns). — Ob in ebenso bestimmter Weise wie bei diesen
seitlichen Deviationen der Augen auch bei denen in senkrechter
Richtung stattfindenden Abweichungen Vierhügelaffektionen,
bei solchen in perpendikulärer und seitlicher Richtung bestehenden
Deviationen (z. B. das eine Auge nach oben und innen das andere
nach unten und aussen gerichtet, oder beide Augen nach oben und
innen resp. aussen u. s. w.) Läsionen der Kleinhirnschenkel an-

genommen werden dürfen oder nicht, steht noch der Zukunft anheim:
auch für diese Fragen erlaube ich mir auf die Auseinandersetzungen
bei den Neubildungen der entsprechenden Hirnregionen zu verweisen.

Unsicher scheint die Klassification eines der motorischen Sphäre
zugehörigen Phänomens: des abnormen, taumeligen, schwankenden
Ganges und der dabei oft zu beobachtenden Neigung der Kranken,
nach der einen oder andern Seite hin zufallen. — Ich werde
anhangsweise diese Erscheinung noch mit anderen, im weiteren
Sinne der motorischen Sphäre zuzurechnenden Symptomen, denen
der Ataxie nämlich, kurz im Zusammenhang besprechen und an
dieser Stelle nur noch einige Reizungserscheinungen namhaft
machen, welche sich im Bereich einzelner motorischer Hirnnerven bei Anwesenheit intracranieller Tumoren geltend machen
können.

Hier wären nun zunächst krampfhafte, oft ganz isolirt auftretende Zuckungen zu erwähnen, welche sich im Gebiete des
nv. facialis einer Seite bemerklich machen: dieselben können
bei Hirnrindentumoren (vgl. dort), aber auch bei Tumoren der
Grosshirnganglien, des Pons, endlich bei solchen beobachtet werden,
welche in der mittleren oder hinteren Schädelgrube gelegen sind.
Ich werde im speciellen Theil auf eine eigenthümliche Combination derartiger Zuckungen des Facialis einer und der Extremitäten der anderen Seite aufmerksam machen (vgl. Ponstumoren,
Seite 18): diese „alternirenden Convulsionen“, wie man sie
nennen könnte, dürften das Analogon der Gubler'schen alternirenden Hemiplegie darstellen.

Durch Brückenneubildungen oder Tumoren der mittleren Schädelgrube können auch Kaumuskelkrämpfe, Mundklemme etc. dadurch erzeugt werden, dass der motorische Ast des Trigeminus
gereizt wird: Tumoren der hinteren Schädelgruben können krampfhafte Contraktionen der Gesichts- und Zungenmuskeln bewirken
(vgl. den Fall Bälz); Blepharospamus, Zuckungen einzelner
Augenmuskeln (des rectus externus z. B.) können durch Neubildungen gleicher Lokalisation bedingt sein. Alle diese Erscheinungen vermögen indess nur bei steter Wiederkehr während einer
längeren Krankheitsdauer oder in Verbindung mit anderen und
vornehmlich mit Ausfallssymptomen Anspruch darauf zu machen,
wirkliche Stützen einer Lokaldiagnostik abzugeben.

Ueber die zeitweilig unter den Symptomen der Hirntumoren
verschiedener Localisation aufgeführten nystagmus-Bewegungen der
Augen gilt im Grossen und Ganzen dasselbe, was von der déviation
conjuguée Prévost's vorher gesagt wurde.

Bei einer allgemeinen Besprechung derjenigen Störungen, welche
(mit Ausnahme der einer Sonderbetrachtung bedürftigen Sinnesorgane) im Bereiche der **Sensibilität** durch die Anwesenheit intracranieller Tumoren zu Tage treten, geht es kaum an, sogenannte
Ausfallserscheinungen (wirkliche Anästhesien) von Reizungserscheinungen auseinander zu halten. — Beide Arten von Sensibilitätsstörungen kommen so häufig gemischt vor, ich erinnere nur an
die Symptome der anaesthesia dolorosa, oder folgen so bald auf-
einander, ergänzen und vermischen sich mit einem Worte so viel-
seitig, dass eine schulgerechte Trennung schwer wird.

Halbseitige Sensibilitäts-Verminderung, Hemian-
aesthesie, soweit sie die eine Gesichtshälfte und die gleichnamigen Extremitäten derselben Körperseite betrifft, findet sich an
der dem Tumor contralateralen Hälfte des Körpers sowohl dann,
wenn es sich um Neubildungen in der Hirnrinde handelt, wie bei
Tumoren des Hirnmarks, der Grosshirnganglien, der Hirnschenkel,
der Brücke und des verlängerten Marks, und es ist somit mit der
Constatirung dieses Faktums sofort klar, dass das in Rede stehende
Symptom für sich allein niemals ein pathognomonisches Zeichen für
eine Herderkrankung abgeben kann. Halbseitige Sensibilitätsstörungen finden sich bei Rindentumoren: theils wird die gegenüber-
liegende Körperhälfte wirklich als anästhetisch beschrieben, theils,
und dies in den meisten Fällen, als der Sitz abnormer subjectiver
Empfindungen (Paraesthesien) wie Kriebeln, Taubsein, Kaltsein,
theils als hyperästhetisch und Sitz wirklicher Schmerzen angegeben. Letzteres Symptom besonders, welches namentlich in
den den klonischen Krämpfen der Extremitäten folgenden Zeit-
abschnitten von den Patienten unter Wehklagen hervorgehoben wird,
glaube ich nach meinen Erfahrungen häufiger gerade bei den Neubildungen der Hirnrinde angetroffen zu haben. — Im speciellen
Theil ist noch besonders ausgeführt, dass bei Tumoren der Rinde
und des Markes der Stirn- und Hinterhauptlappen diese Sensibilitäts-

störungen viel seltener (oder auch gar nicht) angetroffen werden,
als bei den Geschwülsten der sogenannten „motorischen Regionen."
Es ist seit einigen Jahren nicht mehr unbekannt, wie Munk[28])
diese „motorischen Zonen" gerade als die Centralstätten der verschiedensten Empfindungsqualitäten nachgewiesen hat: ich verweise
in Bezug auf diese princiell so überaus wichtige Frage auf die
Auseinandersetzung, die ich ihr im speciellen Theil (Tumoren der
Rinde und der Hirnlappen) habe zu Theil werden lassen. Was
in Bezug auf die motorischen Erscheinungen und die Schwierigkeit
gesagt ist, dieselben entweder von Rinden- oder von Markneubildungen
abhängig zu machen, dasselbe gilt auch für die Erscheinungen in
der sensiblen Sphäre: nur das kann man sagen, dass Tumoren
des centrum ovale, sobald sie die Nähe des hinteren Abschnittes
der inneren Kapsel erreichen, gleich wie Neubildungen des thalamus
opticus und der nach aussen an diesen angrenzenden Stabkranz-
faserung eine Anästhesie der gegenüberliegenden Körperhälfte bedingen, die sich durch Betheiligung der Sinnesorgane dieser
hemianästhetischen Seite von anderen Anästhesien als etwas Spe-
cifisches unterscheiden kann. Fehlt diese Betheiligung der Sinnesorgane, wie dies vorkommt, so kann ein Tumor des Hirnschenkels
(siehe die Beispiele für alle diese Einzelheiten im speciellen Theile
in den hierhergehörigen Abschnitten) oder des pons oder der med.
obl. eben solche an sich gar nicht unterscheidbare Anästhesie
hervorbringen: vielleicht lassen sich folgende Begleiterscheinungen
der Hemianästhesie als differentiell diagnostisch wichtige Merkmale
anführen: bei Tumoren des thal. opt. und der corp. striata ein
eigenthümliches, bald mehr der chorea, bald der paralysis agitans
ähnliches Zittern der anästhetischen Extremitäten, die früher oder
später paretisch werden; bei Neubildungen der Hirnschenkel die
fast nie vermisste wechselständige Lähmung des nv. oculomotorius;
bei Tumoren des pons die eigenthümlichen Verhältnisse, in welchen
sich Lähmungen des nv. facialis, des abducens und einzelner Trigeminusäste zu der Lähmung und Anästhesie der gegenüberliegenden
Körperhälfte hinzugesellen: dasselbe gilt für die Neubildungen der
med. oblong.: ich muss auch hier wieder, wie oben, auf die de-
taillirte Auseinandersetzung der gerade bei Neubildungen dieser
Regionen so überaus complexen Verhältnissen im speciellen Theil
verweisen. (Vergl. besonders auch den Abschnitt: Tumoren der

med. obl.) — Gerade bei den Neubildungen des pons und der mittleren oder hinteren Schädelgrube können die allermerkwürdigsten Verhältnisse und Combinationen zu Tage treten, wie ein Blick auf die Tabellen lehrt: neben einem intrapontinen Tumor kann an derselben Seite eine zweite Neubildung oder ein Fortsatz des ersten den Trigeminus oder das gangl. Gasseri comprimirt haben: Schmerzen und Parästhesien in einer Körperhälfte (inclusive der einen Gesichtsseite) und Anästhesie der Gesichtshälfte an der Seite des Tumors kann die Folge sein (hemianaesthesia alternans).

Finden sich Anästhesien, Parästhesien, Schmerzen einzig und allein auf die Ausbreitungsbezirke des Trigeminus beschränkt, so handelt es sich meistens um Neubildungen der mittleren (und auch der hinteren) Schädelgruben, welche an der basis cranii den aus dem pons austretenden Nervenstamm oder des Ganglion Gasseri comprimirt oder zerstört haben. Wie diese circumscripten Trigeminusläsionen mit den von ihnen abhängigen Begleiterscheinungen einer eventuellen neuroparalytischen Hornhautentzündung oder einer Geschmacksalteration auf der vorderen Zungenhälfte derselben Seite meist sichere Zeichen der Anwesenheit einer Neubildung der mittleren Schädelgrube ausmachen, wird betreffenden Orts zur Genüge hervorgehoben werden.

Dass in dieser die Sensibilitätsanomalien bei Hirntumoren behandelnden Auseinandersetzung vom „Kopfschmerz" nicht noch einmal geredet ist, begreift sich wohl in dem Hinblick auf die Ausführungen, welche diesem, den diffusen Erscheinungen hinzuzurechnenden Symptome in den einleitenden Worten über die Allgemeinerscheinungen der intracraniellen Neubildungen zu Theil geworden ist.

Dagegen glaube ich hier auf das zwar seltene doch hoch interessante Vorkommen sogenannter „partieller Empfindungslähmungen" hinweisen zu müssen, wie wir sie bei einigen Tumoren der med. obl. finden werden. Gleichseitig erscheinen hier die Lähmungen am Gesicht, an den Augenmuskeln und den Extremitäten: gleichseitig aber auch die Sensibilitätsstörungen, welche in einer Herabsetzung des Tastgefühls und in einer Steigerung des Temperaturgefühls bestanden, und zwar in einem Falle so, dass die Verminderung der Sensibilität am Oberarm und Oberschenkel, die calorische Hyperästhesie aber am Vorderarm, der Hand, dem Unterschenkel und dem Fuss vorhanden war.

3*

Es bleibt mir noch übrig, ehe ich auf die Störungen der
Sinnesorgane eingehe, eine Erscheinungsreihe zu besprechen, welche
zwischen motorischen und sensiblen Störungen gewissermassen die
Mitte einnimmt, ich meine die ataktischen Symptome, welche
eventuell bei der Anwesenheit intracranieller Neubildungen zu Tage
treten können. — Seitdem schon die ersten Experimentatoren und
Forscher in der Frage von der Bedeutung der Hirnrinde nachgewiesen hatten, dass Vernichtungen circumscripter Partien der
sogenannten motorischen Zone eigenthümliche, meist vorübergehende
Bewegungsstörungen an den gegenüberliegenden Extremitäten bewirkten, haben auch die Kliniker bei entsprechenden Fällen auf
derartige Vorkommnisse geachtet und hierhergehörige Beispiele
mitgetheilt. Unter den Tumoren der Rinde und der Marklappen,
ganz speciell der Scheitellappen, findet man im speciellen Theile
Fälle mitgetheilt, bei denen sich neben Störungen des „Muskel-
sinns" einseitige ataktische Störungen der contralateralen Extremitäten nachweisen liessen: ich betone die Einseitigkeit der
ataktischen Erscheinungen, welche ausserdem zumeist an Extremitäten auftreten, welche früher oder später immer an ihrer motorischen Kraft eine gewisse Einbusse erlitten und Störungen der
Sensibilität in mehr oder weniger ausgeprägter Form erkennen
liessen. — Es erscheint mir keinen Augenblick zweifelhaft, dass
von jetzt an seit H. Munk's[28]) epochemachenden Untersuchungen
derartige Erscheinungen bei intracraniellen Processen, speciell auch
bei reinen Rindenläsionen (natürlich auch bei Tumoren dieser Regionen) in vermehrter Anzahl werden aufgefunden werden.

Ataktische Störungen auf beide Körperhälften ausgedehnt, speciell an den Unterextremitäten hervortretend und in
hohem Grade das Stehen und den Gang beeinflussend findet man
namentlich bei Kleinhirntumoren, deren charakteristisches Merkmal
sie ausmachen. — Dieser taumelnde, schwankende Gang der an
Kleinhirntumor leidenden wird in Bezug auf seine diagnostische
Wichtigkeit im speciellen Theil hinreichend gewürdigt werden:
gesellen sich zu ihm noch die Erscheinungen, dass die Kranken
nach links oder rechts oder vornhin etc. zu fallen drohen, so bieten
diese Eigenthümlichkeiten keine principiell wichtigen Unterschiede
dar, sondern sind vielmehr von den gerade bei Kleinhirnhemisphären-
tumoren so häufigen Druck- und Reizerscheinungen abhängig zu

machen, welchen, wie wir sehen werden, die so wichtigen Nachbargebilde der Brücke und des verlängerten Marks ausgesetzt sein können.

Mehr als fraglich erscheint die Ataxie und der Taumelgang
bei Läsionen der Vierhügel: namentlich ist, soweit es sich
um Tumoren dieser Gegend handelt, bei Anwesenheit dieser ataktischen Erscheinungen eine Beeinträchtigung der mittleren Kleinhirnpartien noch immer nachweisbar gewesen.

Auch unter den Tumoren des pons und der med. obl. finden
sich Beobachtungen, in welchen von ataktischen Erscheinungen die
Rede ist: je nach dem Sitze der Geschwulst in der Mitte der
genannten Gebilde oder an einer Seite derselben machten sich
diese Anomalien der Bewegung theils ein-, theils doppelseitig
geltend. (Vgl. Tumoren des Pons.)

_____

Von den **Sinnen** leiden bei Anwesenheit intracranieller Tumoren der Geruch und der Geschmack am wenigstens, mehr schon
das Gehör, am häufigsten das Auge.

Läsionen des Geruchsinnes finden sich im Ganzen nur
selten und nur dann, wenn die Tumoren an der Basis der vorderen
Schädelgruben oder in der hypophysis cerebri oder in den Stirnlappen ihren Sitz aufgeschlagen haben. — In den von mir gesammelten Fällen von Neubildungen fehlen alle näheren hierhergehörigen Angaben für die Tumoren des Kleinhirns, der med. obl.,
der Vierhügel und der mittleren Schädelgrube: einmal wird bei
einem Ponstumor, einmal noch bei einer von der hinteren Schädelgrube ausgegangenen, flächenhaft über die ganze Basis hin ausgebreiteten Geschwulst von Störung des Geruchsinnes berichtet:
bei dem Vorderlappentumor war das Siebbein durch die wuchernde
Neubildung durchbohrt. — In wie fern die Beeinträchtigung des
Geruchsinnes bei Rindentumoren (3 mal beobachtet) von pathogno-
monischer Bedeutung werden kann oder nicht, bleibt zukünftiger
Forschung überlassen.

Der Beeinträchtigung oder Vernichtung des Geschmackes,
selten auf beiden Seiten der Zunge, meist einseitig, begegnet man
unter den Symptomen der Neubildungen des Pons, der mittleren
und der hinteren Schädelgrube. — Meist findet sich diese Geschmacks-
sinnstörung zugleich mit einer Affektion des nv. trigeminus oder

des nv. facialis derselben Seite, wenn diese Nerven durch basale
Tumoren comprimirt oder zerstört sind. Es handelt sich dann gewöhnlich um die vorderen seitlichen zwei Drittheile der Zunge, welche
ihre geschmacks-percipirenden Nervenfasern dem nv. lingualis vom
trigeminus resp. der sich diesem Nerven anschliessenden chorda
tympani verdanken (vgl. das bei den Tumoren der mittleren Schädelgrube Gesagte.) — Was die Beziehungen des pons zum Geschmack
betrifft, so lässt sich, wenigstens soweit Neubildungen dieses Hirntheils in Frage kommen, darum keine bestimmte Ansicht aufstellen,
weil, wie auch in zwei von den von mir gesammelten Beobachtungen
neben dem Ponstumor der austretende nv. trigeminus direkt von
der Neubildung mit betroffen war: die einmal gemachte Mittheilung
doppelseitiger Geschmacksstörung in einem Falle, wo zwei erbsengrosse Tumoren im Centrum des oberen Ponstheils sassen, steht
zu isolirt da, um aus ihr besondere Schlüsse ziehen zu können.
Man sollte annehmen, dass Tumoren der med. obl. durch etwaige
Läsion des nv. glossophar. zum Auftreten von Geschmacksalterationen führen: thatsächlich ist sie bei den hier benutzten Fällen
von Neubildungen innerhalb des verlängerten Marks nicht erwähnt: wohl aber bei Geschwülsten der hinteren Schädelgrube:
nähere Angaben über die Lokalisation der Störung an der Zunge
(etwa in deren hinteren Abschnitten bei Compression des glossopharyngeus, im Gegensatz zu den die vorderen Zungentheile einnehmenden Läsionen bei Facialis- oder Trigeminus-Betheiligung)
fehlen.

Im Uebrigen ist nur einmal bei einem Tumor der Rinde eine
Störung des Geschmackes angegeben.

Beeinträchtigungen des Gehörs kommen bei vielen der von
mir aufgestellten Kategorien von Neubildungen vor: sie finden sich
bei Tumoren des Pons, des verlängerten Marks, des Kleinhirns,
der Vierhügel, der mittleren und der hinteren Schädelgruben:
fast jedesmal aber lassen sich die beobachteten Erscheinungen auf
die direkte Läsion des nv. acusticus zurückführen, welcher durch
die basalen Neubildungen entweder zerstört oder von der Umgebung
her (bei Tumoren des Pons, der med. obl. und der Kleinhirnhemisphären) zusammengedrückt wird. Diese Einseitigkeit der Hör-
störung (Brausen, Klingen, Abnahme resp. Vernichtung der Hör-
fähigkeit) kann neben den Symptomen einseitiger Läsion noch

anderer Hirnnerven (zumeist des facialis, abducens, trigeminus)
sehr wohl für die Begründung einer Lokaldiagnose verwerthet
werden, natürlich immer nur dann, wenn durch eine sorgfältige
Ohrenspiegel- (resp. Katheter-) Untersuchung das Fehlen von Erkrankung der schallleitenden Theile ausgeschlossen worden ist. Das
Vorkommen von Gehörsanomalien bei Tumoren der Grosshirnrinde
und der Hirnlappen, wie es einigemale notirt ist, legt die Frage
nahe, ob sich auch für die Tumoren der Nachweis führen lässt,
dass durch die Zerstörung ganz bestimmter Regionen der Schläfenlappen Seelentaubheit im Sinne Munk's[28]) die Folge ist. Zur
Zeit lässt sich diese Frage, soweit Tumoren der Hirnsubstanz in
Frage kommen, noch nicht beantworten: auch die Erledigung einer
anderen Frage kann zur Zeit noch nicht erfolgen, nämlich der, ob
nicht vielleicht einzelne Hörstörungen als Theilglieder derjenigen
Allgemeinsymptome aufzufassen seien, welche, wie einzelne Formen
von Sehstörung, durch Vermehrung des intracraniellen Druckes zu
Stande kommen, gleichviel, wo gerade die Neubildung ihren Sitz
aufgeschlagen hat.

Wenn ich jetzt dazu übergehe, von den Sehstörungen zu
sprechen, welche auf das Bestehen intracranieller Tumoren zurückgeführt werden können, so muss ich zunächst auf diejenigen Auseinandersetzungen zurückweisen, die ich in der Besprechung der
„diffusen" Symptome über die neuritis optica gegeben habe. —
Wir haben gesehen, dass man allen Grund hat, gerade bei den
Tumoren die pathologisch-anatomischen oder vielleicht besser ausgedrückt die ophthalmoscopischen Erscheinungen der Sehnerven-
erkrankung von den klinischen Symptomen zu trennen. Es kommt
vor, dass Sehnervenschwellung (neuritis optica) besteht, ohne dass
die Kranken über Sehstörungen klagen, es kann sein, dass die
lange bestehenden Störungen nach einer gewissen Zeit zurückgehen
oder nach einem Zwischenfall (z. B. einem epileptischen Anfall,
nach stürmischem Erbrechen) ziemlich plötzlich verschwinden, es
kann aber auch sein, dass ophthalmoscopische Erscheinungen gänz-
lich fehlen (wenigstens für Wochen), wobei dann erhebliche Sehstörungen vorhanden sein können oder nicht*). Ich will hier nicht noch

---

*) Alle diese Eigenthümlichkeiten finden sich in den Tabellen bei den
Tumoren verschiedener Regionen verzeichnet.

einmalauf Alles das eingehen, was in Bezug auf das „Allgemeinsymptom" der Papillenschwellung resp. Entzündung in dem früheren
Abschnitt gesagt worden ist: es erübrigt hier nur noch die Frage zu
erörtern, in welcher Weise das Symptom gestörter Sehfunktion Anhalts
punkte abgeben kann für eine lokale Diagnose. — Klagt ein Kranker,
bei dem die Diagnose einer intracraniellen Neubildung aus anderen
Gründen sehr wahrscheinlich geworden ist, über Beeinträchtigung des
Sehens, so hat man, wenn die angestellte ophthalmoscopische Untersuchung niemals das Vorhandensein einer neuritischen Schwellung,
sondern von vornherein das einer Atrophie des Sehnerven ergiebt,
daran zu denken, dass ein Tumor an der Basis der vorderen
Schädelgrube oder eine Neubildung der Hypophysis oder des
infundibulum direkt auf das chiasma einen comprimirenden, deletären Einfluss ausübt. Je nachdem es dann gelingt, bei genauerer
Prüfung des Gesichtsfeldes bestimmt abgegrenzte Ausfallserscheinungen zu constatiren oder nachzuweisen, dass nur erst das eine
Auge überhaupt oder wenigstens in stärkerem Masse, als das andere
leidet, kann man die Lokalisation des Tumors nach den Gesetzen
der heute wohl zumeist von der Mehrzahl der Forscher angenommenen
Semidekussation der Sehnervenfasern aufzustellen versuchen.

Wie sich die klinischen Erscheinungen der „beginnenden"
Amaurose bei Zerstörungen der Vierhügel (speciell der vorderen)
durch Tumoren verhalten, muss erst noch näher untersucht werden:
ich erinnere hier nur daran, dass auch bei Neubildungen dieser
Gegend primäre Sehnervenatrophien ohne voraufgegangene Schwellung
beobachtet worden sind.

Indem ich, was die sogenannten temporalen und nasalen
Hemianopsien betrifft, auf das verweise, was hierüber in dem
Abschnitt über die Tumoren des Hirnanhangs und der vorderen
Schädelgrube beigebracht werden wird, muss ich etwas eingehender
noch auf das Vorkommen „gleichseitiger" Hemianopsien
zurückkommen. — Ein in einem Stirnlappen oder in der vorderen
Abtheilung der Schädelbasis oder in den Grosshirnganglien ent-
wickelter grösserer Tumor kann durch direkten Druck auf einen
tractus opticus (vgl. Fall 123 von den Hirnlappentumoren) oder
durch Zerstörung seines intracerebralen Faserverlaufs eine derartige
gleichseitige hemianopsia bewirken. Dasselbe aber kann (wie die
vielleicht nicht ganz reinen, immer aber doch sehr bemerkens-

werthen Fälle von Pooley und Jastrowitz [Grosshirnlappen-
tumoren No. 109 und 124] zeigen) auch eintreten bei einem Sitz
der Neubildung in den Occipitallappen einer Seite. Es ist bekanntlich speciell H. Munk's [23]) Verdienst, auf diese centrale End-
ausbreitung der Sehnervenfasern in der Occipitallappenrinde der
Thiere und deren eigenthümliche Anordnung daselbst aufmerksam
gemacht zu haben: Zerstörung dieser Region führt bei Affen und
Hunden Hemianopsie herbei. Lassen sich nun diese Formen von
denen unterscheiden, welche durch Tractusläsion bedingt werden?
So weit ich sehe, brauchen ophthalmoscopisch nachweisbare Störungen wenigstens eine längere Zeit hindurch weder bei der einen,
noch bei der anderen Form vorhanden zu sein: wir müssen es
vorläufig noch der Zukunft überlassen, weitere Aufklärungen in
dieser Frage, sowie die Entscheidung für die Controverse zu
bringen, ob man das Vorhandensein subjektiver Lichterscheinungen,
wie solche z. B. im Falle Gowers (102) und Pooley (109) der
Hirnlappentumoren erwähnt werden, als beweisendes Moment für
die Lokalisation einer Neubildung in einem Occipitallappen heran-
ziehen darf. — Selten zwar, aber doch sicher beobachtet, finden
sich Sehstörungen und neuritis optica einseitig z. B. bei Tumoren
der mittleren Schädelgrube; möglich, dass bei weiterem Wachsthum
der Neubildung und bei Zunahme der allgemeinen Druckerscheinungen auch das andere Auge in gleicher Weise erkrankt: jedenfalls
kann eine derartige einseitige Störung temporär zusammen mit
anderen Lähmungen basaler Nerven beobachtet und aus dem Nach-
einander des Befallenwerdens beider Augen ein Schluss auf die
Ursprungsstätte der Läsion mit Vorsicht versucht werden.

Es erübrigt noch, auf eine ganz eigenthümliche Art von Sehstörung hinzuweisen, auf welche zuerst Fürstner [80]) als bei Para-
lytikern vorkommend die Aufmerksamkeit gelenkt hat. Es kann
bei derartigen Kranken meist im Anschluss an apoplektiforme Anfälle einseitige, später wieder zurückgehende Blindheit auftreten,
ohne dass man einen abnormen Pupillar- oder Augenspiegelbefund
zu constatiren vermag: es scheinen, wie F. durch eine eingehendere
Untersuchung nachzuweisen versucht hat, „die Erinnerungsbilder
bei diesen Menschen undeutlich gemacht resp. zerstört zu
werden. — Weitere ähnliche Beobachtungen, so namentlich auch
die von Reinhold [81]) bei einer Frau gemachten, in deren Hirn

man zahlreiche Cysticerkusblasen fand, erwiesen, dass es sich nicht
immer um Herde in den Hinterhauptslappen zu handeln brauchte.
Schon Fürstner betonte, dass Scheitel- und Hinterhauptslappen
normal sein und die Erkrankung ganz andere Hirntheile treffen
könne, und im Reinhold'schen Falle fanden sich gerade in den
Hinterhauptslappen keine Cysticerkusblasen. — Weitere Beobachtungen müssen offenbar noch folgen, bevor die nöthige Klarheit
in dieser Frage erreicht werden wird. — Ebenso wenig wie in dieser
ist das nothwendige Einverständniss unter den Autoren über eine
andere Sache hergestellt, nämlich über die contralateralen Am-
blyopien, welche sich bei Läsionen (resp. Tumoren) in der Gegend
des hinteren Abschnittes der inneren Kapsel finden; meistens bestehen neben der Affektion dieses einen Auges auch auf dem
derselben (dem Tumorsitze entsprechenden) Seite funktionelle, vorwiegend in concentrischer Gesichtsfeldbeschränkung ihren Ausdruck
findende Störungen.   In der Beurtheilung und Verwerthung derartiger Fälle kann die vollkommene Anästhesie der dem amblyo-
pischen Auge entsprechenden Körperhälfte, sowie die Beeinträchtigung
der übrigen (gleichseitigen) Sinnesorgane (des Gehörs, Gesichts,
Geschmacks) eine Handhabe zur Orientirung bieten.

Einen nur sehr mässigen Werth können meiner Ansicht nach
die Erscheinungen an den Pupillen für die Lokaldiagnose
der Hirntumoren beanspruchen. — Es ist klar, dass durch Lähmungszustände im Bereich des nv. oculomotorius die Weite der
Pupillen und ihre Reaktionsfähigkeit beeinträchtigt werden kann:
es ist auch möglich, dass gerade diese Zweige für die Iris intakt
bleiben; kaum je, soweit ich sehe, ist es vorgekommen, dass diese
Zweige allein durch einen Tumor beeinträchtigt waren. In wie
weit derartige Zustände an der Iris und die noch weniger bekannten
veränderten Akkommodationverhältnisse (des m. tensor choriodeae)
für die Lokaldiagnostik der intracraniellen Neubildungen Wichtigkeit beanspruchen oder nur als Begleiterscheinungen anderer Zeichen
von Oculomotoriuslähmungen Werth haben, sei dahingestellt. Insofern die Weite der Pupille zum grossen Theil durch das Reflex-
verhältniss bestimmt wird, in dem ihre Bewegungsnerven zum Licht
empfindenden Apparate stehen, kann bei verminderter Sehfähigkeit
eines Auges auch die Weite der zugehörigen Pupille im Vergleich
zur anderen verändert sein: bei beeinträchtigtem Sehvermögen und

erhaltener Reaktionsfähigkeit der Pupille kann man mit Recht annehmen, dass durch die Läsion kaum der opticus, das chiasma oder die Vierhügel, sondern mehr central gelegene Theile in den Grosshirnhemisphären (Rinde und Mark der Hinterhauptlappen?) geschädigt sind.

Zustände von einseitigem exophthalmos berechtigen, namentlich wenn sie zugleich mit absoluter Starre des Bulbus und Amaurose des Auges combinirt sind, zu der Diagnose, dass ein Tumor der vorderen Abtheilung der Basis oder der Stirnlappen das Orbitaldach durchbrechend oder durch die Orbitalspalten hineinwuchernd in die Retrobulbärgegend gelangt ist. Einigemale ist übrigens von prominenten Augäpfeln auch bei anders lokalisirten Tumoren die Rede, ohne dass es mir gelang, aus den beigegebenen Befunden jedesmal den bestimmenden Grund hierzu ausfindig zu machen.

Ob **Störungen der Sprache** zu den Herdsymptomen gerechnet werden dürfen oder nicht kann auf den ersten Blick in so fern zweifelhaft erscheinen, als sie sich mit einziger (vielleicht nur zufälliger) Ausnahme (bei den Tumoren der Vierhügel) sonst überall in grösserer oder geringerer Häufigkeit notirt finden. Um wenigstens einigermassen Klarheit in dieser Angelegenheit zu schaffen, mag es erlaubt sein, einige Unterabtheilungen aufzustellen, die, ohne vielleicht streng logisch von einander geschieden zu sein, für den klinischen Gebrauch und eine schnellere Orientirung einen gewissen Nutzen beanspruchen dürften.

Einmal nämlich ist von den Autoren eine abnorme, auffällige Schweigsamkeit als Sprachstörung notirt, ohne dass es jedesmal ersichtlich wäre, ob dieselbe von einem Unvermögen sonst normal denkender und sich benehmender Kranken, sich der Sprachwerkzeuge zu bedienen, abhängig zu machen oder auf bestimmte perverse Vorstellungen, wie sie bei Geistesgestörten sich finden (vielleicht eine krankhafte Willenshemmung) zurückzuführen ist. So findet man diese Schweigsamkeit in der That am häufigsten bei Tumoren der Hirnlappen, welche nach dem früher Mitgetheilten das relativ grösste procentarische Verhältniss zu den Geisteskrankheiten stellen, angegeben.

Eine zweite Kategorie von Sprachstörung bildet die ganz

auffallend langsame und zögernde, sonst aber wohl arti-
kulirte, nicht stammelnde Sprache derjenigen Tumorkranken,
bei welchen die Neubildung die Gegend der hypophysis cerebri oder
die vorderen Schädelgruben eingenommen hat: hier kann, wie im
speciellen Theil nachzuweisen versucht werden wird, diese Eigenthümlichkeit der Sprache mit dem absonderlichen, kindischen Benehmen
der Kranken und der eigenartigen Sehstörung vielleicht eine gute
diagnostische Handhabe werden.

Drittens wird unter den Störungen der Sprache recht häufig
und bei verschiedenem Sitz der Neubildung das Lallende, Stotternde,
Stammelnde, mit einem Worte der Mangel normaler Artikulation hervorgehoben mit dem ausdrücklichen Hinweis auf das
Fehlen jeder an Aphasie erinnernden Störung. Nun ist es klar,
dass in so fern jeder Zustand gewöhnlicher cerebraler Hemiplegie
neben der Lähmung des Facialis und der Extremitäten auch eine
namentlich anfangs deutlich hervortretende Parese einer Zungenhälfte mit sich führt, auch alle diejenigen Tumoren, durch welche
eine Hemiplegie herbeigeführt wird, eine derartige Affection der
Zunge und damit eine schwere, stammelnde Sprache im Gefolge
haben können. Wenn sich dies nun auch, wie ein Blick in die
verschiedenen Tabellen lehrt, in der That so verhält, dass unter
den Tumoren der Rinde, der Hirnlappen, der Hirnschenkel etc. etc.
derartige Sprachstörungen hier und da notirt sind, so gewinnen
dieselben doch, je mehr man sich bei der Durchsicht der einzelnen
Hirnprovinzen den hinteren Abschnitten, d. h. dem Pons, der
med. obl. dem Kleinhirn nähert, eine Frequenz und gewissermassen
eine Constanz, welche auf einen engeren Zusammenhang dieser
Erscheinung nothwendig hinweist. Hauptsächlich sind es die Neubildungen der Brücke, bei denen dieses Symptom der Anarthrie
auffallend häufig hervorgehoben wird: seltener findet es sich bei
Tumoren des verlängerten Marks und des Kleinhirns. Das hier
herrschende Verhältniss (17 pCt. anarthrischer Störungen bei Geschwülsten der Kleinhirnhemisphären, 9 pCt. bei denen des Wurms)
weist schon, wie auch an dem speciellen Ort zur Genüge hervorgehoben werden wird, darauf hin, dass weniger die Läsionen der
betreffenden Organe selbst, als vielmehr die Beeinträchtigung der
Nachbarschaft durch den Druck der Neubildung (speciell also des
Pons oder der basalen Nerven der Zunge, des Hypoglossus) Ver-

anlassung zu dem Zustandekommen der Articulationsstörung geworden ist. Daher finden wir diese dann auch bei Tumoren der mittleren und der hinteren Schädelgruben: es ist somit klar, dass das in Rede stehende Symptom für sich allein nur bedingten Werth für die Lokaldiagnostik beansprucht und nur im Zusammenhang mit anderen Erscheinungen eine freilich werthvolle Unterstützung für den Kliniker abgeben kann. Bei ausgeprägtem Symptomenbild der Duchenne'schen paralysie labio-glosso-laryngée wird man, wie dies im speciellen Theil betreffenden Orts ausgeführt ist, mit Recht an die med. obl. oder wenigstens die hinteren Schädelgruben als den Sitz der Neubildung zu denken haben.

Schliesslich begegnet man wirklichen aphasischen Zuständen bei Tumoren der Hirnrinde, der Hirnlappen, der Grosshirnganglien, eventuell wohl auch bei Neubildungen der mittleren Schädelgrube: Aphasie wird kaum je verzeichnet, sobald andere als die genannten Hirnregionen die Neubildung beherbergen. — Es ist bekannt und für vorliegenden Zweck in der That überflüssig, daran zu erinnern, wie sehr sich innerhalb der letzten 15 Jahre die Ansichten der Autoren über das sogenannte „Sprachcentrum“ geändert, resp. geläutert haben: interessant aber dürfte es sein, an diesem Orte die Anschauungen Ladames[5]) zu reproduciren, welche dieser Autor über die vorliegende Frage (1855) äusserte. — Er giebt eine Lokalisation der Sprache nicht zu: „denn die Sprache war angegriffen, obgleich die Tumoren in ganz verschiedenen Regionen ihren Sitz hatten“. Tumoren des Kleinhirns, der Convexität und der Pituitargegend hatten die niedersten Zahlen, Pons und besonders die corp. striata dagegen waren am meisten betheiligt. In welcher Weise dies der Fall war, erfahren wir im speciellen Theil, welcher von den Tumoren der corp. str. und thal. optici handelt: 3 mal bestand eine Verlangsamung der Sprache, 2 mal eine Schwierigkeit bei der Artikulation, 1 mal vollständiger Sprachverlust: . . . . Verf. glaubt es klar gestellt zu haben, dass wenn man es in einem Fall von Hirngeschwulst mit einer Sprachläsion zu thun hat, dies Zeichen vielmehr an einen Tumor der corp. striata oder des Pons denken lässt, als an einen solchen in der Convexität oder im Kleinhirn. Was nun das letztere betrifft, so mag dies zugegeben werden; im übrigen aber liegt es wohl klar auf der Hand, dass der citirte Autor eine Trennung der Artikulations- von den

eigentlichen aphasischen Störungen nicht vorgenommen hat, und
zum grossen Theil dem damaligen Stand der Wissenschaft gemäss
auch wohl nicht gut hat vornehmen können. — Wenn auch ich
es heute nach den mir vorliegenden Mittheilungen der Autoren
nicht unternehmen kann, eine Trennung der aphasischen Zustände
(bei Hirntumoren) in ataktische oder amnestische, in Paraphasie, in
Zustände von Worttaubheit etc. etc. auszuführen, so kann ich doch
behaupten, dass wirkliche Aphasie sich vorzugsweise bei Tumoren
der Rinde und der Hirnlappen findet: und wenn sie bei Neubildungen
der corp. str. erwähnt wird, so liegt dies eben an der Unmöglichkeit, für Geschwülste die Sphäre ihrer Wirksamkeit so eng zu um-
grenzen, wie es der eifrige Forscher der Ausfallssymptome und
ihrer Ursachen vielleicht wünschen könnte. In der That begegnet
man dem Symptom der Aphasie bei Rindentumoren z. B. auch
dann, wenn der Tumor nicht den Fuss der III. Stirnwindung und
den der vorderen Central- oder die Inselwindungen einnimmt: auch
bei höher oben in den Centralwindungen (auch der hinteren) gelagerten Neubildungen, ja sogar bei solchen, welche nur in der
Parietallappenrinde liegen, wird Aphasie als Symptom beschrieben.
Vorwiegend sassen die Geschwülste dann links, sehr selten rechts:
einmal war in einem solchen Falle Ambidextrie ausdrücklich als
vorhanden erwähnt. — Zumeist bestanden daneben noch andere
Symptome, welche die Diagnose auf den Sitz des Tumors in der
Rinde wahrscheinlich machten: auch hier aber gilt, wie auch bei
den übrigen Symptomen, gleichviel ob sie Ausfalls- oder Reizerscheinungen betreffen, der weiterhin ausführlicher begründete
Satz, dass es oft ungemein schwierig, ja unmöglich werden kann,
Tumoren der Rinde von solchen des centr. ovale zu unterscheiden.
Aphasie findet sich auch hier bei meist linksseitigem Sitz der Neubildung als ein nicht allzu seltenes Symptom: man begegnet ihm
aber sowohl bei Stirn- wie Scheitel- und auch Hinterhauptlappentumoren, so dass also aus dem Auftreten aphasischer Zustände
allein, niemals die Berechtigung zu einer topischen Diagnose hergeleitet werden kann. Und wenn schliesslich bei Tumoren der
(linken) Grosshirnganglien aphasische Zustände beobachtet worden
sind, so kann dies bei der Nachbarschaft dieser Gebilde in Bezug
auf die Rinden- und Markmassen der Inselgegend, der III. Stirnwindung und der Centralwindungen nicht Wunder nehmen: wenn

schon bei Scheitellappen-, ja sogar bei Occipitallappentumoren die Fernwirkung sich bis zum Fuss der III. Stirnwindung und dem dazu gehörigen Markbündel erstrecken kann, so wird dies natürlich bei Neubildungen in fast unmittelbarer Nähe dieser für die Sprache so wesentlichen Hirnprovinzen in noch weit ausgedehnterem Masse der Fall sein. — Das Vorkommen des aphasischen Zustandes bei vorwiegend linksseitigem Sitz des Tumors bestätigt indirekt die allgemein acceptirte Annahme der besonderen Wichtigkeit gerade des linken Hirns für das Zustandekommen und Intaktbleiben des normalen Sprachvorgangs.

Im Anschluss an die bisher besprochenen Symptome, welche nur mit Zwang als Allgemeinsymptome und mit anzuzweifelndem Recht als Herdsymptome aufzufassen sind, bleibt uns noch die kurze Darlegung einer Reihe von Erscheinungen übrig, welche bei Hirntumoren zur Beobachtung kommen und möglicherweise zur Aufstellung, beziehungsweise Begründung einer Diagnose herangezogen werden können.

Was hier zunächst die Erscheinungen von Seiten des Digestionstraktus angeht, so habe ich über das Erbrechen, als ein den diffusen Symptomen zuzurechnendes Glied schon oben ausführlicher gehandelt. Nur wenn es auffallend oft und in Anbetracht der Zeitdauer lange anhaltend beobachtet wird, mag es gestattet sein, das Erbrechen als ein Symptom anzuführen, welches am häufigsten bei Kleinhirntumoren oder besser solchen, welche in der hinteren Schädelgrube gelegen sind und auf die med. obl. drücken, vorkommt. — Das gleiche gilt von der seltenen Erscheinungen einer abnorm reichlichen Speichelsecretion: unmöglich ist es für jetzt, zu unterscheiden, ob dabei nur eine Folgeerscheinung des behinderten Schlingaktes oder eine aktive Reizerscheinung (Speichelsecretionscentrum in der med. obl.) beobachtet wird.

Schlingbeschwerden finden sich zwar hier und da bei ganz beliebigem Sitz des Tumors erwähnt: doch sind derartige Fälle für Tumoren der vorderen Schädelgruben, der Vierhügel, der Hirnrinde gar nicht: für Neubildungen der Hirnlappen, der mittleren Gruben, der corpora striata je einmal, in irgend wie bemerkenswerther Weise aber nur bei Geschwülsten des Kleinhirns, der Brücke, der hinteren Schädelgrube und des verlängerten Marks angegeben. Ueberall handelte es sich in diesen letzteren Fällen (wie das von

den Autoren selbst auch vielfach direkt ausgesprochen worden ist)
um Läsionen der Brücke und des verlängerten Marks: die von hier
aus entspringenden, für den Ablauf des normalen Schlingaktes
nöthigen Nerven (hypoglossus, vagus, accessorius, glossopharyngeus)
werden eben durch Neubildungen der med. obl. und des Pons
selbst oder durch den von Kleinhirntumoren und Neubildungen
der hinteren Gruben ausgeübten Druck direkt oder indirekt comprimirt oder vernichtet.

Bekanntlich bildet die Dysphagie neben der Dys- oder Anarthrie
eins der Hauptsymptome des Duchenne'schen, nun schon wiederholt erwähnten Krankheitsbildes der Labio-glosso-laryngeal-Lähmung.
Bedenkt man, dass ein ähnliches Krankheitsbild, wie wir schon oben
bei Besprechung der Artikulationsstörungen hervorhoben, zufällig
wohl auch durch einen doppelseitigen Grosshirntumor vorgetäuscht
werden kann, so liegt es auf der Hand, wie der Diagnostiker auch
in der Verwerthung dieses Symptoms nur mit Vorsicht und steter
Berücksichtigung der anderen noch vorhandenen Erscheinungen vor-
gehen darf. (Ich erinnere hierbei an das Symptomenbild der Pseudobulbärparalyse, wie es von Lépine [19]) zum ersten mal ausführlicher
beschrieben worden ist.) — Schliesslich will ich nur noch einmal
hier wie oben bei der Besprechung der Sprachstörungen daran
erinnern, dass das bisher über die Dysphagie beigebrachte nur in
dem Sinne gilt, als diese Erscheinung längere Zeit bestehen bleibt
und als ein wirkliches Ausfallssymptom betrachtet werden kann:
vorübergehend können sich Schlingbeschwerden gerade
so wie Sprachstörungen nach jedem apoplektiformen Insult finden: sie schwinden dann aber nach längerer oder kürzerer
Zeit mit den übrigen „diffusen“ Hirnsymptomen.

Sehr fraglich ist es, ob es gestattet sei, Störungen in der
Excretion des Harns als beweisend für die Läsion einer be-
stimmten Hirnprovinz anzunehmen: man findet derartige Störungen
(als Urinbeschwerden, Blasenschwäche, Harndrang, unfreiwilliger
Urin- und Kothabgang) bei ganz verschiedenem Sitze des Tumors
(z. B. im Hirnlappen, Kleinhirn, corp. str., pons etc. etc.) und im
Ganzen eigentlich sehr selten angegeben: nirgends werden diese
Störungen als wirkliche Ausfallssymptome betrachtet: es ist im
Gegentheil mehr als wahrscheinlich, dass sie unter den Symptomen
eines apoplektiformen, epileptiformen oder comatösen Zustandes nur

eben als Vervollständigung des Bildes einer allgemeinen Prostration mit aufgeführt werden. — Man wird sich aus dem, was im speciellen Theile bei den Tumoren der Hirnschenkel über diese Verhältnisse gesagt ist, überzeugen, dass auch die bei Tumoren dieser Gegend beobachteten Störungen der Urinexcretion mit den verletzten Organtheilen selbst kaum in direkten Zusammenhang gebracht werden dürfen. — Etwas anders steht die Frage in Bezug auf die Veränderungen des Harns in seiner Quantität und Qualität: Polyurie mit oder ohne Zucker- resp. Eiweissgehalt des Harns wird unter den auffälligeren Symptomen bei Hirntumoren hin und wieder erwähnt. — Vierhügel-, Pons-, Kleinhirngeschwülste, sowie Neubildungen des verlängerten Marks sind es vornehmlich, bei denen diese Harnveränderungen beobachtet worden sind: es scheint keinem Zweifel zu unterliegen, dass in allen diesen Fällen direkte oder funktionelle Läsionen der med. obl. vorhanden waren. — Wie vorsichtig man übrigens auch in der Verwerthung dieses prägnanten Symptoms für die Lokaldiagnostik sein muss, lehren einmal die Fälle von diabetes mellitus oder insipidus, bei denen jeder Gedanke an eine Hirnneubildung von vornherein von der Hand gewiesen werden muss und andererseits ganz bestimmte, wenn auch spärliche Beobachtungen, durch die das Vorkommen dieser Erscheinung auch bei einem Sitz des Tumors z. B. in der Rinde oder in der vorderen Schädelgrube (resp. in der hypophysis cerebri) bewiesen wird. In wie weit der namentlich von Rosenthal[29]) urgirte Zusammenhang von diabetes mellitus oder Eiweissharn mit Neubildungen der Hypophysengegend besteht oder nicht, lasse ich dahingestellt und verweise in Bezug hierauf auf das im speciellen Theil bei den Neubildungen der vorderen Schädelgruben Ausgesprochene.

Ueber die Darmfunktionen findet sich, abgesehen von den hier und da erwähnt senecessus inscii, zu wenig ausgesagt, als dass ein näheres Eingehen hierauf gerechtfertigt wäre: ebenso wird in Bezug auf die geschlechtliche Sphäre nur einmal (bei einem Ponstumor) von Impotenz und, was offenbar interessanter ist, einmal nur unter einer bedeutenden Anzahl von Fällen von Kleinhirntumoren von auffallender Erection des Gliedes berichtet: sicherlich stützt diese ganz isolirte Beobachtung in keiner Weise die heute wohl allgemein verlassene Anschauung Gall's von dem Einfluss des Kleinhirns auf die Geschlechtsphäre: der Gedanke an den vom

Kleinhirntumor her auf die med. obl. ausgeübten Druck und Reiz liegt gerade da, wo es sich um eine Neubildung handelt, zu nahe, um übersehen und nicht in Rechnung gezogen werden zu sollen.

Gegenüber den mannigfachen Störungen der verschiedensten Funktionen treten bei Neubildungen innerhalb des Hirns Beeinträchtigungen des Cirkulations- und Respirationsapparats sehr in den Hintergrund.

Von wirklicher Dyspnoe ist nur bei Tumoren des Pons, des Kleinhirns und der med. obl. die Rede: nirgends sonst wird dieses Symptoms Erwähnung gethan: es unterliegt wohl keinem Zweifel, dass man es hier mit Reizsymptomen des Vaguscentrums im verlängerten Mark oder der nv. vagi in der hinteren Schädelgrube zu thun hat. Das Gleiche mag von dem einmal erwähnten Singultus bei einer Neubildung in der med. obl. gelten und endlich auch von jener Verlangsamung des Pulses, wie sie bei Neubildungen jener Gegenden einige Male beobachtet worden ist. Beide Erscheinungen: Athemnoth und Pulsverlangsamung erlangen natürlich nur dann eine für die lokale Diagnostik wichtige Bedeutung, wenn man Herz- und Lungenerkrankungen, endlich auch wenn man Erscheinungen ausschliessen kann, welche auf einen abnorm gesteigerten intracraniellen Druck hinweisen. Ebenso wie Trübungen des Sensorium, wie Schwindel und Erbrechen und vermehrter Kopfschmerz auf diese Druckvermehrung innerhalb der Schädelkapsel zurückgeführt werden dürfen, kann es auch sein, dass zeitweilig die eben besprochene Pulsverlangsamung von eben dieser Ursache abhängig auftritt.

Was schliesslich die vasomotorischen und trophischen Störungen betrifft, welche als Symptome eines Hirntumors etwa beobachtet werden, so hat bekanntlich in Bezug auf erstere Petrina[21] in neuster Zeit auf derartige Vorkommnisse bei Neubildungen der Sehhügel hingewiesen. — Es genügt aber in der That, wie schon Nothnagel sehr richtig sagte, auf die Ueberschriften der Krankengeschichten Petrina's zu verweisen, um sofort darüber klar zu werden, dass bei der Fülle von Läsionen der nachbarlichen Gebilde einzelne Erscheinungen unmöglich auf die Zerstörung gerade einer circumscripten Stelle bezogen werden können.

In den von mir gesammelten Fällen finden Cyanose (resp. Röthung) der contralateralen Wange und des Armes zweimal und

zwar bei einem Tumor in der vorderen Schädelgrube (wo die Compression des linken pedunc. cerebri direkt zugegeben ist) und einmal im Fall 15 (Russel), wo ein Tumor im linken Ventrikel
zwischen den corp. str. und dem thal. opt. bestand, Erwähnung. —
Bestimmte Schlüsse aus dem wie man sieht bei Hirntumoren überaus seltenen Vorkommen derartiger Erscheinungen zu ziehen, ist
man meiner Meinung nach zur Zeit noch nicht berechtigt. Anders
verhält es sich mit jener hier und da erwähnten Erscheinung der
plötzlichen Röthung (eventuell Schwellung) einer Gesichtshälfte,
welche dann zugleich Sitz lebhafter Schmerzen wird: hier handelt
es sich meistens um neuralgische Zustände im Gebiete des Trigeminus, welche mit abnormer Röthung der Conjunktival- und
Nasenschleimhaut, reichlicher Thränensecretion etc. einhergehen, es
bestehen dann Geschwülste der mittleren Schädelgruben (seltener
der Brücke), welche das Gasser'sche Ganglion comprimiren oder
zerstören. Noch deutlicher weist eine Erscheinung auf einen derartigen Sitz der Erkrankung (des Tumors) hin, welche seit langer
Zeit das Interesse aller Pathologen in hervorragendem Masse in
Anspruch nimmt, ich meine die sogenannte neuroparalytische
Hornhautentzündung. Es genügt an dieser Stelle hierauf hingewiesen zu haben; nur das sei mir hinzuzufügen noch gestattet,
dass nur selten rein intrapontine Tumoren diesen Symptomencomplex im Gefolge haben und dass man in der Mehrzahl der
Fälle (vergl. den speciellen Theil unter „Ponstumoren") eine Ausbreitung der Geschwulst neben der Brücke an der Basis und damit eine direkte Beeinträchtigung der Trigeminusfasern nachzuweisen im Stande war.

Von rein trophischen Störungen erwähne ich nur kurz jener
Atrophien, wie sie an der Muskulatur des Gesichts, des Kau-
apparats, der Zunge, der Kehlkopfmuskeln zur Beobachtung kommen,
wenn (meist basale) Tumoren die betreffenden Nerven (facialis
trigeminus, vagus, accessorius, hypoglossus) zerstört hatten; wie sich
diese Dinge bei den Augenmuskeln verhalten, wissen wir bis heute,
soweit dies durch klinische Untersuchung oder Lokalinspection
während des Lebens möglich werden könnte, noch nicht. Aehnliche
Verhältnisse können für oben genannte Nerven statt durch basale
Tumoren auch durch solche Neubildungen herbeigeführt werden,

4*

welche innerhalb des Pons oder der med. obl. entstanden die gan-
gliösen Ursprungskerne dieser Nerven zerstört haben.

Weniger Sicheres weiss man bis jetzt von jenen Atrophien
und Abmagerungen, welche einigemale (z. B. in den Fällen 17 u.
28.) bei Rindentumoren an den paretischen, contralateralen
Extremitäten beobachtet worden sind: es ist möglich, dass die nach
Zerstörung motorisch wichtiger Hirngebilde sich bis zum Rückenmark hin erstreckende secundäre (sogen. absteigende) Degeneration
die Grenzen der weissen Markmassen (der Pyramidenseitenstrang-
bahnen) verlassend sich bis in die graue Substanz hinein aus-
dehnt und dort eine Läsion der motorischen Ganglienzellen hervor-
ruft, es ist aber auch möglich, dass ohne Zuhülfenahme dieser
offenbar nicht allgemein zuzulassenden Erklärung die Erscheinung
aus der einfachen Inaktivitätsatrophie abzuleiten ist, der die Muskulatur längere Zeit paretischer Gliedmassen ja so häufig verfällt.

Dass schliesslich bei den oft so grossen Leiden, welchen die
an Tumor cerebri Erkrankten ausgesetzt sind, Störungen in der
allgemeinen Ernährung zu Stande kommen, die Abmagerung
enorm wird, bei langem Darniederliegen, oft hohem Fieber, Decubitus
eintreten kann, wird nicht Wunder nehmen, ohne dass es erlaubt
wäre, hieraus für die Diagnose der Lokalisation irgend welche
Schlüsse zu ziehen.

Letzteres ist nur in sehr einzuschränkendem Masse noch für
eine andere Erscheinung der Fall, nämlich für die elektrische
Reaktion der bei Hirntumoren etwa vorkommenden Lähmungen
der Hirn- und Extremitätennerven. An verschiedenen Orten (siehe
z. B. Seite 21 u. d. folg.) habe ich mich darüber ausgesprochen,
dass die Erregbarkeitsherabsetzung und die ganze Folge der Erscheinungen, wie sie bei schweren und mittelschweren Formen von
Facialislähmung z. B. vorkommt, auf eine basale, den Nerven
direkt comprimirende Neubildung zu beziehen sei. Diese Verhältnisse sind bekanntlich durch Ziemssen[30]) zuerst näher beleuchtet
worden; heute wissen wir durch Rosenthal's[31]) Beobachtungen,
denen sich (vgl. Tumoren des Pons) die von Petrina[21]), Wernicke[17])
und meine eigene (s. später) anschliessen, dass auch die Nervenkern-
zerstörungen durch rein intrapontine Tumoren ähnliche elektrische
Reaktionsveränderungen herbeizuführen vermögen. Wie sich diese
Dinge für die motorischen Augennerven verhalten, weiss man nicht,

weil es bis heute noch nicht gelungen ist, eine Methode für eine
erschöpfende elektrische Exploration dieser Muskeln ausfindig zu
machen. Sehr wahrscheinlich verhalten sich die Dinge für die
motorische Wurzel des Trigeminus, sowie für den Hypoglossus
ähnlich, wenigstens hat Erb[32]) bei der sogenannten Bulbärparalyse
im Facialis- und Hypoglossusgebiet derartige elektrische Reaktionen
nachweisen können.

Im Uebrigen ergiebt die elektrische Untersuchung der gelähmten Extremitäten keine sicheren Anhaltspunkte für eine lokale
Diagnose; nach dem Vorgange Benedicts[33]), der bei Affektionen
der Brücke und des verlängerten Marks trotz vorhandener Hemiplegie häufig Verminderung der Reaktion in der gesunden Körperhälfte, besonders bei basilaren Tumoren dieser Gegend gefunden
haben wollte, hat auch Petrina[21]) dahingehende Mittheilungen
gemacht, deren Bestätigung von anderer Seite erst noch abgewartet
werden muss; vorläufig ist es meiner Meinung nach unmöglich, aus
einer einmal etwas erhöhten, dann wieder etwas verminderten
Erregbarkeit der gelähmten oder gesunden Extremitätenmuskulatur
bestimmte Schlüsse für die Lokalisation zu ziehen, zumal die
Methodik der Untersuchung bei vielen Autoren offenbar die er-
haltenen Resultate wesentlich modificirbar erscheinen lässt.

Endlich ist von einigen Autoren so z. B. von Ladame (vgl.
seine Tumoren des Hirnanhangs) einer abnorm hohen terminalen Temperatur Erwähnung gethan: in sofern diese Erscheinung bei den verschiedensten Krankheiten des centralen Nervensystems als terminales oder postmortales Symptom beobachtet
worden ist, kann es auch für die Tumoren des Hirns keine Bedeutung als ein Zeichen beanspruchen, aus dem auf das Ergriffensein
einer bestimmten Lokalität geschlossen werden dürfte. Dies ist für
diese Erscheinung ebensowenig der Fall, wie für fieberhafte
Zustände überhaupt, die sich während eines oft so lang dauernden
Krankheitsverlaufs auch bei intracraniellen Neubildungen aus ganz
verschiedenen Ursachen einstellen können.

Zum Schlusse sei es mir nun gestattet, noch einige Worte
hinzuzufügen über die Methode resp. über die Möglichkeit, bei
der überhaupt constatirten Anwesenheit einer intracraniellen Neu-

bildung zu einer bestimmten, die Lokalität betreffenden Diagnose zu gelangen. Wie schon Eingangs dieser Auseinandersetzung bemerkt, gilt der Satz, dass bei pathologischen Vorkommnissen innerhalb der Schädelhöhle die diffusen, allgemeinen Symptome sich mit sogenannten Herdsymptomen vermischen, nirgends so sehr, als bei den intracraniellen Neubildungen. Ein Blick auf die im speciellen Theil zusammengestellten, die einzelnen Hirnregionen betreffenden Tabellen lehrt, in welcher Fülle von Combinationen die Symptome in die Erscheinung treten können. Es ist durchaus nicht nöthig, dass alle allgemeinen Symptome, wie wir sie oben aufgeführt haben, jedesmal vereint neben diesem oder jenem Herdsymptom angetroffen werden; bald sind es nur 2 oder 3 oder gar nur eins, und es fragt sich zunächst: besteht wohl eine gewisse gesetzmässige Reihenfolge in dem Auftreten dieser allgemeinen Symptome? Bei denjenigen Versuchen an Thieren, wo man in relativ kurzer Zeit den intracraniellen Druck künstlich steigerte, stellte sich ein durchschnittlich stets gleicher Ablauf der Erscheinungen ein: zuerst gaben sich durch die Zeichen der Unruhe, der Angst, durch intensives Schreien die Schmerzen kund, welche nach den Experimentatoren einer Zerrung der Hirnhäute und der in ihnen enthaltenen sensiblen Elemente ihren Ursprung verdanken, dann wurde die Respiration unregelmässig und der Puls verlangsamt; bei weiterer Steigerung stellten sich epileptische (allgemeine) Krämpfe ein, es folgte ein comatöser Zustand, zuweilen Würgen, selten Erbrechen, endlich bei einem Druck von 180—190 mm. Quecksilber der Tod, höchst wahrscheinlich durch Lähmung des respiratorischen Centrums.

Es ist klar, dass das für das Thierexperiment Geltende nicht ohne Weiteres auf einen Menschen, der eine Geschwulst in seiner Schädelhöhle beherbergt, übertragen werden kann; was dort in Minuten, höchstens Stunden abläuft braucht hier nicht Tage allein, sondern Wochen, Monate und Jahre zu seiner eventuellen Entfaltung. — Es liegt auf der Hand, dass diese Dinge beim Menschen ein anderes Ansehen gewinnen: selten wird, wie wir gesehen haben, der Kopfschmerz vermisst: viel weniger häufig bestehen Schwindelerscheinungen oder Störungen der Psyche; das Erbrechen, das beim Thierexperiment oft fehlt, tritt uns relativ häufig entgegen, etwa in derselben Weise wie die epileptischen Convulsionen; ganz

besonders wichtig aber als ein frühes Zeichen vermehrten intracraniellen Drucks hat uns die neue Zeit das Auftreten der Stauungspapille kennen gelehrt, die früher noch als Kopfschmerz und Epilepsie
vorhanden sein resp. allein oft als Allgemeinsymptom auftreten
kann. —

Was nun die Combinationen von diffusen und Herdsymptomen anbetrifft, so verdanken wir auch hier wieder dem
genialen Griesinger[3]) die so höchst wichtige Belehrung, dass
„die Herdsymptome mit um so grösserem Rechte für eine
lokale Diagnose herangezogen werden dürfen und um
so wichtiger werden, von je weniger Allgemeinerscheinungen begleitet sie in die Erscheinung getreten
sind." Hat man z. B. genügenden Grund, sagt Griesinger,
überhaupt einen Tumor anzunehmen und macht dieser allmählich
eine totale Hemiplegie aber ohne jede Spur von Affektion in einem
Sinnesorgan oder von psychischer Störung, sind Stumpfheit, Betäu-
bung, Schwindel, überhaupt keine Zeichen einer diffusen Störung und
kein Drucksymptom vorhanden, so wird man in einem solchen
Falle mit Grund vermuthen, dass der Tumor ein sehr kleiner sei,
und daran wird sich zunächst die Ueberlegung knüpfen, dass ein
sehr kleiner Tumor, um totale Hemiplegie zu machen, an einer
solchen Stelle des Hirns sitzen müsse, wo ein grosser Theil der
Fasern, welche die Bewegungsimpulse vom Hirn zum Pons oder
med. obl. herableiten, beisammenliegend lädirt werden muss. Im
weiteren Verfolgen dieses Gedankens kommt Griesinger nun auf
das zu sprechen, was ich mehrfach schon in dem Vorangegangenen
angedeutet und öfter im speciellen Theil zu recapituliren Veranlassung genommen habe: dass nämlich sehr häufig selbst ein so
prägnantes Herdsymptom wie z. B. die Hemiplegie an sich durch
sein Vorhandensein (auch in dem oben angenommenen günstigen
Falle des Fehlens diffuser Symptome) noch nicht zur Begründung
einer Herddiagnose genügt. Hemiplegie kann durch einen flächenhaft ausgebreiteten Tumor, der die Centralwindungen oder
deren Markmassen zerstört hat, eintreten: sie kann eine Folge
sein von Neubildungen im corpus striatum und der inneren Kapsel,
von Geschwülsten eines Hirnschenkels, einer Ponshälfte etc. etc.
Hier ist es nun die Aufgabe des Diagnostikers, auf die mannigfachen Erscheinungen zu achten, welche neben der Hemiplegie

einer Körperhälfte vielleicht noch deren Sensibilität betreffen, vor
Allem sich zu unterrichten, ob einer oder der andere „Hirnnerv"
derselben oder der contralateralen Seite mit ergriffen ist, wie es
sich mit den Sinnesorganen an der Seite, wo der Tumor sitzt oder
die Lähmung der Extremitäten Statt hat, verhält.

Die circumscripten Läsionen einzelner Nerven geben
häufig die passendsten Anhaltspunkte für die Lokalitäts-
diagnose: auf den relativ kleinsten Raum sind in einem solchen
Nerven die Gebilde vereinigt, welche durch eine noch so minutiöse
Geschwulst eine schwere Schädigung ihrer Integrität erfahren können.

Nun kann es aber auch umgekehrt sein, dass ausser den Allgemeinsymptomen überhaupt keine sogenannten Herderscheinungen
im eigentlichen Sinne vorhanden sind: ja es kommt vor, dass
nur das eine oder das andere der sogenannten diffusen Symptome
vorhanden ist und dass sich Herdsymptome z. B. allein in den so
unsicheren Reizerscheinungen nachweisen lassen. Hier gelingt es
trotzdem oft zu einer befriedigenden Klarheit zu gelangen. Wir
haben in dieser Beziehung schon oben auf die „epileptischen" Anfälle hingewiesen, welche bei Anwesenheit von Neubildungen in der
sogenannten motorischen Zone der Rinde einen durchaus eigenthümlichen und pathognomonischen Charakter annehmen können;
ebenso führen heftige, vielleicht von Beginn der Erkrankung an
bestehende Hinterhauptsschmerzen, zusammen mit auffallend häufi-
gem Erbrechen, mit Schwindelerscheinungen, Stauungspapille und
Krämpfen, je nachdem ein charakteristischer Taumelgang vorhanden
ist oder nicht, je nachdem halbseitige Lähmungserscheinungen fehlen
oder zugegen sind, einzelne Hirnnerven gelähmt oder intakt sind,
eventuell zu der Annahme eines Tumors in einem der Hinterhauptlappen des Grosshirns oder im Kleinhirn resp. der hinteren Schädelgrube. Kopfschmerz (meist in der Stirn oder am Scheitel), Stauungspapille, frühzeitige und anhaltende psychische Störung, sowie Abwesenheit aller Lähmungserscheinungen machen nicht selten das
Symptomenbild einer Stirnlappengeschwulst aus; mit einem Worte,
es erfordert die ganze Aufmerksamkeit des Diagnostikers um in
dem bunt zusammengesetzten Bilde, wie es ein Hirntumor darbieten
kann, das Wesentliche von dem weniger Wichtigen zu sondern und
mit Berücksichtigung aller Hilfsmittel und nicht zum mindesten
oft der Anamnese der Wahrscheinlichkeit nahe zu kommen.

Aber alle angewendete Sorgfalt kann zu Schanden werden vor
der Thatsache, dass nicht allzuselten ganz zufällig bei einer Obduktion ein Hirntumor entdeckt wird, von dem selbst der
lange Zeit und aufmerksam beobachtende Arzt keine
Ahnung hatte. Zur Erklärung dieses scheinbar so räthselhaften
Faktum können nun verschiedene Umstände beitragen, welche ich
mir hier kurz anzudeuten erlaube. Trotz der durch unsere be-
rühmtesten Kliniker immer und immer wieder angerathenen metho-
dischen Untersuchung, welche in systematischer Reihenfolge alle
Organe eines Kranken mit allen zu Gebote stehenden Hülfsmitteln
durchzuprüfen anempfiehlt, gleichgültig, ob sie von dem Kranken
bei seinen Klagen erwähnt werden, oder nicht, steht dem Praktiker
häufig nicht die Zeit zu Gebote, oder die äusseren Hülfsmittel,
welche zur Durchführung derartig strenger Prüfungen erforderlich
sind. An verschiedenen Stellen habe ich hervorgehoben, dass z. B.
eine Neuritis optica vorhanden sein kann, ohne dass der Kranke
sich über Sehstörungen beklagt: ein früher flüchtig erwähntes Kopfweh würde offenbar im Zusammenhang mit dem ophthalmoscopischen
Befund schon eine grössere Wichtigkeit erlangen, als es allein
jemals beanspruchen durfte. Oder der Kranke selbst ist seiner
Natur nach wenig geneigt, dem Gefühl eines seiner Meinung nach
leichten Unwohlseins jedesmal vor dem Arzte weitläufig Ausdruck
zu geben: er empfindet Schwindel, Uebelkeiten, Kopfweh nicht so,
dass er den Arzt überhaupt zu Rathe zu ziehen für nöthig hält.
So können also Prodromalsymptome gar nicht zur Beobachtung
gekommen sein: bricht nun eine psychische Störung scheinbar plötzlich ein, erfolgt unvermuthet ein epileptischer oder apoplektiformer
Anfall, so ist natürlich ohne die Kenntniss des Vorangegangenen
eine Diagnose auf Hirntumor oft unmöglich. Auf diese Weise
mag es sich wohl erklären, wenn in den Berichten über derartige Fälle geschrieben wird, sie seien intra vitam symptomenlos
verlaufen; andererseits kennen wir ja aber in der That Regionen
im Hirn, welche zerstört gefunden worden sind, ohne dass selbst
geübte Beobachter während des Lebens eine Ahnung davon gehabt
hatten. — Es mag sein, dass die Zukunft uns auch für diese Fälle
die betreffenden Symptome kennen lehren wird: für jetzt scheint
es in der That zugegeben werden zu müssen, dass z. B. im Mark
der Grosshirnhemisphären (speciell den Stirn- oder Hinterhaupt-

lappen) Tumoren eine sogar nicht unbeträchtliche Grösse erreichen
konnten, ohne dass sich dies nach aussen hin bemerkbar machte.
Zur Erklärung dieses Faktums müssen noch einige Thatsachen angeführt werden, deren Kenntniss das Verständniss dieser scheinbar
räthselhaften Vorgänge zu fördern geeignet ist. Das ist nun zunächst die schon wiederholt in den vorangegangenen Zeilen hervorgehobene und später noch häufiger im speciellen Theil Erwähnung
findende Eigenthümlichkeit des centralen Nervengewebes, langsam
und allmählich einwirkenden Schädlichkeiten eine ganz ungemein
grosse Widerstandsfähigkeit entgegenzusetzen. Nicht allein, dass
Theile, über deren physiologische Funktion heute noch keine genaueren Kenntnisse vorliegen, derartig langsam auf sie einwirkende
Läsionen gut ertragen, nein selbst solche Hirnabschnitte, denen wir
eine ganz ausgeprägte und physiologisch ungemein wichtige Bedeutung beizulegen allen Grund haben, können Geschwülste beherbergen oder bis auf einen verschwindenden Rest durch diese zusammengedrückt sein, ohne dass während des Lebens irgend welche
auffälligeren Anzeichen davon Kunde gegeben hätten. Es würde
zu weit führen, die in der That durchaus nicht seltenen Beispiele
an dieser Stelle ausführlich zu referiren: ich verweise statt dessen
auf den speciellen Theil, in welchem man fast in jedem Abschnitt
einen oder mehrere Fälle der Art (siehe z. B. Tumoren der corp. str.
und thal. opt., der med. obl. etc. etc.) angeführt findet. Es ist
wahr, dass derartige Vorkommnisse weniger räthselhaft erscheinen,
wenn man nachfolgende Umstände in Betracht zieht: Die Grösse
der Geschwulst, ihre histologische Beschaffenheit und endlich die
Schnelligkeit, mit welcher sie zur Entwicklung kommt oder sonst
irgend welche Veränderungen eingeht. — Es unterliegt wohl keinem
Zweifel, dass kleine, wenig umfangreiche Tumoren, auch weniger
Verdrängungs- und Compressionserscheinungen hervorrufen, als
grosse und umfangreiche, zumal wenn sie in Hirntheilen sitzen,
welche an sich schon, wenn ich mich dieses Ausdrucks bedienen
darf, gegen Läsionen indifferenter sind, als andere; es ist ferner
klar, dass weiche, saftige, blutreiche Neubildungen durch die in
ihnen sich abspielenden Cirkulationsvorgänge zu temporären
Schwellungen und Volumensveränderungen kommen und damit Veranlassung werden können, Druck- und Reizerscheinungen in viel
höherem Grade zu entwickeln, als es bei stationären Tumoren

festeren Gefüges der Fall ist. — Und endlich liegt es auf der
Hand, dass Geschwülste, welche sich langsam im Laufe von Mo-
naten oder Jahren entwickeln, sehr viel weniger den normalen
Ablauf der Hirnfunktionen hemmen werden, resp. eine gewisse Ge-
wöhnung des Hirns an den neuen Zustand herbeizuführen im Stande
sind, als wenn sich in kurzer Zeit die intracraniellen Druckver-
hältnisse ändern und damit zum stürmischen Ausbruch der Krankheit der Anlass gegeben wird. — Im Hinblick auf das Gesagte
wird es nun auch verständlich, dass häufig neben einem wohl
diagnosticirten Tumor bei der Obduktion noch ein zweiter und
dritter, ja sogar oft viele gefunden werden, welche während
des Lebens gar keine Erscheinungen machten; es wird gut sein,
wenn der Kliniker sich selbst und seine Zuhörer auf diese Even-
tualität jedesmal vorbereitet. Man begegnet diesen multiplen Geschwülsten zumeist bei bestehender Tuberkulose, Syphilis, Krebs
oder sonst bei Cachexien: auffallend oft finden sich multiple Tuberkel bei Kindern, wie wir durch zahlreiche Beispiele (siehe die
Tabellen im speciellen Abschnitt) belehrt werden. — Zum Schluss
glaube ich noch darauf hinweisen zu müssen, dass man in der Verwerthung der diagnostischen Handhaben dann besonders vorsichtig
sein mag, wenn es sich um intracranielle Tumoren bei Kindern
handelt: Die leichte Erregbarkeit des kindlichen Nervensystems,
die Häufigkeit epileptischer Convulsionen auf Anlässe, durch welche
derartige stürmische Erscheinungen bei Erwachsenen nie oder nur
selten ausgelöst werden, die oft noch gar nicht ausgebildete Geh-
fähigkeit, die Unvollkommenheit in der Sprache und im Gebrauche
der Oberextremitäten, das Unvermögen, über viele Dinge Rechen-
schaft abzulegen, die oft noch unvollendete Ausbildung ganzer
Hirntheile etc. etc. werden, wenigstens bei sehr kleinen Kindern
(innerhalb der ersten 2—3 Lebensjahre) sehr zur Vorsicht mahnen;
die an Tumorkranken dieses Lebensalters gemachten Erfahrungen
mögen registrirt werden, dürfen aber zum Aufbau einer lokalen
Diagnostik kaum mit genügender Sicherheit zu verwerthen sein.

Im Laufe der Arbeit hat es sich so gemacht, dass der Abschnitt über „plötzliche Todesfälle bei Hirntumoren" im speciellen Theil unter den „Tumoren des Kleinhirns" seine Stelle
gefunden hat: dorthin müssen wir schon den Leser verweisen.

II. Theil.

Specielle Symptomatologie.

Bevor ich auf die specielle Besprechung derjenigen Symptome eingehe, welche durch eine Neubildung dieser oder jener Hirnprovinz bedingt werden, möchte ich folgende kurze Bemerkungen vorausschicken. Den Anfang jedes einzelnen Capitels bildet eine tabellarische Zusammenstellung derjenigen Beobachtungen, welche das Material zu den nachfolgenden Betrachtungen geliefert haben. Es hat sich nun häufig so gefügt, dass bei der Analyse der Symptome von Neubildungen einer bestimmten Region auch Einzelfälle herangezogen werden mussten, welche obwohl faktisch dahin gehörig, nominell von den Autoren einer andern Gegend im Hirn zugetheilt waren. Man wird im Text jedesmal eine ausführliche Erklärung finden, wenn z. B. die Tumoren der Hypophysis und ein Theil derer, welche an der Schädelbasis sitzen, zusammen besprochen oder wenn zu den Neubildungen der Brücke einzelne Fälle hinzugerechnet werden, welche sich unter den „Tumoren des verlängerten Marks" verzeichnet finden etc. etc. Jedenfalls habe ich mich bemüht, die einzelnen Tabellen und die sich daran knüpfenden Erläuterungen in eine solche Reihenfolge zu bringen, dass man sich ohne Mühe zurecht findet, auch wenn man einigemal die Blätter nach vorwärts oder rückwärts hin wird umschlagen müssen.

I. Tumoren der Grosshirnoberfläche (57 Fälle).

No.	Autor.	Alter.	Geschlecht.	Pathol. anat. Befund.	Störungen der Sensibilität.	Motilität.	Sinnesorgane.	Intelligenz. Sprache.	Verschiedenes.
1	Karrer, Berlin. klin. Wochenschr. 1874. 31.		w.	Tuberculöser Herd im hinteren Theil der linken Hemisph. Gyrus occip. primus und Zwickel ergriffen. Zweiter Herd an der Kante des gyr. front. med.	Kopfschmerz. Intakte Sensibilität am rechten Arm, nur Schmerzen in ihm.	Convulsionen u. Parese d. rechten Arms. Epileptische Anfälle.	Nichts besonderes erwähnt.	Melancholie. Gehörstäuschungen.	Meningitis basilaris tuberculosa.
2	Samt, Arch. f. Psychiatrie etc. V. 1874.			40 Cysticerkusblasen an der Hirnoberfläche und 4 in jedem Stammlappen, die grösste in der Mitte der linken vorderen Central- windung; 1,5 Ctm. tiefer Substanzverlust.		Gar keine motorischen Erscheinungen, aber heftigsteKopfschmerzen. 3 Anfälle von Bewusstlosigkeit ohne Krämpfe.			Erbrechen.

No	Autor.	Alter.	Geschlecht.	Pathol. anat. Befund.	Störungen der Sensibilität.	Störungen der Motilität.	Störungen der Sinnesorgane.	Störungen der Intelligenz. Sprache.	Verschiedenes.
3	Bernhardt, Arch. f. Psych. IV. Heft 3. 1874.	41	w.	Tuberkel im oberen lateralen und medialen Theil der hinteren linken Centralwindung und im Vorderzwickel: dgl. im mittleren Theil der hinteren Centralw. An der vorderen Spitze des rechten corp. str. ein erbsengrosser Tuberkel.	Abnorme Empfindlichkeit der Unterextremitäten gegen Berührungen.	Beginn mitapoplektiform. Insult und rechtsseitiger Lähmung. Convulsionen d. rechten Arms und der rechten Hand, sowie der rechten Gesichtshälfte. Parese des rechten Arms und der rechten Nasolabialäste, weniger des r. Fusses. — Schwache Reflexe vom rechten Bein aus.		Verwirrtheit. Aufgeregtheit. Aphasie??	
4	Bernhardt, l. c.	50	w.	Rechts in der Scheitelmitte ein 5 Ctm. breiter. 2,5 Ctm. tiefer Tumor. Compression der Umgebung. (Sarkom).	Schmerzen in d. zuckenden u. paretischen Theilen des linken Armes. Taubheit im ganzen linken Arm. Erst zuletzt Kopfschmerz. Sensibil. nur subjectiv gestört.	Plötzliches Kraftloswerden d. linken Arms, klonische Krämpfe desselben. Das linke Bein zuckt nicht, wird aber allm. schwächer. Facialis links frei und erst ganz zuletzt betheiligt.	Nichts an den Augen.	Somnolenz gegen d. Ende hin.	Erbrechen gegen d. Ende hin.

5	Ferrier, Lancet. Nov. S. 760. 1874.	50	m.	Gänseeigrosses Fibrosarkom von der Dura aus auf das obere linke Scheitelläppchen drückend.	Normale Sensibilität der gelähmten Seite. Brennen am linken Zungenrand. Kopfschmerz.	Rechtss. Hemiplegie, r. Arm paretisch, r. Bein paralytisch. Convulsionen rechts. Facialis rechts unbetheiligt.	Staungspapille. — Hört schlecht.	Aphasie angedeutet. Schwachsinn. Schlafsucht. || Kein Erbrechen. Kein Zucker oder Eiweiss im Urin.
6	J. Russel, Brit. med. Journ. Dec. 2. 1876.	49	m.	Carcinom, genau entsprechend dem rechten oberen Scheitellappen (zolltief in die Hirnsubstanz eindringend).	Heftigste Kopfschmerzen. Gefühl von Taubheit in den Fingerspitzen der linken Hand, in Lippen und Zunge (beide Seiten.)	Parese und Schwäche der linken Hand, des linken Arms. Epileptische Anfälle.	Neuritis optica duplex. Amblyopie. Amaurose.	Zeitweilig Sprachverlust. Allgemeine Stumpfheit.	
7	Immermann, Basel. Spital. Jahresber. 1876.	23	m.	Sarkom der Dura über der rechten Convexität, übergreifend auf den rechten Parietallappen. — Am rechten os frontis ein kleines Durasarkom.	Kopfschmerz. Druckempfindlichkeit auf der Mitte des rechten Scheitelbeins, dort ein Knochendefekt.	Epilepsie ausbleibend nach Excision einer Narbe am 5. r. Finger (von dort eine aura).	Keine neuritis optica.		
8	Petrina, Klin. Beiträge zur Localisation etc. etc. Prager Vierteljahrsschrift. Bd. 133, 134. 1877.	32	w.	Sarkom der pia zwischen der linken mittleren und dritten Stirnwindung und der vorderen Centralwindung.	Schmerzen in den paretischen Theilen. Linksseitiger Stirnkopfschmerz. Prickeln im rechten Arm. Hyperästhesie der rechten Körperhälfte.	Später Anfälle epileptischer Natur vom linken Arm ausgehend. Ka.Br. und Umschnürungen der Extremität helfen oft. Der linke Arm wird dann gelähmt und atrophisch. — Später auch Convulsionen rechts. Nach apoplektischem Insult Paralyse der rechten Hand und Parese des rechten Fusses. — Klonische Krämpfe der rechten Körperhälfte. — Beständiges Zucken des rechten Mundwinkels. — Contraktur d. rechten Arms.		Lallende Sprache. — Schliesslich Aphasie.	

No.	Autor.	Alter.	Geschlecht.	Pathol. anat. Befund.	Störungen der — Sensibilität.	Störungen der — Motilität.	Störungen der — Sinnesorgane.	Störungen der — Intelligenz. Sprache.	Verschiedenes.
9	Petrina, l. c.	57	w.	Fibrogliom zwischen den linken Central-windungen. Compression derselben, des gyrus transitorius und der Insel.	Schmerzen in den rechten Extremitäten. Keine sonstigen Sensibilitätsstörungen.	Nach einem apoplektiformen Anfall Paralyse des rechten Arms. Convulsionen. Parese des rechten Beins. Contraktur des rechten m. masseter.		Aufgeregtheit vor dem apoplektischen Insult. Ataktische Aphasie.	
10	Petrina, l. c.	52	m.	Apfelgrosses Gliom des linken Scheitellappens. — Compression der mittleren und unteren Abschnitte der Centralwindungen und der Insel. Verschiebung der linken grossen Ganglien.	Linksseitiger Kopfschmerz in d. Schläfengegend.	Nach apoplektischem Insult rechtsseitige Hemiplegie. Contraktur der gelähmten oberen rechten Extremität.	Rechte Pupille weiter als die linke.	Sprachstörung, wechselnd in Besserung u. Verschlechterung.	
11	Petrina, l. c.	68	w.	Tuberkel des linken Scheitellappens: Erweichung des oberen Drittels beider Central-windungen.	Kein Kopfschmerz. Keine Sensibilitätsstörungen.	Rechtsseitige Hemiplegie nach einem Anfall. Klonische Zuckungen des rechten Arms: dieser ist paralytisch, das rechte Bein paretisch.		Zu Anfang aphasische Zustände. Später Rückkehr des Sprachvermögens.	Erhöhte Erregbarkeit des Facialis gegen d. constanten Strom.

12	Petrina, l. c.	47	w.	Wallnussgrosses Sarkom der Dura. Compression des rechten Praecuneus. — Bohnengrosses Sarkom im oberen Drittel zwischen beiden rechten Centralwindungen.	Keine Sensibilitätsstörungen der Extremitäten.	Klonische Krämpfe der linken Extremitäten mit nachfolgender Parese. Krämpfe meist ohne Bewusstseinsverlust. Keine Contractur.	Sinnesorgane normal.	Psychische Störungen. Sopor.	Erbrechen. Herzklopfen. Athemnoth.
13	Petrina, l. c.	35	m.	Apfelgrosses Gliom des rechten Scheitellappens. Compression der oberen Theile der vorderen Centralwindung. Im linken thalam. optic. eine kleine Cyste.	Stirnkopfschmerz, Schwindel, pelziges Gefühl in den linken Extremitäten. Im Gesicht und am Rumpf links Herabsetzung der Sensibilität.	Krämpfe erst im linken Arm, dann im linken Bein u. der linken Gesichtshälfte (ohne Bewusstseinsverl.) Contractur d. linken Extremitäten. Die Zuckungen sind schmerzhaft.	Abnahme d. Sehkraft des linken Auges. Gehör, Geschmaek, Geruch normal.	Zeitweiliger Verlust der Sprache.	Elektrische Erregbarkeit am linken Arm vermindert.
14	Duchek, Wiener med. Jahrb. B. XXI. 1. 1865.	18	m.	In der Rinde der linken Grosshirnconvexität ein Tuberkel, 1½'' tief in der Richtung nach dem linken thal. opt. zu sich in d. Hirnsubstanz hineinerstreckend.		Klonische Zuckungen des rechten Arms, dann im rechten Facialsgebiet. Das Bewusstsein blieb zeitweilig frei bei diesen Anfällen. Später wurde der rechte Fuss befallen, der linke nur einmal. Schliesslich Hemiparesis dextra.		Pausen von Monaten zwischen den Anfällen.	Tuberculosis.

No.	Autor.	Alter.	Geschlecht.	Pathol. anat. Befund.	Störungen der — Sensibilität.	Motilität.	Sinnesorgane.	Intelligenz. Sprache.	Verschiedenes.
15	H. Jackson, Med. T. a. G. Nov. Dez. 1872.	22	m.	Im hinteren Theil der dritten rechten Stirnwindung ein haselnussgrosser Tuberkel unter der grauen Rinde.		Epilep. Anfall: Beginn mit dem linken Daumen; sich von da ausbreitend. Schwäche u. Kältegefühl später. Kein Bewusstseinsverlust.	Rechtes Auge Neuritis optica (abgelaufen). Sehvermögen gut.		Tuberkulose.
16	Curschmann, D. Arch. f. kl Med. Bd. 10 1872.	68	w.	Zwei grosse Fibrosarkome der Dura in Vertiefungen der Grosshirnhemisphären eingesenkt.		Plötzlicher Tod (3 Jahre nach einer Schädelfraktur der rechten Scheitelgegend) durch akutes Hirnödem nach reichlichem Kaffee- und Branntweingenuss. Sonst keine Symptome während des Lebens.			
17	Gliky, D. Arch. f. kl. Med. Bd. 16. 1875.	15	m.	Gliom der beiden rechten Centralwindungen. (Mitbetheiligung der anliegenden Theile der 3 Stirnwindungen, des Klappdeckels, eines Theils des gyrus supramarginalis und der oberen Parietalwindung.) An der Medianseite vom hinteren Theil der ersten Stirnwindung bis zum Vorzwickel reichend.	Kopfschmerz in der rechten Schläfenseite. Keine Sensibilitätsstörung an der linken Körperhälfte.	Klonische Krämpfe des linken Arms. Schwäche desselben. Erhaltenes Bewusstsein bei den Anfällen. Linksseitige Facialis- und Extremitätenparese-Zuckungen. — Abmagerung der Muskeln des linken Arms.			Erbrechen.

	Quelle	Alter		Tumor			Pupillen	Sprache	Bemerkungen
18	Samt, Berl. klin. Wochenschr. 1875. 40.	56	m.	Gliom in der vorderen Central-windung (oberes Drittel, Mitbetheiligung des lobus paracentralis). Erweichung des unteren Theils der vorderen Centralwindung.	Rechtsseitige aber nicht absolute Anästhesie. Schmerzhaftigkeit links bei Anschlagen der Stirn- und Schläfengegend. Nie spontane Kopfschmerzen,	Rechtsseitige Lähmung. Passive Bewegungen des rechten Arms schmerzhaft. Zeitweise déviation conjuguée à gauche. Früher epileptiforme Anfälle, Beugungen des rechten Arms. Aphasie erst später.	Pupillen gleich, mittelweit. Ophthalmose. Befund negativ. Nystagmusbewegungen der Augen.	Aphasie. Dementia.	
19	Bramwell, Lancet. Sept. 1875.	41	m.	Wallnussgrosser Tumor der rechten oberen Scheitelwindung. Erweichung der Umgebung.	Herabsetzung d. Sensibilität der linken Körperhälfte. Kopfschmerz.	Plötzliche Lähmung der linken Körperhälfte; Convulsionen.	Atrophia nv. opt. utriusque.	Verschlechterte Sprache.	Syphilis. Chronische Opiumintoxication.
20	Delahousse Arch. génér. 1877. Dec. 1878. Janv.	38	m.	Grosses Sarkom der Dura hatte die beiden ersten rechten Stirnwindungen zerstört. Erweichung der basalen Nerven, Erweichung einer kleinen Stelle links am Trigeminusaustritt.	Verminderung der Allgemeinempfindlichkeit bes. der linken Körperhälfte. Beiderseits Zahnschmerzen.	Linksseitige vollkommene Facialislähmung. Später auch rechts.	Blindheit. Papillen ödem.	Schlafsucht. Störungen der Sprache.	Polyurie.
21	Morelli, Sperimentale 1879. Giugno.	18	w.	Tuberkel in der Mitte der linken hinteren Centralwindung, auch etwas nach vorn übergreifend, das corp. striat. nicht erreichend.	Schmerzen in der rechten Oberextremität.	Krämpfe der rechten Oberextremität, selten der unteren, kein Bewusstseinsverlust. Choreaartige Bewegungen d. rechten Hand nach den Krämpfen.			

5*

No.	Autor.	Alter.	Geschlecht.	Pathol. anat. Befund.	Störungen der				Ver-schiedenes.
					Sensibilität.	Motilität.	Sinnesorgane.	Intelligenz. Sprache.	
22	Remak, Arch. f. Psych. V. Hft. 1. 1875.	70	w.	Tumor in der Mitte der linken vorderen Centralwindung und hinteren Theil der II. Stirnwindung. Ein zweiter (haselnussgr.) Tumor am Kopf des rechten corp. striat. Carcinom.		Anfälle v. Bewusstlosigkeit u. Sprachverlust. Rechtss. Lähmung Parese des rechten Facialis, Lähmung des rechten Arms; rechtes Bein frei. Zuckungen beider Facialis, des Arms nur rechts.'		Dementia. Aphasie.	Multiple Carcinome in Leber, Nieren etc.
23	Meschede, Deutsche Klinik. 1873. 32.	38	m.	Auf der Convexität des Hirns drei erbsengrosse Cysticerkusblasen.		Keinerlei (auch keine psychischen) Symptome.			
24	Th. Simon, Virch. Arch. Bd. 58. S. 310. 1873.			Hirsekorn- bis erbsengrosse Hervorragungen von neugebildeter Hirnsubstanz mit Rinde und Mark auf der Höhe der gyri und an deren Seiten im Stirnlappen und gyrus fornicatus.		Nur bei einem von 4 Kranken bestand von Jugend an Schwachsinn.			
25	Broadbent, Lancet. Jan. Febr. 1874.	36	w.	Im rechten Supra-marginallappen zwei bohnengrosse, oberflächlich gelegene, wahrscheinlich syphil. Tumoren.	Rechtsseitige Temporal- und Orbitalneuralgie. Linker Arm gefühllos u. stumpf.	Grössere epileptische Anfälle. — Kleinere mit Krampf im linken Facialis, linken Arm und Hand ohne Bewusstseinsstörung. Linksseitige Facialisparese, d. linke Arm schwach.	Erblindung. Neuritis opt. — Pupillen weit, ohne Reaktion. Später Geschmacks- und Geruchsverlust.	Niedergeschlagenheit, sonst erhaltene Intelligenz.	Ka. J. wirkte eine Zeit lang In-günstig.

Nr.	Beobachter	Alter	Geschl.	Sectionsbefund					
26	Fronmüller, Memorabil. 1866. 4.	28	m.	Flacher Tumor über der rechten Hemisphäre.	In Paroxysmen. Kopfschmerzen. Magenbeschwerden.	Krämpfe, leichte Lähmung des linken Facialis.	Amblyopie. Geruchsverlust.	Schlaflosigkeit. Tod im coma.	Erbrechen.
27	Duchek, Jahrb. d. Ges. d. Aerzte in Wien. 1865. I. 99.	18	m.	An der höchsten Stelle der linken Grosshirnhemisphäre ein 1½″ in die Tiefe nach dem thal. opt. zu eindringender Tuberkel. Umgebung etwas erweicht.		Epileptische Anfälle. Zuckungen der rechten Oberextremität. Oft beginnen die Krämpfe (immer rechts) im Bein. Hemiparesis dextr.			
28	Burresi, Lo Sperim. Marzo 1877.	30	w.	Kleine bis bohnengrosse Tuberkel auf der oberen und mittleren Partie des rechten Vorderlappens (1 Ctm. in die Tiefe dringend). Im Pons und der med. sklerotische Herde. Isolirte Tuberkel auch im Hinterhorn (r.? l.?).	Kopfschmerz. Ameisenkriechen in d. linken Brustseite u. im linken Arm. Herabsetzung der Sensibilität links.	Krämpfe theils allgemeiner Natur, theils nur die linke obere Extremität betreffend.	Verminderung d. Sehschärfe, die linke Pupille sehr weit. Ophthalm. Befund negativ.	Volumensabnahme der linksseitigen Extremitäten.	Erbrechen.
29	Moinet, Edinb. med. Journ. Jan. 1876.	40	w.	Dura über der 1. u. 2. Stirnwindung verdickt, mit dem Knochen und Hirn verwachsen, gelatinös, syphilitisch infiltrirt. Rechter nv. olf. umwachsen.	Stirnkopfschmerz.	Keine weiteren Symptome.			Ozaena.

No.	Autor.	Alter.	Geschlecht.	Pathol. anat. Befund.	Störungen der				Verschiedenes.
					Sensibilität.	Motilität.	Sinnesorgane.	Intelligenz. Sprache.	
30	Seelig-müller, Arch. f. Psych. VI. 1876. S. 823.	61	w.	Apfelgrosses Spindelzellensarkom in der unteren Hälfte der linken hinteren Centralwindung. Compression des gyrus praecentralis. Auch sonst starke Compressionserscheinungen im linken Hirn.	Schmerzen im linken Thorax. Taubsein der drei ersten Finger der rechten Hand, auch objectiv nachweisbar.	Zucken der r. und l. Gesichtshälfte. R. Facialis später mit dem rechten Arm (in d. früher Zuckungen) gelähmt. Später Parese des rechten Beines. Contraktur der rechtsseit. Extrem. Flüstorstimme: Klonischekränpfe in den Unterkiefer-hebern.	Pupillen gleich. können kaum nach rechts gedreht werden.	Sprachstörung. Bulbi, Parese der Zunge.	
31	Bramwell, Edinb. med. Journ. 1878. Vol. 27. part 1.	27	m.	Tuberkulöse Ablagerungen an beiden Centralwindungen rechts, namentlich den unteren Partien. Die weisse Masse war unbetheiligt.	Sensibilität der Finger links mehr oder weniger beeinträchtigt. Kein Kopfweh.	Linkssoitige Ilemiplegie. Beginn u. Lähmung der linken Hand. Convulsionen der linken Seite. Kein Bewusstseinsverlust.	Hyperaemie u. Schwellung ohne eigentliche Neuritis.	Zeitweiliger Sprachvorlust, häsitirende Sprache. Patient war Jahre lang ambidexter.	Tuberkulose der Lungen.
32	Bramwell, eodem loco. p. 498.	41	m.	Wallnussgrosse, wahrscheinlich syphilitische Tumoren, ihren Druck ausübend auf die rechten Theile.	Kopfschmerz. Sensibilitätsverlust der gelähmten Theile.	Plötzlich eintretende linksseitige Ilemiplegie.	½ Atrophie d. Sehnerven. Syphilitische Choroiditis.	Demontia.	Syphilis. Besserung auf Ka.J. Tod unter allgemei-

Nr.	Quelle	Alter	Geschl.	Befund	Kopfschmerz	Lähmung	Sehvermögen / Pupille	Psychisches	Verlauf
				ten oberen Parietalwindungen. Erweichung der oberen und mittleren Parietal- und der oberen Occipitalwindungen.					nen Convulsionen.
33	Bramwell, eodem loco. p. 693.	20	w.	Grosses Sarkom in der hinteren Hälfte der unteren Stirnwindung, der unteren Hälfte der vorderen Centralwindung und der Aussenhälfte der Insel auf der rechten Seite und der oberen Schläfenwindung. Auch die mittlere Stirn-, Schläfen- und die Supramarginalwindung war nicht frei.	Kopfschmerz (Stirn, Scheitel). Schwindel.	Keine Lähmung.	Doppelseitige Neuritis opt. Gutes Sehvermögen. Taubheit des rechten Ohres. Unvollkommenes Riechvermögen. Geschmack normal.	Gut erhalten.	Trauma. Erbrechen. Tod in einem Anfall von Convulsionen.
34	Klebs, Prager Vierteljahrsschr. 1877. Bd. 133.	33	m.	Diffuses Neurogliom d. Hirnrinde an der unteren Fläche des linken Hirnlappens übergreifend auf den linken Schläfe- u. rechten Stirnlappen.	Kopfschmerz. Schwindel. Keine Sensibilitätsstörungen weiter.	Epilepsie. Tremor der Hände. KeineLähmungen. Gang normal.	Linke Pupille grösser als die rechte.	Apathie. Jähzorn. Verkehrtheit.	
35	Saunders, Br. medic. Journ. 1865. Sept.	?	w.	10 und mehr verschieden grosse Echinococcysten auf der Hirnoberfläche.		Epileptische Anfälle.		Vergiftungswahn.	

| No. | Autor. | Alter. | Geschlecht. | Pathol. anat. Befund. | Störungen der | | | | Ver-schiedenes. |
					Sensibilität.	Motilität.	Sinnesorgane.	Sprache. Intelligenz.	
36	Bradley, Br. medic. Journ. 1873. June.	30	w.	Hühnereigrosses Gumma hinter dem linken Stirnbein, zwischen den 2. und 3. Dritteln der Stirnwindungen Erweichung eines grossen Theils der linken Hemisphäre.	Linksseitiger Kopfschmerz.	Apoplektiformer Insult.		Apathisch. Melancholisch. Keine Aphasie.	
37	J. Weiss, Wiener med. Wochenschr. 1877. 18.	45	m.	Flächenhaft ausgebreiteter Tumor auf der Stirnfläche u. Basis der linken, rechts nur an der Spitze des Frontallappens der rechten Hemisphäre.	Schwindelanfälle. Kopfschmerzen.	Apoplektiforme Anfälle. Rechtsseitige Facialisparese. — Parese der rechten Extremitäten. Epileptische Anfälle.		Aphasie. Psychische Schwäche.	Uebelkeiten.
38	Bourceret et Coussy, Progrés méd. 1873. 30.	43	m.	Tumor im hinteren Theil der II. und III. Stirnwindung u. eines Theils der angrenzenden Scheitelwindungen links.	Heftiger Kopfschmerz.	Vorübergehende Lähmung d. rechten Arms. Rechtsseitige Facialisparese. Epileptische Anfälle.		Aphasie. Abnahme der Intelligenz.	Syphilis?
39	E. Martin, Progrés méd. 1874. S. 580.	47	w.	Tumor, die erste linke Stirnwindung ersetzend und etwas auf die rechte übergreifend; auch die II. linke Stirnwindung ist betheiligt; die III. intakt. (Gliosarkom.) Nur mässige Verspätung der sensiblen Eindrücke.		Wiederholte rechtsseitige Hemiparuse, linksangedeutet.		Abnahme d. Gedächtnisses. Stumpfheit. Sprachverlust.	

Nr.	Autor	Alter	Geschl.	Lokalisation	Symptome	Krämpfe	Neuritis	Psych.	Bemerkung
40	M. Rosenthal, Wiener med. Presse. 21–25. 1878.	17	m.	In der Mitte der linken vorderen Centralwindung ein die mittlere Stirnwindung noch mitbetheiligender Tuberkel.	Kopfschmerz. Schwindel. Schmerzen in der rechten Hand.	Zuckungen der rechten Hand sich auf die rechte Gesichtshälfte erstreckend; beide Muskelgebiete später paretisch.			Erbrechen.
41	Beyer, Arch. d. Heilk. XIX. S. 97.	48	w.	Flacher Tumor der Dura, ergriff den gyrus praecentr. sin, das hintere Ende der II. linken Stirnwindung, sich nach hinten auf den gyrus centr. poster. und das vordere Ende des gyrus pariet. superior fortsetzend.	Sensibilität am rechten Ober- und Vorderarm etwas, bedeutend an der rechten Hand herabgesetzt.	Krämpfe im r. Arm (ohne Bewusstseinsverl.). Schwäche des r. Arms. Allgemeine Krämpfe. Parese des rechten Mundfacialis.			Erbrechen.
42	B. Bramwell, Edinb. med. Journ. Oct. 1878. Beobachtung 7.	34	m.	Gumma im Fuss der zweiten und dritten rechten Stirnwindungen.	Sensibilität im linken Medianusgebiet herabgesetzt. Kopfschmerz.	Bewusstlosigkeitsanfall; linksseitige Convulsionen u. Hemiplegie.	Neuritis opt. duplex. Später Atrophie.	Stumpfheit.	Syphilis. Besserung durch Ka. J. Verschlimmerung durch Trauma. Tod unter Convulsionen.
43	Archer, Dubl. Journ. 1878. II.	11	w.	Tuberkulöser Tumor in der I. u. II. linken Stirnwindung, die Oberfläche erreichend.	Kopfschmerzen.	Allgemeine epileptische Krämpfe. Nie Lähmungen oder lokale Krämpfe.		Stupidität.	Chronische Hüftgelenkentzündung.
44	Henoch, Charité-Annalen. 1879. (IV. Jahrg.)	3	w.	Rechts hinten im Stirnlappen an der Rinde ein taubeneigrosser Tuberkel.		Linksseitige Hemiplegie u. Contrakturen. Convulsionen.		Somnolenz.	

No.	Autor.	Alter.	Geschlecht.	Pathol. anat. Befund.	Störungen der				Verschiedenes.
					Sensibilität.	Motilität.	Sinnesorgane.	Sprache. Intelligenz.	
45	Idem. Ibidem.	2	m.	In der Mitte der linken Hirnrinde dicht vor der Rolando'schen Furche ein Tuberkel. Meningitis tuberculosa nur des linken Stirnlappens.		Tremor der r. Oberextremitäten. Zuckungen am r. Mundwinkel. Später Zittern des Kopfes, und der rechten Unterextremitäten. Zuckungen der rechten Brust- und Bauchmuskeln, auch des rechten cremaster. — Parese der rechten Oberextremität.	Nystagmus. des r. Auges.	Somnolenz.	
46	Idem. Ibidem.	1	m.	Taubeneigrosser tuberkulöser Rindenherd des linken Hinterlappens.		Krämpfe. Sensibilitätsabnahme.		Apathie. Sopor.	Meningitis tuberculosa.
47	Glynn, Br. medic. Journ. 1878. Sept.	30	m.	Tumor der Dura über dem linken gyrus supramarginalis und angularis. Erweichung der Umgebung.	Kopfschmerz.	Rechtsseitige Hemiparese.	Neuritis opt. duplex.	Gedächtnissschwäche. Apathie; mitunter Aufregung. Sprachstörung. Demenz.	Erbrechen.
48	Goltdammer, Berl. klin. W. 1879. 4.	44	w.	Geschwulst am unteren Ende der linken vorderen Central-windung. Eine zweite Geschwulst unten am mittleren Lappen der rechten Kleinhirnhemisphäre.	Kopfschmerz. Gefühl von Eingeschlafensein der rechtsseitigen Extremitäten.	Zuckungen im Bereich d. rechten Facialis. Keine Lähmungen der Extremitäten. Parese der rechten Zungenhälfte und des r. Facialis.		Zeitweiliger Sprachverlust. Plumpe, zögernde Sprache. Ziemlich plötzlicher Tod.	Erbrechen.

Nr.	Beobachter	Alter	Geschl.	Sitz und Beschaffenheit					
49	Nothnagel, Topische Diagnostik. 1879. S. 417.	35	m.	Tuberkel am medialen Ende des gyrus centralis anterior rechts, auf die erste Stirnwindung übergreifend.		Keine Lähmungserscheinungen an d. Gliedern.			Tuberculosis. Meningitis tuberculosa.
50	Landouzy, Progrès méd. 1878. 7.		m.	Im unteren Theil der Rolando'schen Furche und die Seitenränder beider Centralwindungen bedeckend links ein Tuberkel.	Subjektives Taubheitsgefühl im rechten Arm.	Allmälig Lähmung der rechten Gesichtshälfte, Parese des rechten Arms.			
51	Mahot, Bullet. de la soc. anat. 1876. 734.	40	m.	Gliom in der Mitte des gyrus centralis anterior an dessen Vereinigung mit der II. Stirnwindung links.	Kopfschmerz.	Apoplektischer Insult und Convulsionen. Isolirte Lähmung des r. Arms. Zuckungen dort und rechts in Gesicht und Bein. Dabei erhaltenes Bewusstsein.		Leichte Erschwerung der Sprache. Abnahme der Intelligenz.	Zeitweiliges Erbrechen.
52	L. Edinger, Arch. f. Psych. Bd. X. Heft 1. 1879.	28	m.	Flache tuberkulöse, nur die Rinde afficirende Neubildung am obersten Theil bei Centralwindungen. Erbsengrosses Knötchen 5 cm. oberhalb d. Klappdeckels gerade in der linken Centralfurche.	Kein Kopfschmerz. Schmerz in dem paretischen rechten Arm, Taubheit, Kriebeln dort. Störungen d. Muskelsinns?	Allgen. epilept. Anfälle, r. beginnend. Krämpfe (ohne Bewusstseinsverlust) nur rechts, Gesicht u. Arm, später Bein. Hemiparese rechts, bes. am Arm.	Röthung d. Papillon ohne Schwellung. Keine Sehstörung.	Anfallsweise auftretende Aphasie. Brachydyphasie.	

No.	Autor.	Alter.	Geschlecht.	Pathol. anat. Befund.	Störungen der				Verschiedenes.
					Sensibilität.	Motilität.	Sinnesorgane.	Sprache. Intelligenz.	
53	Virchow, Krankhafte Geschwülste. II. 138. 1864—65.	37	m.	Unter dem rechten tuber parietale ein kartoffelgrosses Gliom in der Rinde.	Kopfschmerz, besonders rechts.	Anfall mit folgender 24 stünd. Bewusstlosigkeit. Keine Lähmung.		Somnolenz.	Verlangsamter Puls.
54	Idem. Ibidem. S. 355.	40	m.	Apfelgrosse Geschwulst der pia rechts auf die rechte Hirnoberfläche drückend von der Sylvischen Grube bis zur Längsspalte hin. Compression des rechten Seitenventrikels, des rechten corp. striatum und der hypophysis.	Kopfschmerz.	Starre r. Unterextremität, Bougeontraktur der Hände u. Finger.	Starre verengerte Pupillen.	Schlafsucht.	Erbrechen.
55	Idem. Ibidem. S. 452.	30	w.	Verdickung der Dura über der Mitte der linken Hemisphäre, in der verdickten pia eine flache gelbliche Einlagerung; zellige Erweichung der Rinde: in ihr ein erbsengrosser Knoten (Syphilis).	Kopfschmerz.	Convulsionen.		Sopor.	Uebelkeiten. Erbrochen.

56	Kahler und Pick, Beiträge zur Pathologie etc. Leipzig 1879. S. 55.	33	w.	Meningitis basilaris (tuberculosa). Flacher Tumor an der hintersten Partie des linken Stirnlappens, ein zweiter kleinerer am Scheitellappen.	Parästhesien d. rechten oberen Extremität und im rechten Gesicht, keine objectiv nachweisbare Störung der Hautsensibilität. Kopfschmerz später im Hinterhaupt, und allgemeine Hauthyperalgesie.	Ataxie bei Bewegungen der r. oberen Extremität, leichte Schwäche derselben.	Amblyopie des r. Auges.	Andeutung von Anarthrie und Aphasie.	Phthise.
57	Landouzy, Archives générales. 1877. Août.	?	m.	Erbsengrosser Tumor auf der mittleren Region des rechten Scheitellappens.			Linksseitige Ptosis.		Der Kranke starb am Typhus.

Bei einem selbst flüchtigen Blick auf die vorliegende Tabelle
der Hirnrinden-Tumoren wird dem Leser vor allem eine gewisse Constanz in der Wiederkehr derjenigen Symptome auffallen,
welche man unter der Rubrik „Motilitätsstörungen" notirt
findet. — Unter den gesammelten 57 Fällen sind sie 47mal erwähnt. — Es handelt sich theils um lähmungsartige, theils um
convulsivische Zustände, sei es, dass sie (selten) allein oder, wie
gewöhnlich, combinirt auftreten. — Die Lähmungen sind zum Theil
verzeichnet als Hemiplegien, die Convulsionen als epileptische
Krämpfe: was aber diese Symptome in den hier vorliegenden Fällen
charakterisirt und von ähnlichen Zuständen unterscheidet, ist der
Umstand, dass nur in der Minderzahl derselben die Hemiplegie oder
der epileptische Anfall als Ganzes auftritt, dass vielmehr die hemiplegischen oder epileptischen Anfälle sich in bedeutungsvoller Weise
aus partiellen Anfängen aufbauen und nach einem gewissen Gesetz
ausdehnen. Zumeist ist es die obere Extremität, welche mit
krampfhaften Zuckungen beginnt, die entweder auf sie selbst beschränkt bleiben oder sich auf Gesichts- und Halsmuskulatur derselben Seite, seltener auf das Bein derselben Körperhälfte fort-
setzen. Die Geschwulst findet sich dann an der der erkrankten
Körperhälfte entgegengesetzten Hirnhemisphäre. Untersuchen wir, die
anatomische Lokalisation der Tumoren in den von uns gesammelten Fällen zusammenstellend, welche Punkte der Hirnrinde dem
reizenden Druck oder dem die Funktion vernichtenden Einfluss der
Geschwülste ausgesetzt waren, so finden wir in der überwiegenden
Mehrzahl der Fälle 45mal das Gebiet der Stirnwindungen, der
Centralwindungen und der Windungen des Scheitellappens angegeben
und nur 2mal die des Hinterlappens, gar nicht die Windungen des
Schläfenlappens. — Versucht man es, eine dem angegebenen Sitze
der Geschwulst entsprechende Symptomatologie zunächst der in Rede
stehenden motorischen Erscheinungen zu entwerfen, so gelingt es
kaum, die Symptome, wie sie z. B. beim Sitz des Tumors in der
vorderen Centralwindung beschrieben sind, von denen in charakteristischer Weise zu trennen, wie sie beim Sitz in der hinteren Centralwindung, oder im Lobus parietalis superior verzeichnet stehen. Ein
Complex wie: Apoplektischer Insult, vorwiegende Lähmung der
Oberextremität, Zuckungen in ihr allein, später auch das Facialisgebiet derselben Seite betheiligend, Parese der gleichnamigen Unter-

extremität, später allgemeine Convulsionen findet man sowohl dann,
wenn entweder je eine, oder beide Centralwindungen zusammen betheiligt sind, oder wenn sich entweder eine der Frontalwindungen
oder eine der Scheitellappenwindungen mit den angrenden Centralwindungen oder endlich diese allein von der Geschwulst eingenommen
zeigten. Nur in einigen wenigen Fällen blieben die krampfhaften
Zuckungen und die paretischen Erscheinungen in der That während
der ganzen Krankheitsdauer auf ganz circumscripte Muskelgebiete
beschränkt: so im Fall 48, wo eine am unteren Ende der linken
vorderen Centralwindung sitzende Geschwulst Zuckungen im Bereich
des rechten Facialis, Parese dieses Gebiets und der rechten Zungenhälfte und zeitweiligen Sprachverlust im Gefolge hatte und Lähmungserscheinungen an den Extremitäten absolut fehlten. Sind wir also
nach den bis jetzt vorliegenden Beobachtungen auch nicht im
Stande, (über die Möglichkeit, ob dasselbe jemals der Fall sein
wird, siehe weiter unten) für eine an der Convexität des Hirns
sitzende Geschwulst diagnostisch bis zur Bestimmung der be-
betroffenen einzelnen Windung vorzugehen, so erscheint es doch
möglich, aus den sich auf die Motilität beziehenden Erscheinungen
des Krankheitsbildes das zu erschliessen, dass überhaupt eine
der oben näher bezeichneten Rindenregionen durch die Neubildung
lädirt wird. Die mit oder ohne apoplektischen Insult einhergehende
Lähmung betrifft nicht die gesammte Körperhälfte (oder wenigstens
nicht beide Extremitäten einer Seite und das dazugehörige Facialisgebiet), sondern entweder nur den Arm, oder nur das Gesicht
oder (viel seltener) nur das Bein oder zwei dieser Theilglieder in
bestimmter Combination. Selten bleibt es aber bei dieser Lähmung:
wiederholt kommt es in den paralytischen oder paretischen Theilen zu
klonischen Zuckungen, welche oftmals von Anfang bis zu Ende vom
Kranken beobachtet und später genau beschrieben werden, oft, wenn sie
an der Hand oder auch nur an einem Finger derselben begannen, sich
den Arm hinauf nach dem Halse und der entsprechenden Gesichtshälfte hin ausbreiten, selten sich nach abwärts hin auf die untere
Extremität fortpflanzen. Dabei kann es vorkommen, dass trotz
dieses Umsichgreifens der klonischen Zuckungen das Bewusstsein
vollkommen erhalten bleibt oder sich nur wenig trübt: nicht selten
aber geschieht es auch, dass die anfangs partiellen Zuckungen sich
verallgemeinern, dass das Bewustsein erlischt und der Anfall dann

vollkommen einem genuinen epileptischen gleich wird. Diese Partialkrämpfe können aber auch ebenso häufig den paretischen Erscheinungen voraufgehen, so dass erst nach dem Eintritt resp. dem Ablauf des convulsivischen Anfalls die Lähmung zu Tage tritt und nach jeder neuen Convulsion immer ausgesprochener und intensiver wird. Nach einzelnen Beobachtungen kann es scheinen, dass diese mit Krampfzuständen combinirten Lähmungserscheinungen, sobald sie die Facialis- und Zungenmuskulatur allein betreffen oder wenigstens in diesen Gebieten ihren Anfang nehmen, durch eine Geschwulst hervorgerufen werden, welche im unteren Theil beider Centralwindungen, oder nur in der vorderen oder in dieser und dem angrenzenden hintersten Abschnitt der dritten Stirnwindung ihren Sitz hat.

Wieder andere Mittheilungen ergeben, dass die obere Extremität vorwiegend oder wenigstens immer zuerst dann afficirt wird, wenn die mittleren Partien der Centralwindungen mit dem angrenzenden Fussende der zweiten Stirnwindung oder dem lobulus supramarginalis den Tumor beherbergen, und endlich deuten in viel geringerer Anzahl und Deutlichkeit einige wenige Beobachtungen darauf hin, dass Geschwülste der obersten Partien der Centralwindung, besonders der hinteren zusammen mit dem lob. parietalis superior und dem Vorzwickel die untere Extremität allein oder vorwiegend lähmen resp. in Convulsionen versetzen. Um nicht zu weitläufig zu werden und in unnütze Wiederholungen zu verfallen verweise ich in dieser Beziehung auf Fall 22, wo z. B. beim Sitz des Tumors in der Mitte der vorderen linken Centralwindung und im Fusse der zweiten Stirnwindung Lähmungen und Zuckungen nur im rechten Arm und rechtsseitigen Facialisgebiet bestanden, während das rechte Bein frei blieb, oder auf Fall 27, wo bei der Lokalisation der Geschwulst auf der höchsten Stelle des linken Scheitellappens die Krämpfe zwar die rechte Oberextremität betheiligten, aber sehr oft in ungewöhnlicher Weise im rechten Bein begannen (vgl. den historisch interressanten Fall Griesinger's, welcher ähnliche Verhältnisse darbot [83]), oder endlich die Fälle 30 und 48, in denen beim Sitz der Geschwulst in den unteren Partien einmal der hinteren, das andere Mal der vorderen Centralwindung das Facialisgebiet zuerst und vorwiegend die pathologischen Symptome zeigte und die Extremitäten entweder gar nicht, oder erst später und dann wieder so Theil nahmen, dass neben den Erscheinungen im Facialisgebiet zuerst wieder ähnliche im Arm und gar nicht oder erst in dritter Reihe im Bein der entsprechenden Seite auftraten.

Ich erlaube mir an dieser Stelle Worte zu wiederholen, die von mir[34]) im Jahre 1873 ausgesprochen, heute noch, wie ich glaube, mit nur geringen Modificationen Geltung beanspruchen dürfen. „Ein stärkerer die Rinde treffender Reiz ist im Stande, eine scheinbar unerregbare Partie der Rinde zu erregen, oder besser von einer unerregbaren Partie aus sich nach Bezirken hin auszubreiten, welche schon auf eine viel schwächere Erregung zu reagiren im Stande sind. Ein die Hirnoberfläche an einer eng begrenzten Stelle drückender fremder Körper, ein Tumor, ist ein solcher starker Reiz, der, ohne gerade die unter ihm liegende Rindensubstanz zu zerstören, sie durch sein Wachsthum, sein durch wechselnde Gefässfüllung bedingtes An- und Abschwellen zeitweilig in einen Reizzustand versetzt, der sich nach aussen hin zunächst in krampfhaften Bewegungen einzelner, ganz distinkter Muskelgruppen äussert, mit welcher einmaligen Explosion, wenn ich so sagen darf, die Sache erledigt sein kann, welche aber andererseits durch Propagation des Reizes und Erregung nicht unmittelbar betheiligter Rindenbezirke krampfhafte Zuckungen in ganz anderen Muskelgebieten auslösen, ja zuletzt allgemeine Convulsionen im Gefolge haben kann. Wir haben also die Ursache gefunden, weshalb beim Menschen die Krampfzustände seltener auf ganz bestimmte Muskelbezirke beschränkt blieben, weshalb, wenn nicht Allgemeinconvulsionen eintreten, doch mindestens die dem eigentlich gereizten Centrum benachbarten in Mitleidenschaft versetzt werden, da ja die beim Menschen bestehenden Reize (Tumoren etc.) wie es scheint, den stärksten elektrischen an die Seite zu setzen sind. Dies festgestellt können wir nun einen Schritt weitergehend behaupten, dass für die Diagnose von Oberflächen-Affektionen des Hirns beim Menschen nicht Allgemeinconvulsionen, sondern diejenigen Krampfzustände charakteristisch sind, welche in ganz bestimmten Muskelgruppen einsetzen, diese, auch wenn ein ausgebildeter epileptischer Anfall folgen sollte, stets zuerst befallen und in ihnen, wenn auch keine vollkommene Lähmung, so doch eine gewisse Schwäche zurücklassen. Beginnt ein derartiger Anfall in den Gesichtsmuskeln, beginnt er im Arm oder im Fuss

zuerst, so wird es hiernach vielleicht möglich sein, die genaue
Lokalität der Noxe auf der Hirnoberfläche zu diagnosticiren, wenn
erst weitere Beobachtungen am Menschen mit Obduktionsbefunden
veröffentlicht sein werden. Bis heute (1873) ist es nur möglich,
das Gebiet der vorderen und der hinteren Centralwindung im Allgemeinen als den Sitz der Läsion anzugeben, vielleicht auch bei
primären Krämpfen um Mund und Zunge (noch eher bei gleichzeitig bestehender Aphasie) das Gebiet der dritten (untersten)
Stirnwindung in der Nähe des unteren Endes der vorderen oder
der hinteren Centralwindung. Bewusstseinsverlust ist für die Vollständigkeit des Krankheitsbildes nicht nothwendig: dies zeigen
zum Theil unsere eignen Krankengeschichten und die anderer. Es
ist also etwas anderes um die Epilepsie, welche von den in der
med. obl. und im Pons liegenden Centren her ihren Ursprung
nimmt, welche das gesammte Muskelsystem des Körpers en bloc
befällt und bei der das Bewusstsein getrübt oder verloren ist, und
um diejenigen Krampfanfälle, welche von der Hirnrinde, vielleicht
einem ganz engen Bezirk derselben, ausgehen, zuerst nur einige
Muskelgruppen betheiligen, um sich allmählich und in wohl mess-
barer Zeit wie ein durch seine Dämme nicht weiter zurückgehaltener
Strom über die ganze Hirnoberfläche zu ergiessen und zuletzt erst das
Bewusstsein in sich zu versenken." — Sieht man sich nach dieser
Auseinandersetzung in der Litteratur um, nach dem, was diejenigen
Schriftsteller, welche die Lehre von der topischen Diagnostik der
Hirnkrankheiten am meisten gefördert haben, von der Möglichkeit
des Erkennens corticaler Hirnläsionen aussagen, so kann man als
einen ausgezeichneten Gewährsmann vor Allen Nothnagel[4] an-
führen. Da dieser Forscher mit grossem Fleisse die gesammte
Litteratur bis in die allerneuste Zeit hinein gesammelt und ge-
sichtet hat, so beanspruchen seine Schlussfolgerungen die volle
Aufmerksamkeit aller nach ähnlicher Richtung hin Arbeitenden,
denen er einen nicht unerheblichen Theil von Mühe erspart. Wie
fast alle Autoren, die ähnliche Ziele verfolgten, ist Nothnagel
in Bezug auf die Tumoren, wie ich sogleich zugeben will, mit
Recht in Betreff der Verwerthbarkeit der durch sie gesetzten Symptome für die lokale Diagnostik nicht allzugünstig gesinnt. Zwar
giebt er ihre Benutzbarkeit für das Studium der topischen Diagnostik
zu, erinnert aber zugleich daran, „in welcher eminenten Weise

dieselben durch Druck und veränderte Cirkulationsverhältnisse auf ihre nähere und fernere Umgebung einwirken können.“

Ebenso lehren Charcot und Pitres[35]), dass Fälle von Tumoren, welche auf die Hirnwindungen drücken, ohne sie zu zerstören, mit grosser Vorsicht aufzunehmen seien, denn die Wirkung der Compression könne sich an einer von der Läsion entfernten Stelle geltend machen und so das Krankheitsbild trüben. Alles dies zugegeben, muss ich indess von dem nun einmal von mir angenommenen Standpunkt aus betonen, dass ich es ja unternommen habe, gerade eine „topische Diagnostik“ wenn ich mich des von Nothnagel gewählten Ausdrucks bedienen darf, der Hirntumoren, also derjenigen Läsionen des Hirns zu liefern, welche für die lokale Diagnostik der Hirnkrankheiten fast zu Stiefkindern geworden sind. Natürlich sind gerade hier die „Fernwirkungen“, die Combinationen von Reiz- und Lähmungserscheinungen und viele andere Dinge noch zu berücksichtigen, auf die ich weiter unten des Genaueren noch eingehen werde.

Ich verweise gerade in Bezug darauf auf die Worte, welche ich, wie oben angeführt, schon vor Jahren ausgesprochen habe, in denen den Fernwirkungen, sowie den scheinbar symptomenlos verlaufenden Fällen bei bestehenden Hirngeschwülsten in voller Würdigung der Thatsachen Rechnung getragen ist. Nothnagel kam in Bezug auf die „motorischen Störungen“ bei Oberflächenaffektionen des Hirns im Grossen und Ganzen zu denselben Resultaten, wie ich selbst und andere Forscher vor ihm: ich würde mich selbst wiederholen, wollte ich seine diagnostischen Sätze 13 bis 18 ausführlich hier noch einmal wiedergeben, und auch sein 19. Satz: „beim Vorhandensein motorischer, von Rindenherden abhängiger Symptome kann man den Sitz des Herdes im gyrus centralis anterior, gyrus centralis posterior, lobulus paracentralis annehmen, stimmt bis auf den lobulus paracentralis mit dem überein, was ich schon 1873 mit den Worten ausgesprochen habe: „bis heute ist es uns nur möglich, das Gebiet der vorderen und hinteren Centralwindung im Allgemeinen als den Sitz der Läsion anzugeben, vielleicht auch bei primären Krämpfen um Mund und Zunge (noch eher bei gleichzeitig bestehender Aphasie) das Gebiet der dritten, untersten Stirnwindung in der Nähe des unteren Punktes der vorderen oder der hinteren Centralwindung.“

Unter den von mir gesammelten Fällen befinden sich nun zunächst drei, bei denen trotz des Sitzes der Geschwulst in den „motorischen Windungen", wenn ich kurz so sagen darf, dennoch keine motorischen Reiz- oder Lähmungserscheinungen ausgelöst wurden. Es ist dies der Fall 2, bei dem eine grosse Cysticerkus-blase die Mitte der vorderen linken Cetralwindung einnehmen, ferner Fall 49 (Tuberkel am medialen Ende des gyrus centralis anterior) und Fall 33, wo untere Stirnwindung, vordere Centralwindung und äussere Inselhälfte nebst noch anderen Stellen der Hirnoberfläche durch ein Sarkom zerstört war. Hiergegen ist nun anzuführen, was als allgemeine Wahrheit seit langer Zeit von allen competenten Autoren hervorgehoben ist und was in der Folge bei Betrachtung der Geschwülste an anderen Lokalitäten des Hirns noch oft con-statirt werden wird, dass kaum sonst noch im Organismus eine derartige Toleranz gegen langsam sich entwickelnde Neubildungen besteht, als im centralen Nervensystem. Die nervösen Gebilde scheinen einen ganz enormen Grad von Druck resp. Dehnung er-tragen zu können, ehe sie ihr Leitungsvermögen einbüssen; dasselbe ist für Fall 16 anzuführen, wo vor Allem auch eine genauere An-gabe der Lokalisation vermisst wird: das Gleiche gilt für Fall 23; in den Fällen 24, 29, 34 und 43 waren von den Neubildungen die Stirnwindungen in ihren vorderen Abschnitten eingenommen, also Lokalitäten, welchen nach den übereinstimmenden Angaben der Autoren motorische Eigenschaften nicht innewohnen. — (Vgl. Nothnagel pag. 438, und Ferrier: Die Lokalisation der Hirn-erkrankungen, übersetzt von Pierson: Braunschweig 1880, pag. 40.) Was von den Stirnwindungen in ihren vorderen Abschnitten gilt auch von den Occipitalwindungen, wie wenigstens Fall 46 zeigt: eine Ausnahme bildet freilich der in unserer Zusammenstellung unter 1 aufgeführte Fall von Karrer, wo bei einem den gyrus occipit. primus und den Zwickel auf der linken Seite einnehmenden Herde Convulsionen und Parese des rechten Arms und epileptische Anfälle beobachtet wurden. Wie dieses isolirt dastehende Faktum zu erklären, lasse ich zur Zeit dahingestellt: nach meiner Ansicht geht es nicht an, selbst bei den verrufenen Tumoren nicht, Alles auf die Helfer in der Noth, die Fernwirkungen zu beziehen. Ich bin natürlich ebenso wie andere Autoren von deren Vorhandensein und ihrer Wirksamkeit überzeugt: das aber scheint mir doch aus

allen genauer beobachteten Fällen hervorzugehen, dass diese Fernwirkungen wenigstens bei Rindengeschwülsten sich nicht
allzuweit hin erstrecken, oder besser, dass wir nicht berechtigt
sind, sie zur Interpretation der Erscheinungen heran zu ziehen,
wenn nicht ihre räumliche Ausdehnung ein gewisses Mass überschreitet.

Als sich die Autoren, u. a. Nothnagel, dem Studium der
Lokaldiagnostik der Hirnkrankheiten zuwandten, mussten sie, wie
sich der eben erwähnte Autor ausdrückt, um eine sichere Basis
zu schaffen, solche Fälle aussuchen, in denen die Läsion 1) chronisch stabil blieb, 2) ganz beschränkt und isolirt war und 3) auf
die Umgebung in keiner Weise, sei es durch Druck oder durch
Produktion von Cirkulationsstörungen oder entzündlichen Veränderungen einwirkte.

Indem dies nun für die uns hier zunächst interressirende
Hirnrinde geschah, kam N. bei Anwendung strenger kritischer
Sichtung in Bezug auf die motorischen Eigenschaften der Rinde zu
folgenden Resultaten:

1) der Ausfall der Hinterhauptswindungen durch Atrophie,
alte Erweichungs- und Blutungsherde veranlasst keinerlei motorische
Lähmungen oder Krämpfe. 2) Läsion des lobulus supramarginalis
bewirkt keine motorische Paralyse; 3) Ausgebreitete Lähmungen
scheinen bei Erkrankung der Parietalwindungen auftreten zu können;
4) Läsionen der Schläfenwindungen haben keine motorischen Symptome im Gefolge. 5) Läsionen der Stirnwindungen, auch ihrer
Basis, bestehen ohne motorische Erscheinungen. 6) Exquisite
motorische Reiz- resp. Lähmnngserscheinungen sind die Folge von
Läsionen der Centralwindungen und des lob. paracentralis.

Vergleicht man mit diesen Ergebnissen einer unter strenger
Kritik der meisten bis heute bekannt gegebenen Beobachtungen an-
gestellten Untersuchung die durch Rindentumoren, mit denen allein
wir uns hier beschäftigen, hervorgerufenen Erscheinungen, so findet
man die von den Neubildungen eingenommenen Stellen zum nicht
geringen Theil auf oder in beiden Centralwindungen und in den
zunächst gelegenen Theilen der Stirnwindungen, resp. der Scheitelwindungen. Dass bei der Lage einer Geschwulst in den beiden
letztgenannten Abschnitten der Hirnrinde (selbst wenn ich mich
ganz und gar Nothnagel anschlösse und diese Abschnitte für

nicht motorisch ansähe) die „Fernwirkungen" sich nur um einen
oder wenige Centimeter, oft Millimeter zu erstrecken brauchen, um
exquisit „motorische" Partien zu erregen oder zu lähmen, kann in
der That nicht Wunder nehmen, wenn man bedenkt, welchen
Volumensveränderungen ein in der ganzen Zeit seines Bestehens
vielleicht veränderliches Gebilde, wie eine Neubildung sie darstellt,
durch sein Wachsthum, seine wechselnde Gefässfüllung, seinen Zerfall, vielleicht sogar durch eine thatsächliche Ortsveränderung
(Blasenwürmer) ausgesetzt sein kann.

Darum muss man sich auch, sobald überhaupt über das Vorhandensein einer Geschwulst in der Hirnrinde kein Zweifel mehr
besteht, dahin bescheiden, dass man den Sitz des Tumors vorläufig
und vielleicht für immer nicht mit der Sicherheit und Genauigkeit wird angeben können, wie es im Interesse der Sache wünschenswerth wäre: Das aber wird man stets sagen dürfen, dass beim
Vorhandensein der im Vorangegangenen geschilderten
Reiz- oder Lähmungserscheinungen im motorischen Gebiete der Tumor die als motorisch erkannten Rinden-
partien entweder direkt betheiligt hat, oder doch ihnen
so nahe seinen Sitz hat, dass ohne Zwang und Künstelei eine
Einwirkung von ihm aus auf dieselben als möglich und wahrscheinlich hingestellt werden darf.

Was die Veränderungen in der sensiblen Sphäre betrifft,
so habe ich zuerst von den „Kopfschmerzen" zu reden, einem
Symptom, das bei dem Vorhandensein von Geschwülsten innerhalb
der Schädelkapsel, wie wir gesehen haben, kaum je fehlt.

Unter den 57 von mir gesammelten Fällen werden sie 33 mal
erwähnt, direkt geleugnet 3 mal, nicht angegeben 20 mal. Das
einfache Fehlen genauerer Angaben über Kopfschmerzen beweist
natürlich nicht, dass sie nicht vorhanden gewesen sein können:
zugleich muss man bedenken, dass einige der Fälle, wo dieses
Symptom fehlt, Kinder betroffen haben, bei denen die Mittheilung
resp. das Unterlassen des Angebens subjektiver Erscheinungen mit
Vorsicht aufzunehmen ist.

Genauer lokalisirt finden sich die Kopfschmerzen 9 mal: einmal
sassen sie links (Tumor der II. u. III. linken Stirnwindung, Fall 36),
einmal erschienen sie nicht spontan, sondern wurden nur durch

Anschlagen an Ort und Stelle hervorgerufen (vordere linke Centralwindung, Fall 18); viermal sassen sie in der Stirngegend (Fall 8,
13, 29, 33. — Sitz der Geschwülste in den vorderen Centralwindungen, den angrenzenden Stirnwindungen, dem oberen Scheitellappen); dreimal in der Schläfengegend, (Fall 10, 17, 25) als der
Tumor in der hinteren Centralwindung und den angrenzenden oberen
Scheitellappen seinen Sitz hatte.

Jedenfalls wurde die Hinterhauptsgegend in keinem
Falle als die schmerzende angegeben (in dem scheinbaren Aus-
nahmefall 56 bestand eine basilare Meningitis). Die Erscheinung
des Schwindels finden wir fünfmal notirt, wobei der Tumor
seinen Sitz sowohl in den Central- wie Frontal- und Scheitelwindungen hatte. Zweimal sass er dabei an der Basis des Stirnlappens.

Sensibilitätsstörugen, soweit sie nicht den Kopf selbst
betreffen, sondern sich auf die Extremitäten beziehen, wurden
24 mal beobachtet. Es betrafen diese Störungen immer die contralateralen und hauptsächlich die oberen Extremitäten, in denen sie
sich vorwiegend als subjektive Sensibilitätsstörungen: Taubheitsgefühl, Gefühl von Absterben, Kriebeln, Kälte, Rieseln in den
Fingern, der Hand kundgaben. Direkt erwähnt werden z. B. Herabsetzung der Empfindlichkeit der linken Körperhälfte in Fall 19,
rechtsseitige, wenngleich nicht absolute Anästhesie in Fall 18, auch
objektiv nachweisbare Taubheit in den drei ersten Fingern der
rechten Hand in Fall 30, Herabsetzung der Sensiblität links,
Ameisenkriechen in der linken Brustseite und im linken Arm in
Fall 28, Gefühllosigkeit des linken Arms in Fall 25 und so fort.

Derartigen Sensibilitätsstörungen begegnet man bei Tumoren,
welche diejenigen Rindenregionen einnahmen, die wir nach dem
Vorangegangenen als sogenannte motorische zu bezeichnen hatten
d. h. den Fuss der Stirnwindungen, die Centralwindungen und, was
auch mit den Folgerungen Nothnagels übereinstimmt, überwiegend
häufig die Windungen des eigentlichen Scheitellappens (mit Aus-
schluss der hinteren Centralwindung). Es unterliegt keinem Zweifel,
dass weiterhin, da die Aufmerksamkeit der Pathologen auf diesen
Punkt jetzt gelenkt ist, auch die Befunde der Sensibilitätsstörungen
bei Hirnrindenerkrankungen sich mehren werden. Hat doch H.
Munk[28]) ganz neuerdings die sogenannte „motorische Zone" (ein

Name, den die Kliniker zur Zeit offenbar noch nicht entbehren
können) als die eigentliche Fühlsphäre nachgewiesen, in der Tast-,
Bewegungs-, Lage- und Druckvorstellungen zu Stande kommen und
deren Zerstörung zugleich die Bewegungsvorstellungen und damit
die sogenannten willkürlichen Bewegungen vernichtet. — Von wirklicher Muskelsinnstörung (Ataxie der Bewegungen des Arms, Fehlen
der Lagevorstellung desselben bei Augenschluss) berichten nur zwei
Fälle, der Kahler's, (vgl. Tumoren der Hirnlappen) und dann
der Edinger'sche Fall (52); sonst werden nur im Allgemeinen,
wie schon erwähnt, Sensibilitätsabstumpfung oder parästhetische
Erscheinungen (auch Empfindungen von abnormer Kälte) angegeben.

Gleich den krampfartigen Zuständen im Gebiete der Motilität werden bei den Sensibilitätserscheinungen öfter eine abnorme
Hyperästhesie der Haut, namentlich oft aber „Schmerzen“ in
den paretischen und zeitweilig vom Krampf erfassten Gliedmassen
beschrieben, ein Symptom, welches auffallend oft wiederkehrt und
vielleicht eine charakteristische Bedeutung beanspruchen kann.
Einigemal sassen die Schmerzen auch in der dem schmerzenden
Arm homonymen Brustseite, wenigemal in beiden Zungenhälften
(bei einseitigem Sitz des Tumors) und den Zähnen; zweimal nur
wird von einer Volumensveränderung der paretischen Extremitäten
gesprochen (Fall 17: ausgedehnte Veränderungen der Oberfläche,
Fall 28: Stirnlappenrindenveränderungen); in 7 Fällen wird ausdrücklich hervorgehoben, dass Sensibilitätsstörungen nicht vorhanden waren: wie oft auf sie vom Autor, namentlich in früheren
Jahren, nicht geachtet, wie oft sie vom Kranken aus den oben angegebenen Gründen nicht erwähnt wurden, bleibe dahingestellt:
genug, dass Sensibilitätsstörungen in einer nicht unbedeutenden
Anzahl von Fällen angegeben sind und weiterhin wahrscheinlich
noch weniger oft werden vermisst werden, als bisher.

Affektionen der Sinnesorgane kamen 18mal zur Beobachtung; davon war das Hörvermögen 2mal, einmal der Geschmack,
dreimal der Geruch betroffen. — Offenbar treten die Läsionen
dieser Sinne weit hinter die Beeinträchtigung des Sehapparats
zurück; hier fanden sich in 18 Fällen Störungen. Zweimal ist
eine für die Diagnostik unerhebliche Pupillenungleichheit erwähnt,
zweimal eine Zwangsstellung der Augen, (déviation conjuguée) wobei der Sitz der Geschwulst einmal in der vorderen, (Fall 18)

einmal in der hinteren Centralwindung gelegen war (Fall 30);
dabei wurden nystagmusartige Bewegungen der Augen im Fall 18
und nur des rechten Auges in Fall 45 beobachtet; hier war der
Sitz des Tumors wie in Fall 18 die vordere linke Centralwindung.
In Bezug auf die in Fall 57 zur Beobachtung gekommene Ptosis
des einen Auges bei einem Sitze des erbsengrossen Tumors in der
mittleren Region des gegenüberliegenden Scheitellappens siehe
weiter hinten unter: Tumoren der Hirnlappen. Wichtiger ist
offenbar das Vorkommen von neuritis optica bei Rindentumoren in 8 Fällen; einmal bestand diese Läsion einseitig.
In diesem Falle und in einem anderen, wo die Affektion doppelseitig vorhanden war, war trotzdem das Sehvermögen wohl-
erhalten, eine sprechende Aufforderung für den Kliniker, trotz
negativer Angaben der Kranken den Augenhintergrund nie un-
untersucht zu lassen, wenn sonst die Symptome die Möglichkeit
einer Hirnerkrankung vermuthen lassen. Andererseits beweisen
diese Fälle auch, dass die Nichterwähnung von Sehstörungen in
in den bekannt gemachten Fällen durchaus noch nicht das Nichtvorhandensein ophthalmoscopisch nachweisbarer Läsionen unum-
stösslich darthut. — Neben der „Schwellung der Papillen" oder
der ausgesprochenen neuritis optica finden sich nun auch atrophische
Zustände des intraocularen Sehnervenendes, höchst wahrscheinlich
die Folgeerscheinung voraufgegangener Entzündungen; das Sehvermögen war herabgesetzt: nähere Angaben fehlen meist. Einmal
fand sich Amblyopie bei ophthalmoscopisch negativem Befund,
viermal ist direkt ausgesprochen, dass Sehstörungen fehlten.

Was die Erscheinungen von Seiten der Psyche betrifft, so
finden sich bestimmtere Angaben hierüber in 32 der hier in Betracht gezogenen 57 Fälle; dabei bestanden 11 mal Combinationen
mit Sprachstörungen, welche ich später gesondert betrachten will.
Als Schlusssymptome eines chronischen, die Hirnfunktionen beein-
trächtigenden Leidens kann man etwa 7 Fälle, in denen von
Somnolenz und Sopor die Rede ist und welche einigemale tuberkulöse und an meningitis tuberculosa leidende Kinder betrafen, hier
ausser Acht lassen; einmal (Fall 33) ist besonders betont, dass
die Psyche intakt war.

Von den 22 Beobachtungen, in denen von einer Veränderung
des geistigen Verhaltens die Rede ist, hat man noch etwa 2 oder

3 abzuziehen, in denen es sich nur um abnorme Schlafsucht oder
(einmal) auffallende Schlaflosigkeit handelt; in den restirenden
bleibt dann als hauptsächlichstes Zeichen psychischer Störung
Schwäche, Abnahme der Intelligenz, Stupidität, seltener ein bestimmter psychopathischer Zustand. wie Melancholie, Verfolgungs-,
Vergiftungswahn übrig.

In zehn Fällen findet sich diese Geistesstörung mit Störung
der Sprache combinirt vor, 11mal ist letztere allein als Ausdruck verminderter oder geschädigter Geistesthätigkeit angegeben.
Dabei sassen die Tumoren 7mal in der linken Hirnhälfte und zwar
waren in allen Fällen die Centralwindungen entweder direkt betheiligt oder (durch die Nähe des Tumors) ausdrücklich als comprimirt oder sonst wie lädirt angegeben: einmal waren die unteren
Partien beider Centralwindungen der rechten Hemisphäre Sitz
der Geschwulst: — hier war der Patient ambidexter. Mehreremale
wird die Sprachstörung als bald sich bessernd, bald wieder sich
verschlimmernd beschrieben: dann sass der Tumor entweder in den
oberen Partien der Centralwindungen oder den Scheitellappen, von
wo aus im Verlaufe des Leidens ein oft stärker, oft schwächer
sich markirender Druck auf die unteren Partien ausgeübt wurde.
Zweimal noch war der Sitz des Tumors der rechte obere Scheitellappen: ob hier Ambidextrie der Kranken vorlag, ist nicht direkt
ausgesprochen, kann aber auch nicht geleugnet werden: einmal
heisst es (Fall 19): Sprache verschlechtert, das andere Mal (Fall 13)
ist von zeitweiligem Verlust der Sprache die Rede: im Uebrigen
entsprechen in diesen Beobachtungen sowohl die Störungen der
Motilität, wie der Sensibilität durchaus den bekannten Gesetzen der
gekreuzten Erscheinungen.

In denjenigen Fällen von Sprachstörungen, welche mit psychischen Symptomen combinirt vorkommen, (10 an der Zahl) wurde
die Geschwulst 8mal von der linken und nur zweimal von der
rechten Hemisphäre beherbergt: es gilt im Allgemeinen hier dasselbe, was von den Fällen gesagt ist, in welchen die Störung der
Sprache das einzige Symptom im Bereich der Psyche bildete. —
Die erwähnten Anomalien waren einigemale durchaus dem Bilde der
Aphasie entsprechend, wie die Neuzeit es mehr und mehr herausgebildet
und kennen gelehrt hat: anderemale wird nur das Lallende, Zögernde,

Häsitirende der Aussprache betont, oder einfach ohne nähere Angaben von einem Sprachverlust gesprochen.

Zu bemerken wäre noch, dass einmal bei einem Sitz des
Tumors in der II. und III. linken Stirnwindung, freilich in deren
vorderen Abschnitten, das Vorhandensein aphasischer Zustände entschieden in Abrede gestellt wird (Fall 36).

Nur 16 mal unter den gesammelten 57 Fällen findet sich ein sonst
bei Hirntumoren nicht seltenes Symptom: das Erbrechen (resp.
Uebelkeiten) erwähnt, ein einziges Mal Polyurie (Fall 20): doch
ist gerade in Bezug auf diesen Fall der Zweifel mehr als berechtigt,
ob er überhaupt den Rindenläsionen zuzurechnen ist, oder nicht.

Vergleicht man mit den Resultaten dieser Untersuchung das
von früheren Forschern über die Symptomatologie der Geschwülste
an der Hirnconvexität Mitgetheilte, so wird sich ein Fortschritt in
der Erkenntniss kaum verkennen lassen.

13 mal fand Lebert[36]) Geschwülste des convexen oberen
Theils des Gehirns:

„Wir sehen also hier," sagte er, „schon ziemlich mannigfache
Symptome, und trotzdem, dass viel weniger Organe an der Convexität interessirt sind als an der Basis, dennoch Abwesenheit
einer wirklich pathognomischen Gruppirung: namentlich
vermisst er Störung der Intelligenz und des Gedächtnisses; auffallend sei auch die Seltenheit der Symptome von Seiten der
Sinnes- und Verdauungsorgane; die Bewegungsstörungen seien die
häufigsten, ja fast constant, denn in 13 Fällen haben sie nur 2 mal
gefehlt: das charakteristische aber derselben, auf das Eingangs
dieser Besprechung hingewiesen wurde, ist dem Vf. durchaus ent-
gangen, obgleich er seine Besprechung mit folgenden Worten schliesst:
„Wir gehen also gewiss nicht über die Grenzen der genauen
Beobachtung hinaus, wenn wir für die Geschwülste der convexen
Oberfläche des Gehirns als hauptsächlichstes Symptom allmälige
Störung der Motilität, gekreuzte Hemiplegie angeben, welche von
Krämpfen, theilweisen, zuweilen allgemeinen Convulsionen begleitet
sein kann und zu denen dann noch in der Mehrzahl der Fälle
Sensibilitätsstörungen, heftige und fortdauernde Kopfschmerzen hinzu-
kommen, welche entweder allgemein sind oder sich besonders auf
der Seite der Geschwulst zeigen; Geistesstörung kommt ganz auf
zweiter Linie, kaum in $1/_3$ der Fälle."

In seinen Beiträgen zur Lehre von den Geschwülsten innerhalb der Schädelhöhle spricht sich N. Friedreich[37]) über Tumoren
der Hirnoberfläche überhaupt nicht specieller aus: seine Bemerkungen im § 20 beziehen sich im Allgemeinen auf „Geschwülste der
Grosshirnhemisphären", eine speciellere Symptomatologie der Convexitätstumoren fehlt. Ebenso wenig bietet für die hier vorliegende
Frage Leubuscher[38]), da er sich vorwiegend auf die beiden vor-
genannten Autoren stützt, ebensowenig aber auch Ladame[5]), der
am Ende seines Buches auf Seite 264 als Resumé über Tumoren
der Convexität folgendes anführt:

Cephalalgie meistens beschränkt, bald frontal, bald auf einer
Seite des Kopfes, bald sogar occipital. Weder Anästhesien noch
Lähmungen. Häufig epileptiforme Convulsionen. Keine Sinnes-
störungen. — Die Intelligenz bietet besonders Irritationserscheinungen
(Tobsucht, monomanie des grandeurs etc.) — An einer anderen
Stelle (Seite 232) heisst es: Was für die Tumoren der Convexität
charakteristisch ist, das ist die Häufigkeit der Convulsionen und
ihre epileptische Form, sowie der Mangel von Lähmungen; die
Störungen beschränken sich im Allgemeinen auf die oberen Extremitäten.

Im Lichte der heutigen Erfahrung besehen, scheinen folgende
Worte Ladame's, die er einer Duchek'schen Aeusserung gegenüber ausspricht (Anmerkung Seite 235) besonders interessant:

„Die Symptome, welche die Tumoren der Convexität hervorrufen, scheinen mir so einfach und so constant, dass man von
jetzt an nicht mehr die Ansicht Duchek's theilen kann, welcher
bei einem prägnanten Falle von Geschwulst der Convexität (med.
Jahrbücher I. 1865) bemerkt: bei Beobachtung solcher Fälle sollte
man fast glauben, dass eine genauere Lokaldiagnose der Hirnkrankheiten kaum durchzuführen sei, und muss vorläufig dieser
Fall in dieser Beziehung ziemlich unaufgeklärt bleiben. (Vgl. die
Duchek'schen Fälle 14 und 27 in unserer Tabelle).

Das waren unsere Kenntnisse von den Neubildungen in der
Hirnrinde bis in die neueste Zeit hinein: seit dem Bekanntwerden
der Arbeiten von Fritsch, Hitzig[39]), Ferrier[40]) und anderen
ist unser Wissen über das physiologische Verhalten der Rinde der-
massen vervollständigt resp. neu gestaltet worden, dass es den
Pathologen nicht schwer wurde, ihrerseits das Gebiet der Hirn-

rindenerkrankungen neu zu bearbeiten und durchaus neue und den
Ergebnissen physiologischer Experimentalforschung conforme Resultate ans Licht zu fördern. Ich verweise in dieser Beziehung
auf das schon oben von mir aus der früheren Litteratur (zu der
auch meine Arbeit aus dem Jahre 1873 gehört) Erwähnte: In der
neuesten Zeit hat speciell Petrina[21]) in seinen „Klinischen Beiträgen zur Lokalisation der Gehirntumoren" zum ersten Mal, und
zwar speciell was die Erscheinungen in der Sphäre der Motilität betrifft
im Grossen und Ganzen mit meinen eignen Anschauungen überein-
stimmend, sich über die Symptomatologie der Convexitätstumoren
eingehender ausgesprochen. — Sein Resumé lautet: Die wichtigsten
Charaktersymptome der Convexitätstumoren sind: contralaterale,
direkte, nur auf einzelne Muskelgruppen oder einzelne Extremitäten
beschränkte klonische Krämpfe: das Bewusstsein meist erhalten,
denn nur bei tiefem Sitz und bedeutender Grösse des Tumors
kommt Bewusstlosigkeit zur Beobachtung. Nie complete Hemiplegien. Lange anhaltende Kopfschmerzen, bedeutendes Schwindel-
gefühl, nervöse Erregbarkeit und umschriebene Sensibilitätsstörungen,
Amblyopie und Gehörsalteration in Folge intracraniellen Druckes
vervollständigen das Bild. — Galvanische Reaktion der Convulsi-
bilität.
    Die centrale Lokalisation der umschriebenen motorischen
Innervationsstörung ist bis jetzt nur im Allgemeinen zu wagen und
in die Region der vorderen und hinteren Centralwindung und für
das Symptom der Aphasie in die linke Inselwindung zu verlegen."
    Ueberblickt man noch einmal, was die neueren Autoren über die
Symptomatologie der Hirnrindentumoren beigebracht haben, so fällt
sofort als das Charakteristische und Bestimmende die Ueberein-
stimmung auf, welche die einzelnen Krankheitsbilder in Bezug auf
die motorischen Symptome (seien es Lähmungs- oder Krampfzustände) mit den Ergebnissen der Experimentalphysiologie haben.
Ohne die Arbeiten Fritsch und Hitzig's, auf welche genauer
einzugehen hier der Ort nicht ist (dieselben müssen ihrer fundamentalen Wichtigkeit wegen als allgemein bekannt angenommen
werden), wäre es überhaupt nicht möglich gewesen, eine klarere
Symptomatologie der Hirnrindenläsionen aufzustellen, als sie von
unseren Vorgängern auf diesem Gebiete geliefert worden ist. Und
doch hat die neuste Zeit diese neuen Errungenschaften schon

wieder so vervollständigt und die scheinbar sicher erworbenen Anschauungen so modificirt, dass es uns unumgänglich nothwendig
erscheint, hierauf, wenngleich nur in aller Kürze, einzugehen.

Es sind dies speciell Herrmann Munks[28]) Arbeiten, welche
in gleicher Weise wie die von Fritsch und Hitzig Epoche machend
genannt werden müssen.

Diesem Forscher gelang es durch sinnreiche Versuche das
Vorhandensein der centralsten Endigungen der Gesichts- und Hör-
nerven in den Hinterhaupts- resp. den Schläfenlappen von Hunden
und Affen nachzuweisen und es mehr als wahrscheinlich zu machen,
dass es psychomotorische Centra in der Hirnrinde überhaupt nicht giebt: man hat es in dem von Munk als „Fühlsphäre" bezeichneten Abschnitt der Grosshirnrinde (der alten
psychomotorischen Regionen plus derjenigen, welche bisher für die
Motilität überhaupt nicht verantwortlich gemacht werden konnte)
blos mit Wahrnehmungen und Vorstellungen, die aus den Gefühls-
empfindungen fliessen, zu thun: nur die Bewegungsvorstellungen in
der Fühlsphäre sind die Ursache der sogenannten willkürlichen
Bewegungen. Diese Fühlsphäre, deren Läsion neben den Bewegungsstörungen immer auch Störungen der Tast-Lage-Druckvor-
stellungen im Gefolge hat, ist nicht nur auf die Rinde der früher
„motorisch" genannten Zone beschränkt, sondern hat eine wesentlich grössere Ausdehnung und umfasst auch noch die Rinde des
Stirnlappens. Ich begnüge mich, um nicht die Grenzen der mir
gesteckten Aufgabe zuweit zu überschreiten mit der wörtlichen An-
führung folgender Sätze des geistreichen Autors:

„Die Rinde des Scheitellappens des Hundes ist die Fühl-
sphäre der gegenseitigen Körperhälfte; sie zerfällt in eine Anzahl
Regionen, deren jede zu einem besonderen Theile dieser Körper-
hälfte in Beziehung gesetzt ist. In den wahrnehmenden centralen
Elementen einer Region enden bei einander die Fasern, welche die
Haut-, die Muskel- und die Innervationsgefühle des zugehörigen
Körpertheils vermitteln und innerhalb der Region haben auch die
Gefühlsvorstellungen ebendieses Körpertheils ihren Sitz, so dass
die Region die selbstständige Fühlsphäre des zugehörigen
Körpertheils z. B. des Vorder- oder Hinterbeins, vorstellt. Im
Bereiche jeder solchen Fühlsphäre eines Körpertheils bringen kleine
Exstirpationen den theilweisen Verlust der Gefühlsvorstellungen des

Körpertheils, grössere Exstirpationen den völligen Verlust der Gefühlsvorstellungen des Körpertheils — Seelenlähmung (Seelenbewegungs- und Seelengefühllosigkeit) des Körpertheils — mit sich; doch können in dem Reste dieser Fühlsphäre die Gefühlsvorstellungen sich von Neuem bilden. Durch noch grössere Exstirpationen erscheinen auch die Gefühle selbst geschädigt und nur ein Theil der Gefühlsvorstellungen vermag sich wieder herzustellen; jene Schädigung und diese Unvollkommenheit der Restitution sind dabei desto grösser, je weniger von der Fühlsphäre noch erhalten blieb. Die völlige Zerstörung der Fühlsphäre eines Körpersteils muss den bleibenden Verlust aller Gefühle und Gefühlsvorstellungen des Körpertheils — Rindenlähmung (Rindenbewegungs- und Rindengefühllosigkeit) des Körpertheils — zur Folge haben.

Der Verlust der Vorstellung von der Lagerung und Stellung der Glieder nach Exstirpation der einzelnen „Centren" ist schon von Fritsch und Hitzig und Nothnagel[41]) beobachtet worden: es wurden die ataktischen Bewegungen so operirter Thiere in den ersten Tagen nach der Verstümmelung und das allmälige Zurückgehen dieser Erscheinungen nach einer gewissen Zeit von eben diesen Autoren schon hervorgehoben.

In meiner ersten Arbeit[34]), den Klinischen Beiträgen zur Lehre von den Oberflächen-Affektionen des Hirns beim Menschen, habe ich, freilich ohne Obduktionsbefunde beibringen zu können, einzelne hierhergehörige Fälle beschrieben. Ich werde bei der Besprechung der Tumoren des Hirnmarks auf diese Verhältnisse noch einmal zurückzukommen haben und verweise hier nur auf die oben erwähnten Sensibilitätsstörungen, die bei Rindentumoren bis jetzt beobachtet und notirt sind. Es ist zu erwarten, dass weiterhin auf diese Verhältnisse mit all der Sorgfalt geachtet werden wird, welche sie verdienen: zur Zeit nehmen die motorischen Reiz- und Lähmungsvorgänge, wenigstens für die Neubildungen der Rinde klinisch noch das hervorragendste Interesse in Anspruch. Sie sind es (wie auch immer die Erklärung ihres Zustandekommens je nach den herrschenden physiologischen Anschauungen und Kenntnissen ausfallen mag) hauptsächlich, welche bis heute noch dem Kliniker den Gedanken nahe legen werden, es bei ihrem Vorhandensein mit Neubildungen an der Rinde zu thun zu haben. Est ist

mehr als wahrscheinlich, dass jetzt, nachdem uns durch Munk in
der Stirnregion des Hundes die Fühlsphäre für den Nacken und
Rumpf des Thieres gezeigt ist, auch beim Menschen dahingehende
Beobachtungen nicht mehr ausbleiben werden: besitzen wir doch
auch für Sehsphäre und Hörsphäre schon klinische Beobachtungen,
welche die Experimentalergebnisse zu bestätigen geeignet scheinen.

In dem den Neubildungen des Hirnmarks gewidmeten Abschnitt
wird die Ergänzung dessen zu finden sein, was in dieser von den
Oberflächentumoren handelnden Besprechung ausgelassen ist.

II. Tumoren der Hirnlappen (124 Fälle).

No.	Autor.	Alter.	Geschlecht.	Pathol. anat. Befund.	Störungen der				Verschiedenes.
					Sensibilität.	Motilität.	Sinnesorgane.	Intelligenz. Sprache.	
1	Grimm, Wien. med. Wochenschr. No. 18. 1868.	31	m.	Apfelgrosses Sarkom im linken Vorderlappen des Hirns.	Hautsensibilität normal.	Keine Lähmungen. Links schlaffe Züge im Gesicht. — Gang unsicher. Rechter Fuss nachschleppend.	Linksseitige Ptosis.	Melancholie. Geistige Apathie. Oft unwillkürliches Uriniren. Plötzlicher Tod.	Puls verlangsamt. Bauch eingezogen.
2	Arnott, Transact. of the path. Soc. 1872. XXIII.	4½	m.	Im rechten Grosshirn vier bis hühnereigrosse, käsige Geschwülste.	Convulsionen. Lähmung des rechten (?) Arms.	Lähmung des rechten (?) Arms.	Tod im Coma.		Scrophulöses Individuum.
3	L. Corazza, Storia di cerebro-carcinoma. Bologna 1866.	24	w.	Grosses ovoides Carcinom im rechten Hinterlappen, ein zweites kleineres im linken Vorderlappen.	Kopfschmerzen im ganzen Kopf. Mässige Anästhesie der linken Körperhälfte.	Epileptische Convulsionen, später nur linksseitig. Linker Fuss schleppt etwas nach. Später linksseitige Facialislähmung.			Zeitweise Fieber.
4	Morgan, Manchester Med. and surg. reports. Oct. 1870.	7	w.	Grosse Echinococcuscyste des rechten vorderen und mittleren Grosshirnlappens, Schwund des corp. striat. und eines Theils des thal opt.	Taubheitsgefühl u.	Schwäche der Beine. Krämpfe. Uncoordinirte Bewegungen der Beine. Lähmung und Contractur der Glieder.	Beide Pupillen sehr weit. Zeitweilig strabismus convergens d. linken Auges. Amblyopie.	Abschwächung der Intelligenz.	Andere Cysten noch im Körper. Blühendes Aussehen.

No.	Autor.	Alter.	Geschlecht.	Pathol. anat. Befund.	Störungen der				Verschiedenes.
					Sensibilität.	Motilität.	Sinnesorgane.	Intelligenz. Sprache.	
5	Yates, Med. Times and Gaz. Aug. 1870.	19	m.	Grosse Echinococcuscyste im linken Seitenventrikel. — Die ganze linke Hemisphäre ein Sack.	Periodische Kopfschmerzen.	Schwankender Gang, partielle linksseitige Hemiplegie. (Gesicht frei) eigenthümliche Anschwellung d. Gesichts.		Delirien. Ziemlich plötzlicher Tod unter Krämpfen.	Stinkende Nasenabsonderung.
6	Visconti, Annali univer. Ottobre 1869.	18	m.	Grosse Echinococcuscyste im rechten Hinterlappen.	Periodische Kopfschmerzen. Ziehen im Nacken und in der Wirbelsäule. Austrittspunkte d. Trigem. empfindlich.	Gang eines Betrunkenen.	Doppelsehen. Ohrensausen (rechts). Unter totanischen Nackencontraktionen schneller Tod.	Pat. weiss zeitweil. nicht, wo er ist.	
7	Obernier, v. Ziemssen's Pathologie. XI. 1. 1876.	49	m.	An der Innenfläche der Dura, rechts vorn 2″ von der Mittellinie. Im rechten Vorderlappen Geschwulstmassen. Eine grosse Geschwulst. Zerstörung des Siebbeins.	Linksseitige Stirnkopfschmerzen.	Schwindelanfälle. Convulsionen.	Geschwulst in der linken orbita. Pupillen weit und träge. Links. Exophthalmus: Abweichung d. rechten Auges nach aussen. Sehschärfe vermindert (keine ophthalm. Untersuchung).	Langsame Sprache. Dummheit. Verkehrtheiten. Selbstüberhebung.	In der Jugend Krämpfe u. Schwindel.

Nr.	Beobachter	Alter	Geschl.	Befund	Kopfschmerz	Symptome	Augen- und Ohrensymptome	Psychische Symptome	Ausgang
8	Rothmund und Schweninger, Monatsblatt f. Augenheilk. XI. 1873.	13	w.	Hühnereigrosses Spindelzellensarkom im Mittellappen d. rechten Grosshirnhemisphäre.	Periodische Kopfschmerzen.		Neuroretinitis duplex.	Tod in einem Anfall von Kopfschmerz.	Periodisches Erbrechen.
9	Annuske, v. Graefe's Arch. Bd. 19. 1873.	25	m.	Grosses Sarkom in der Wand des linken Ventrikels, hinter dem Splenium des Balkens.	Oefter Kopfschmerz in Stirn- und Hinterkopf.	Zuckungen der linken Gesichtshälfte.	Ohrensausen rechts. Abnahme des Sehvermögens. Neuritis opt. dupl. Hervortreten der Augen bei den Anfällen von Kopfschmerz.	Gedächtnissabnahme.	Erbrechen. Ziemlich plötzlicher Tod.
10	Macnamara, Brit. med. Journ. 1876. Nov.	37	m.	Taubeneigrosse Cyste in der linken Grosshirnhemisphäre, aussen vom corp. striat.	Zeitweise Kopfschmerz.	Apoplektiformer Anfall. Epileptische Krämpfe. Tod nach 36 Stunden. Keine Blutung.			
11	Gowers, Path. Society Transact. 27. 1876.	46	m.	Gliom im linken Scheitellappen, zum Theil bis an die Oberfläche, zum Theil bis an die Ventrikeldecke reichend.	Verminderte Sensibilität d. gelähmten Theile.	Rechtsseitige Hemiplegie, Symptome von Ataxie. Anfälle von Bewusstlosigkeit. Sphinkterenlähmung.	Neuritis optica duplex. Keine Augenmuskellähmung.	Behinderte Sprache. Stupidität.	

7*

No.	Autor.	Alter.	Geschlecht.	Pathol. anat. Befund.	Störungen der				Ver-schiedenes.
					Sensibilität.	Motilität.	Sinnesorgane.	Intelligenz. Sprache.	
12	Dentan, Corresp.-Blatt Schw. Aerzte. No. 2. 1876.	49	m.	Gliosarkom im linken Stirnlappen. Linsenkern frei: Convexität wird in der l. Stirnwindung in der Ausdehnung von einem Frank erreicht.	Kopfschmerz.	Epilept. Anfälle. Kopf und bulbi nach rechts gedreht im Anfall, rechte Extremität betheiligt. Keine Hemiplegie: Schlingbeschwerden. Später auch d. linken Extrem. bei den Convuls. betheiligt. Schliesslich Lähmung der rechten oberen Extrem.	Schwerhörigkeit links. besonders bei	Das in den Anfällen geschwundene Bewusstsein ist während der Pausen getrübt.	Nach einem Trauma in einem Jahre entstanden. Kein Erbrechen. Leichtes Fieber. Frequenter Puls.
13	Petrina. l. c.	22	m.	Faustgrosses Gliom im linken Vorderlappen. Compression des l. corp. str., th. opt. und des mittleren Drittels der vorderen Centralwindung.	Kopfschmerz diffus und an der Stirn. Schwindel. Sensibilität intakt, nur Prickeln im rechten Arm.	Zuckungen der Augenlider. Papille. rose des rechten Arms und des Mundrechten facialis.	Stauungspapille. Amaurose. Nystagmus. Schwerhörigkeit des linken Ohres.		Erschwertes Harnlassen. Erbrechen erst spät.
14	Petrina.	60	m.	Grosses Gliom im Mark beider Vorderlappen, vom septum ausgehend, die grossen Ganglien comprimirend.	Schwindel. Stirnkopfschmerz. Intakte Sensibilität.	Parese d. rechten Mundfacialis. Choreabewegungen des rechten Arms. Zittern der Extremit. Automatische Bewegungen des r. Arms. Gang unsicher, n. rechts abweichend.	Stauungspapille. Pupillen gleich. Gehör intakt.	Psychische Schwäche. Später Erregung und erotische Triebe.	Erbrechen. Zug n. rechts und hinten. Pulsverlangsamung. Einziehung des Unterleibs. Vorübergehend Zucker im Harn.

15	Petrina.	33	w.	Faustgrosses Cholesteatom von der pia der Basis in beide Vorderlappen hineinwachsend.	Stirnkopfschmerz.	Seit Jahren Parese des rechten Beins. Oefter epileptische Anfälle. Später geringe rechts. Facialisparese.	Pupillen gleich. Sinnesorgane intakt. Schwäche des r. Arms. Gesicht frei.		
16	Petrina.	52	w.	Myxogliom des linken Scheitellappens. Compression der Insel, der Ganglien und des unteren Theils der Centralwindungen.	Schmerzen in d. gelähmten Theilen. Stirnkopfschmerz. Keine Störung der cutanen Sensibilität.	Apoplektiforme Insulte. Rechtsseitige Hemiplegie. Convulsionen der gelähmten Glieder.		Aphasie.	
17	Petrina.	40	m.	Glioma sarkomatodes des rechten Schläfenlappens. Zerstörung des claustrum. Linsenkerns, subst. perf. antica. Compression des thal. opt.	Stirnkopfschmerz. Schwindel. Linksseitige Sensibilitätsverminderung. Auffallende Kühlheit der linken Extremitäten. (Cyanose).	Schwäche der linken Körperhälfte. Blasenlähmung.	Deviation d. linken Auges nach aussen. Linke Pupille weit, später die rechte.	Apathie.	Retardirter Puls. Trauma.
18	Petrina.	31	w.	Gliom (faustgross) des linken Vorderlappens. Ein Theil des Balkens und linkes corp. striatum zerstört. Linker thal. opt. comprimirt.	Stirnkopfschmerz. Temperatur d. Extremitäten herabgesetzt. Intakte Sensibilität.	Parese der Beine. Später (nach apoplektiformem Insult) rechtsseitige Hemiplegie.	Allmälige Erblindung. Atrophia nervi optic. duplex. (Links mehr ausgeprägt als rechts.) Exophthalmos. Pupillen gleich.	Sprache langsam. Apathie.	Spuren von Albumen im Harn. Dysenterie.

No	Autor.	Alter.	Geschlecht.	Pathol. anat. Befund.	Störungen der				Verschiedenes.
					Sensibilität.	Motilität.	Sinnesorgane.	Intelligenz. Sprache.	
19	Petrina.	59	m.	Myxogliom in der Mitte des linken Stirn- u. Scheitellappens. (Erreicht die Mitte der vorderen Centralwindung, hinteren Theil der dritten Stirnwindung und die Inselwindungen.)	Nie Kopfschmerz.	Rechtsseitige Lähmung. Beugecontractur des r. Arms, schwächer an der r. Unterextremität.	Intakt.	Aphasie.	Zuletzt Blasen- u. Mastdarmlähmung. Erhöhte Erregbarkeit der gelähmten Muskeln u. Nerven gegen den constanten Strom.
20	Moens, Virch. Arch. Bd. 70. S. 411. 1877.	71	w.	Cystöser Tumor der rechten Hemisphäre vom Vorder- bis Hinterlappen reichend. Ein zweiter kleiner unweit der Mittellinie zwischen Scheitel- und Hinterhauptslappen an der linken Hirnhälfte. Kopfschmerz.		Linksseitige Hemiplegie und Verminderung der Sensibilität links	Mydriasis d. linken Auges.	Erschwerte Sprache. Stumpfsinn.	
21	Petrina. l. c.	57	m.	Gliom in der Mitte des rechten Hinterlappens. Umgebung erweicht. Rechter thal. opt. comprimirt.	Stirnkopfschmerz. Schwindel. Gut erhaltene Sensibilität.	Parese d. linken Extremitäten und d. linken Gesichtshälfte.	Rechte Pupille weit, reaktionslos. Gehör intakt. Sehvermögen gut.		Erbrechen. Spuren von Albumin im Harn.
22	Russel, Medic. Times and Gaz. May 16. 1874.	29	m.	Krebs in der Markmasse des rechten Stirnlappens. Ventrikel, corp. str. frei. An der Hirnoberfläche erscheint der Tumor guldengross am hinteren Theil der	Taubheitsgefühl im linken Arm u. der linken Hüfte.	Anfallsweises Zucken des linken Arms und der linken Gesichtshälfte (nur einmal im linken Bein); Anfangssymptom	Keine neuritis optica.	Häsitirende Sprache. Nasaler Stimmklang.	Niemals Erbrechen, niemals Kopfschmerz. Pleurakrebs.

No.	Autor	Alter	Gschl.	Sitz					
				II., vorderen Theil der III. Stirnwindung.		war eine eigenthümliche Empfindung in der Zunge. Bewusstsein im Anfall nur einmal verloren. Stehen unmöglich. Zunge nach links abweichend.			(Merkwürdig das Aufhören der Anfälle und die Rückkehr der Gebrauchsfähigkeit des linken Arms. — Dann Rückkehr der Anfälle und linksseitige Hemiplegie. — Wiederum dann Erlöschen aller Erscheinungen von Seiten des Hirns und nur die Symptome des Brustcarcinoms.)
23	Skae, Journ. of ment. science. July. 1874. p. 255.	65	m.	Tumor des linken Grosshirnhinterlappens, vom tentor. aus eindringend.	Rechtsseitige Kopfschmerzen.	Einseitige (welche?) Convulsionen und Lähmung.		Reizbarkeit. Depression. Verwirrung. Undeutliche Sprache.	
24	Bettelheim Viertelj. für Psych. II. 1868.	13	m.	Grosse Echinococcusblase im linken Vorderlappen (1" von der Spitze, nach aussen vom linken Ventrikel).	Kopfschmerzen.	Halbseitige (welche?) Lähmung u. Krämpfe. Schwäche d. Beine.	Schlechtes Sehen. Neuritis opt. dupl. Prominenz der bulbi.	Gedächtnissschwäche.	Erbrechen. Sopor, retardirter Puls.
25	Hutchinson, Amer. Journ. of med. scienc. July. 1866.	13	w.	Nussgrosse harte Geschwulst im Centrum des linken Vorderlappens; Umgebung erweicht.	Verminderung der Sensibilität auf dem rechten Handrücken.	Allmälige Contraktur d. rechten oberen Extrem.; Lähmung d. rechten Unterextremitäten. Vorwiegend rechtsseitige Krämpfe.			Beginn zwei Jahre nach einem Trauma.

No.	Autor.	Alter.	Geschlecht.	Pathol. anat. Befund.	Störungen der				Verschiedenes.
					Sensibilität.	Motilität.	Sinnesorgane.	Intelligenz. Sprache.	
26	Mead, Edb. loco. July. 1866.	47	w.	Tumor im Vorderlappen der rechten Hemisphäre, nach aussen vom corp. striatum. (Tuberkel).	Taubheitsgefühl in den Gliedern.	Allgemeine u. linksseitige Convulsionen, besonders im linken Facialis (ohne Bewusstseinsverlust) dann im linken Arm. Dann linksseitige Hemiplegie.	Zeitweilig Störung des Schvermögens.	Eigenthümliche Empfindungen im Kopfe, wahnsinnig zu werden.	Furcht,
27	Clouston, Edinb. Med. Journ. July. 1875.	62	w.	In der Mitte der Stirn eine von der pia ausgehende Geschwulst, zwischen beiden Hemisphären, mehr in die linke Hirnhälfte hineinragend. (Sarkom). Atrophie des corp. callos. thal. optic. corp. striatum.		Plötzlich entstand. leichte rechtsseitige Hemiplegie, oft verschwindend, nach Anfällen grösserer Erregung wiederkehrend, und zwar bald links, bald rechts. Schliesslich links die stärkere Lähmung. Sehkraft erhalten.		Mania. Heilung. Recidive. Dementia. — Sprache erhalten bis kurz vor dem Tode.	
28	Clouston, cod. loco.	25	w.	Im rechten Stirnhirn ein erbsengrosser, im linken ein wallnussgrosser Tumor, in der Höhe des corp. callos. die Umgebung erweicht. (Syphilome.)	Heftige Kopfschmerzen (Stirn).	Schwäche, besonders der linken Körperhälfte. Mehrere epileptische Anfälle. Schwanken beim Gehen. Dreht sich von rechts nach links.		Benommenheit.	Plötzlicher Tod.
29	Pettersson, Upsala läkerf.	19	m.	Grosser Tumor in beiden Frontallappen,	Schwindel. Herzklopfen.	Epileptische Anfälle.	Amaurose.	Abnahme d. Intelligenz.	Dauer 2½ Jahr.

No.	Quelle	Alter	Geschl.	Sitz und Beschreibung	Kopfschmerz	Nervenstörungen	Augen/Sehen	Sonstiges
	für Virch.-Hirsch.1875.			am vordoren Theil des corp. callos. und des fornix.	Kein Kopfschmerz.			Kein Erbrechen.
30	Pettersson, l. c.		m.	Tumor im rechten Stirnlappen.	Rechtsseitiger Stirnkopfschmerz.	Epileptische Anfälle.	Amaurose (rechts).	Trauma des Kopfes. Dauer der Erkrankung 8 Wochen (?)
31	Ciccimarra, Il Morgagni. Luglio 1875.	9	m.	Faustgrosser Echinococcus im l. Grosshirn (im mittleren u. hinteren Lappen bis an die Seitenventrikel reichend).	Kopfschmerz, Schwindel.	Linksseitige Gesichtskrämpfe. — Convulsionen.	Subjective Lichterscheinungen, Sehschwäche. Blindheit.	Erbrechen. Dauer 10 Wochen.
32	W. Sander, Arch. f. Psych. IV. 1873.	33	m.	Gliom im linken Schläfenlappen, nach dem Stirn- und Hinterh.-lappen übergreifend. Vorderer Theil des Ammonshorns mitergriffen. Tumor hing mit dem linken nv. und tract. olf. zusammen.	Kopfschmerz, subject. Geruchsempfindungen.	Epileptische Anfälle. Zuletzt Schwäche d. rechten Beins.	Abnahme des Sehvermögens.	Stumpfheit.
33	Steiner und Neureuter, Prager Vierteljahrsschr. Bd. 78, 79. 1863.	3	m.	Hühnereigrosser Tuberkel im vorderen Theil der rechten Hemisphäre.		Keinerlei Nervenstörungen.		Rachitis. Drüsen- und Lungentuberkulose.
34	Russel, Br. Med. Journ. Febr. 1865.	28	m.	Im unteren Theil d. mittleren rechten Hirnlappens ein in den r. Ventrikel hineinragender Tumor. Compression der Umgebung.	Schmerz in der Stirn, den Schläfen, dem Hinterhaupt. Schwindel.	Schwindel. Verminderte Beweglichkeit d. rechten Beins. Gleichgewichtsstörung?	Ptosis des oberen rechten Lides. Amaurose. Pupillen weit, gleich.	Stumpfsinn. Stoss gegen das Hinterhaupt vor 18 Monaten.

N°.	Autor.	Alter.	Geschlecht.	Pathol. anat. Befund.	Störungen der				Ver-schiedenes.
					Sensibilität.	Motilität.	Sinnesorgane.	Sprache. Intelligenz.	
35	Smith, Lancet. 1873. Januar. S. 49.	5½	m.	Orangegrosser Tumor und Cyste in hinteren Theil des r. Mittel- und Hinterlappens.	Anfälle von später sich er-mässigendem Kopfschmerz.	Schwäche aller Glieder. Zittern der Arme. Rigi-dität der Rücken- und Beinmuskeln, seltener der Arme. Sphinkterenläh-mung. Convul-sionen mit Be-wusstlosigkeit.	Schielen links nach innen. Neuritis optic. Erblindung. Osciliren· der Augen.	Intelligenz bis kurz vor dem Tode in-takt.	Erbrechen. Fibrosarkom.
36	Cr. Browne, Br.Med.Journ. April 1873.	67	m.	Orangengrosser Krebs-tumor im Mark des linken Scheitellap-pens. Compression der Umgebung.	Linksseitige Kopfschmerzen. Abnahme der Sen-sibilität d. rechten Körperhälfte.	Krämpfe, Läh-mung des rechten Arms. Tremor uni-versalis, Hemi-plegia dextra.	Sehstörungen rechts.	Melancholie. Selbstmord-gedanken. Sprachverlust. Coma.	
37	Rendtorf, Dissert. 1822. Schmidt's Jahrb. 1867. Bd. 134. S. 43.	S	w.	Die ganze rechte He-misphäre nur ein Sack. Der rechte erweiterte Seitenventrikel voll Hy-datiden.	Schmerzen in beiden Armen. Linksseitige An-ästhesie.	Convulsionen. Hinkender Gang, linksseitige Hemi-plegie.	Blindheit. Verlust d. Ge-hörs und Ge-ruchs vor dem Tode.	Gedächtniss-schwäche. Blödsinn.	
38	Whittel, Lancet II. Oct. 1870.	13½	w.	Grosse Echinococcus-cyste in der weissen Substanz d. rechten Hemisphäre.	Kopfschmerz. Gefühl der Bewe-gung im Kopfe.	Schwankender Gang. Krämpfe u. Parese der linken Extremitäten.	Zeitweilige Gesichtsver-dunklung. Blindheit. Neuritis optic. später Atro-phie.		Erbrechen.

No.	Quelle	Geschl.	Alter	Befund	Stirnkopfschmerz	Epileptische Krämpfe	Sehvermögen?	Gedächtniss?	Zweijährige Dauer
39	Friedrich, Dissert. Halle 1866.	w.	35	Im rechten hinteren Grosshirnlappen taubeneigrosse Höhle voll klarer Flüssigkeit. Echinococcen.			Das Hören l. abnehmend.	l. abnahme.	Erbrechen.
40	Paton, Schmidt's Jahrb. 1867. Bd. '134.	m.	11	Faustgrosse Echinococcyste in der vorderen Partie der rechten Hemisphäre.	Rechtsseitige Kopfschmerzen. Hyperästhesie der Haut.	Lähmung der linken Körperhälfte.	Blindheit.	Aphasie.	Erbrechen.
41	Lange, Memorabilien, I. 1864.	w.	27	Der vordere Lappen der linken Hemisphäre durch ein 3'' langes Sarkom atrophirt. Rechte Hemisphäre etwas comprimirt; das linke Stirnbein und der linken Siebbeinplatte; das linke Gangl. Gasseri comprimirt, med. obl. fest, atrophisch. — Neben dem rechten corp. striatum eine erbsengrosse Geschwulst.			Bis drei Wochen vor dem Tode gesund. Linksseitige Hemiplegie; Coma.		
42	Lutz, Bayer. ärztl. Intellig.-Blatt. 35. 1864.	m.	30	Von der linken Seite der sutura coronaria entspringend eine derbe Geschwulst in einen Abscess hineinragend, der den Stirn- und Schläfenlappen fast ganz einnahm.	Kopfschmerz. Schwindelanfälle.	Inspirationskrampf. Rechts Lähmung d. Hand und Contraktur. Die linken Extremitäten klonisch zuckend.	Plötzliche Bewusstlosigkeit. Schliesslich Ptosis links.	Stumpfheit wechselt mit abnormer Erregtheit.	Erbrechen.
43	Hoefft. Hann. Journ. f. prakt. Heilk. Heft 2. 1865.	m.	67	2 Cm. haltende Cyste im vorderen Lappen des linken Grosshirns, unter einem 3 Cm. langen Knochendefekt zwischen dem linken Scheitelbeinhöcker und der Kranznaht.			Keine Erscheinungen während des langen Lebens. Die Verletzung datirte aus dem 6. Lebensjahre.		
44	Duffin, Brit. Medic. Journ. No. 4. 1865.	w.	10	Orangengrosse Cyste hatte den ganzen rechten vorderen Grosshirnlappen eingenommen. Compression des Sehnerven und Chiasma.	Paroxysmenweise auftretende Stirnkopfschmerzen.	Krampfanfälle ohne Bewusstseinsverlust. Keine Lähmungen.	Erblindung, zuerst des r., dann des l. Auges. Erweiterte Pupillen reaktionslos.	Abmagerung.	Erbrechen. Krankheitsdauer 1 Jahr.

No.	Autor.	Alter.	Geschlecht.	Pathol. anat. Befund.	Störungen der				Verschiedenes.
					Sensibilität.	Motilität.	Sinnesorgane.	Sprache. Intelligenz.	
45	Escribano, Madrid. El siglo med. Julio 1866. Schmidt's Jahrb. 1867. Bd. 1.	18	m.	Der linke Stirnlappen enthält eine nussgrosse Höhle, darunter ein harter, kastaniengrosser Tumor.	Kopfschmerzen.	Epilepsie. Keine Lähmung.			Alte Epilepsie. Erbrechen.
46	Koster, Annal. d'ocul. 55. Janv.-Févr. 1866.	5	w.	Citronengrosse Geschwulst im hinteren Lappen der linken Hemisphäre in den Seitenventrikel eindringend, fast den thal. opticus berührend. — Gliosarkom Sehnerven abgeplattet.	Kopfschmerzen.	Muskelunruhe, choreaartige Bewegungen.	Weisse Opticusatrophie. Verengte Gefässe.	Delirien. Fand nur mit Mühe die Worte zu den Antworten.	Verstopfung. Zuweilen Heisshunger.
47	Koster, eodem loco.	20	w.	Im unteren Abschnitt des rechten hinteren Hirnlappens ein Echinococcussack, von 105 Cc. Inhalt.	Kopfschmerzen. Lichtscheu.	Ohnmachtähnliche Schwächezustände.	Pupillen weit, unbeweglich, eingeengtes Sehfeld, Abnahme der Sehschärfe. Neuroretinitis.		
48	Reeb, Recueil de mém.			Grosse Acephalocyste in beiden Hinterlappen des Hirns, in den Seitenventrikeln u. der dritten Kammer. Erweichung		Linksseitige Chorea, dann Ilc-miparese. —	Amaurose. Sehnervenatrophie. — Oftphie.	Coma (schliesslich).	Zeitweilig guter Erfolg von Ka. J.

	Juillet. 1871.			der Seh- u. Vierhügel, des fornix, der corp. genicul. — Kleinhirn, Pons, med. obl. normal.		epileptische Anfälle. — Contrakturen.			
49	Moll, Berlin. klin. Wochenschr. 1872.	?	m.	Im Mark des rechten Grosshirns, zwischen Seitenventrikel u. Rinde, ein apfelgrosser Tumor, an einer Seite an eine wallnussgrosse Cyste grenzend.	Kopfschmerzen.	Parese d. linken Arms.	Abnorm weite und träge Pupillen. Ptosis des linken oberen Lids. Keine Neuritis erwähnt.	Psyche intakt. Coma in den letzten Wochen.	Aetiologie. Trauma.
50	Kotsonopulos, Virch. Arch. Bd. 57. 1873.	14	m.	Die ganze rechte Hirnhöhle durch eine grosse Echinococcusblase ausgefüllt, die restirende höchstens 5 Linien dicke Hirnmasse erweicht.	Kopfschmerzen Keine Sensibilitätsstörung.	Allmälig entstehende linksseitige Hemiplegie.	Blindheit d. rechten Auges. Hörverminderung rechts.	Geistige Fähigkeiten bis zuletzt erhalten. Schliesslich Spracherschwerung und Convulsionen.	
51	Lomax, Philad. med. and surg. reports. July 1869.	23	m.	Käsige Substanz im oberen Theil des r. Hinterlappens.	Kopfschmerzen.	Krämpfe.	Weite Pupillen. Gesichtsschwäche. Späterstrabismus.	Psychische Schwäche mit Unruhe.	Trauma des Schädels. Erbrechen. Gefrässigkeit. Dauer 5/4 Jahr.
52	Lauchlan Aitken, Edinb. Med. Journ. Sept. 1868.	50	m.	Wallnussgrosses Gliom in der Tiefe d. rechten vorderen Gehirnlappens, nahe der fossa Sylvii.	Rechtsseitiger Stirnkopfschmerz, vom nv. supraorb. aus.	Schwäche des linken Beins. Neigung des Körpers nach dorthin.	Allmälig eintretende Blindheit.	Melancholie, Vergesslichkeit. Schweres Verständniss des Gesprochenen.	Diarrhoe. Zeitweilig Blutharnen.

No.	Autor.	Alter.	Geschlecht.	Pathol. anat. Befund.	Störungen der				Verschiedenes.
					Sensibilität.	Motilität.	Sinnesorgane.	Intelligenz. Sprache.	
53	Bartholomae, Arch. f. klin. Chirurgie. X. 1869.	29	m.	Sarkom der Dura (an der Stirn). — Knochen afficirt. Hühnereigrosse Wucherung zu beiden Seiten der Sichel. Die Vorderlappen des Hirns comprimirt.	Schwindel.	Seltene epileptische Anfälle. Störungen im Bereich der Kopf- und Extremitätennerven fehlten durchaus.		Tod 4 Tage nach der Operation im Collaps.	Erbrechen.
54	Schiess-Gemuseus. Monatsbl. für Augenheilk. VIII. April. 1870.	43	m.	Sarkom von d. Spitze d. rechten Schläfenlappens bis zur Grenze des Occiput. Falx. nach links verschoben.	Stirnkopfschmerz.	Krämpfe. Schwäche d. Beine.	Ptosis links. Neuritis opt.	Vergesslichkeit.	
55	Arnold, Würt. medic. Corrp.-Blatt. Jan. 1871.	19	m.	Apfelgrosses Psammom, von den Gefässen des Plexus chor. des III. Ventr. ausgehend und die Brücke mit der med. obl. und die linke Kleinhirnhemisphäre comprimirend.			Zu Anfang schwankender Gang. Neigung nach rechts zu fallen, Halbdrehung des Körpers um die Längsaxe, die rechte Schulter beim Gehen an die Wände anstemmend.		
56	Cayley, Transact. of the path. soc. 1876. XXIII.	4 Mon.	m.	Vom linken plexus chor. ging eine über enteneigrosse Cyste aus, welche den ganzen Seitenventrikel ausgedehnt und ausgefüllt hatte: links reichte sie sogar bis zur dura am linken Scheitelhöcker.		Keine Spur von Krampf oder Lähmung.		Apathie kurze Zeit vor dem Tode.	Hartnäckiges Erbrechen.

57	Merkel, Deutsch. Arch. f. klin. Medic. III. 297.	10½	m.	Alle Ventrikel weit. Im aditus ad infundibulum eine kirschgrosse Cysticerkusblase.	Kopfschmerz bei Körperanstrengung (seit 1 Jahr).		Sprache wurde in einer Nacht lallend, Delirien, Unruhe. — Tod des Morgens.		Erbrechen.
58	Mader, Bericht der Rud.-Stiftung vom Jahre 1873. S. 239.	23	w.	Das Infundibulum zu einer nussgrossen dünnwandigen Blase (Cysticerkus) ausgedehnt.	Kopfschmerz. Schwindel. Kältegefühl.		An Krämpfen seit Jahren leidend. Schwäche.	Tod unter Convulsionen.	Erweiterung der Seitenventrikel. Schwellung d. Hirns. Erbrechen.
59	Meschede, Allg. Zeitschr. f. Psychiatrie. Bd. 22. 1865.	29	m.	Wallnussgr. Osteom im linken Stirnlappen. Im linken Ammonshorn ein kleiner Hohlraum.			Jahrelang Blödsinn. Zeitweilig Aufregung. Schweigsamkeit.		
60	Stark, Zeitschrift für Psych. Bd. 26. 1869.	60	m.	Carcinom im vordersten Theil des linken Vorderhorns und des linken corp. striatum.	Kopfschmerz.		Apathie. Schweigsamkeit.		
61	Sanders, Edinb. Med. Journ. 1865. S. 956.	55	w.	Zollgrosser Krebs in der weissen Substanz der rechten Hemisph. an der Vereinigungsstelle vom Vorder- und Mittellappen.	Keine Sensibiliätsstörungen.	Linksseitige Hemiplegie.	Intakte Intelligenz.		
62	Swanzy, The Dubl. Quart. Journ. 1871. p. 226.	?	m.	Apfelgrosser Tumor in den Windungen zu beiden Seiten der fissura auf der Scheitelhöhe bis zum corp. callosum.	Kopfschmerz. Schwindel.	Keine Lähmungserscheinungen.	Gedächtnissabnahme. Schläfrigkeit.	Erweiterte Pupillen. Linkes Auge blind, das rechte amblyopisch. Neuritis optic. duplex.	Erbrechen.

No.	Autor.	Alter.	(Geschlecht).	Pathol. anat. Befund.	Störungen der				Ver-schiedenes.
					Sensibilität.	Motilität.	Sinnesorgane.	Intelligenz. Sprache.	
63	Klebs, PragerVierteljahrsschrift 1877. Bd. 133.	42	m.	Neurogliom der hinteren Hälfte d. corp. callosum von hier in beide Hinterhauptlappen einstrahlend.	Kopfschmerz und Kriebeln am Scheitel.	Zitternder Gliederr. Unsicherer Gang. Schwache Convulsionen der oberen Extremitäten.		Gedächtnissabnahme. Tobsucht.	Die akuten schweren Störungen erst drei Wochen ante mortem auftretend.
64	J. Arnold, Virch. Arch. Bd. 51. 1870.	71	m.	Kastaniengrosser erektiler Tumor von der pia ausgehend auf d. Oberfläche des linken Theils des linken Stirnlappens drückend. Frischer Blutherd am rechten Seh- und Streifenhügel.	Kein Kopfschmerz.	Epilepsie (nur während d. Schlafes). — Zwangsbewegungen dabei von rechts nach links. Kurz vor dem Tode Lähmung erst des linken Beins, dann Arms, endlich auch der rechten Unterextremität.		Intakte Intelligenz.	Kein Erbrechen.
65	Kotsonopulos, Virch. Arch. Bd. 57. 1873.	40	m.	Sarkom der Dura in die Substanz des linken Vorderlappens hineinragend u. drückend.	Kopfschmerz (Stirn). Schwindel.	Epilepsie. Unsicherer Gang. Keine eigentliche Lähmung.		Verstimmung. Zuletzt stammelnde Sprache.	
66	Th. Simon, Virch. Arch. Bd. 61. 1874.	30	m.	Faustgrosser Tumor d. rechten Grosshirnhemisphäre. Spinnenzellentumor.	Kopfschmerz.	Epileptische Anfälle.	Verringerung des Sehvermögens.	Zuerst intakte Intelligenz, dann Stumpfheit.	Später Erbrechen. Enuresis.

Nr.	Autor	Alter	Geschl.	Tumor	Kopfschmerz	Lähmungen etc.	Sehstörung	Psychisches	Erbrechen
67	Neumann, Virch. Arch. Bd. 61. 1874.	17	w.	Tumor der subst. perforata links (?)	Kopfschmerz.	Parese der linken Gesichtshälfte, Ataxie der linken Extremitäten, Paralyse des linken Arms, Parese des linken Beins. Schliesslich Convulsionen.	Sehschwäche des linken Auges.	Abnahme der Intelligenz. Lallende Sprache.	Erbrechen.
68	Gemma, Refer. Br. Med. Journ. 1866. Febr.	25	w.	Im Mittellappen d. linken Hemisphäre ein hühnereigr. Tumor.	Stirnkopfschmerz.	Anfälle von krampfhaftem Kieferschluss und Emprosthotonus.		Tod in einem derartigen Krampfanfall.	
69	Bartum, Brit. Med. Journ. 1869. Nov.	34	w.	Grosser Tumor in beiden Vorderlappen d. Grosshirns.	Kopfschmerz (seit 10 Jahren).	Keine Lähmung.	Amaurose.	Intelligenz und Sprache intakt. Schliesslich Apathie.	
70	Stocks, The Br. Med. Journ. 1872. Febr.	22	m.	Tumor über beiden vorderen Hirnlappen zwischen dura und falx, Durchbruch durch das Stirnbein.	Scheitelkopfschmerz.		Verlust erst des rechten, dann d. linken Auges. Verlust des Geruchvermögens.	Allmälige Abnahme der Geistes- und Körperkräfte.	
71	Bristowe, The Br. Med. Journ. 1873. May.	17	w.	Orangengrosse Hydatidencyste in der linken Grosshirnhemisphäre. IV. Ventrikel ausgedehnt.	Kopfschmerz. Schwindel.	Lähmung der Zunge und des weichen Gaumens rechts. Einige epileptische Anfälle.	Doppelsehen. Mässige linksseitige Ptosis. Oectom. Abduc. Facialis gelähmt. Neuritis optica.	Keine Aphasie.	Erbrechen.

No.	Autor.	Alter.	(Geschlecht.)	Pathol. anat. Befund.	Störungen der				Ver-schiedenes.
					Sensibilität.	Motilität.	Sinnesorgane.	Intelligenz. Sprache.	
72	Fussel, The Br. Med. Journ. 1873. Sept.	47	m.	Tumor im rechten Mittellappen.	Rechtsseitige Kopfschmerzen.	Schwankender Gang. Geringe linksseitige Parese.		Sehr reizbar. Coma.	
73	Ramskill, The Br. Med. Journ. 1873. Dec.	21	m.	Eine grosse Cyste von unteren Theil des linken Vorderlappens sich bis zum Hinterlappen erstreckend. Compression des linken nv. opt.	Kopfschmerz.	Keine Lähmung.	Singen im rechten Ohr. Tod in einem Anfall von Convulsionen.	Langsame zögernde Sprache.	Trauma als Ursache. Erbrechen.
74	Ramskill, eod. loco.	4	m.	Die rechte Hemisphäre kleiner als die linke. Im rechten Vorderlappen eine Cyste. Die äussere Hälfte des corp. striatum vernichtet. Eine zweite Cyste im vorderen Theil des linken Mittellappens.		Erst rechtsseitige, dann linksseitige Lähmung, verschwindend, dann wiederkehrend und ausgesprochen in Lähmung der Arme und Unvermögen zu stehen. Epileptische Anfälle. Choreiforme Bewegung d. Nackens und Kopfes.		Sprache erst spät verloren.	

No.	Autor	Alter	Geschl.	Tumor	Kopfschmerz. Schwindel.	Convulsionen.	Pupillen.	Psychische Symptome.	Trauma.
75	Stocks, Br. Med. Journ. 1874. Jan.	22	m.	Hydatidencyste im linken Seitenventrikel; Durchbruch durch die Hirnsubstanz.	Kopfschmerz. Schwindel.	Keine Convulsionen.	Erweiterte Pupillen. Doppelsehen.	Gereiztheit. Gedächtnissverlust. Kein Sprachverlust.	Trauma.
76	Sh. Smith, The Br. Med. Journ. 1874. June.	38	m.	Gliome im rechten Temporal- und Parietallappen.	Rechtsseitige Kopfschmerzen am os parietale. Schwindel.	Convulsionen. Keine Lähmung zu Anfang. Später linksseitige Paralyse.	Neuritis optic.	Imbecillität. Gedächtnissverlust.	Trauma.
77	Rugg, The Br. Med. Journ. 1874. Aug.	17	w.	Cysticerkus am Boden des rechten Ventrikels, am thal. opt.	Kopfschmerz.	Epileptischer Anfall. Tod.		Stehlsucht. Verkehrtheit.	
78	H. Martin, The Br. Med. Journ. 1875. Jan.	48	w.	In der äusseren Wand des rechten Ventrikels ein auf den thal. drückender hühnereigrosser Tumor.	Kein Kopfschmerz. Tod in einem Anfall, wie apoplektischer Insult. Einen Tag vorher Klage über Kopfschmerz.	Keine Lähmung.	Normal.	Verkehrtheit. Pat. war im Irrenhause. Gereiztheit.	
79	Dowse, The Br. Med. Journ. 1875. Nov.	48	m.	Tumor des vorderen Theils des Balkens; Betheiligung beider Hemisphären.		Unvermögen zu stehen. Fällt leicht. Eigenthümlicher Gang. Epileptische Anfälle.		Gedächtnissverlust.	
80	Gairdner, The Br. Med. Journ. 1877. April.	39	w.	Spindelzellensarkom in der weissen Substanz d. linken Hemisphäre, in der 3. Temporosphenoidalwindung.	Stirnkopfschmerz.	Nirgends Lähmungen. Tod in einem convulsivischen Anfall.		Spricht nicht. Unruhe.	

No.	Autor.	Alter.	Geschlecht.	Pathol. anat. Befund.	Störungen der				Verschiedenes.
					Sensibilität.	Motilität.	Sinnesorgane.	Intelligenz. Sprache.	
81	Kennedy, The Br. Med. Journ. 1877. Aug.	33	w.	Tumor im Dach des rechten Seitenventrikels.	Heftige rechtsseitige Kopfschmerzen.	Linksseitige Hemiplegie. Epileptiforme Anfälle.	Keine Störung des Sehvermögens.	Keine Aphasie. Verminderte Geistesthätigkeit.	
82	Russel, Med. Times and Gaz. 1873 July.	24	m.	Grosses Sarkom in der rechten regio temporalis, Compression auch des Hinterlappens. Gehörorgan gesund.	Kopfschmerz.	Plötzlich eintretende rechtsseitige Hemiparese. Keine epileptischen Anfälle.	Neuritis optic. duplex. Blindheit. Taubheit beiderseits.	Verkehrtheit.	Schlechtes Schlucken. Oftes Uriniren. Erbrechen.
83	Russel, Med. Times and Gaz. 1873. May.	15	m.	Sarkom zwischen den corpor. striata und den thal. optic. im dritten Ventrikel. Nv. optici im Tumor aufgegangen.		Zittern, Convulsivische Anfälle.		Stumpfheit.	Cyanose der Wangen, Handrücken u. Vorderarme.
84	Hughlings Jackson, Med. Times and Gaz. 1874 Febr.	57	m.	Grosser Tumor in d. rechten Hemisphäre auswärts von d. grossen Ganglien.	Kopfschmerz.	Linksseitige Hemiplegie.	Neuritis optica sinistra.	Später Abnahme des Gedächtnisses.	Erschwertes Uriniren.
85	Headland, Med. Times and Gaz. 1874. May.	19	m.	In der rechten und in der linken Hemisphäre je ein sarkomatöser Tumor.	Schmerzen in d. Augen und den Schläfen, allgem. Kopfschmerzen.	Epileptiformer Anfall ohne Bewusstseinsverlust. Wiederholte Krampfanfälle, meist linksseitige. Später linksseitige Hemiplegie.	Neuritis optica duplex.		Sarkom des Knies. Erbrechen.

No.	Quelle	Alter	Geschl.	Befund	Symptome	Verlauf	Augen	Ausgang
86	J. Bussel, Med. Times and Gaz. 1875. Febr.	27	m.	Orangengrosse Hydatidencyste in der Marksubstanz der linken Hemisphäre, nach aussen vom Seitenventrikel.	Spät erst Kopfschmerzen.	Rechtsseitige Facialisparese, Parese der rechtsseitigen Extremitäten. Epileptische Anfälle, einigemal nur rechtsseitige Convulsionen.		Häsitirende Sprache. Zeitweilig Aufregungszustände. Später sprachlos.
87	Hughlings Jackson, Med. Times and Gaz. 1875. Sept.	37	m.	Tumor im oberen u. hinteren Theil d. linken Stirnlappens.	Mässige Herabsetzung der Sensibilität d. rechten Körperhälfte.	Epilept. Anfälle seit vielen Jahren, im rechten Bein beginnend; nach den auch manchmal im Arm beginnenden Anfällen Gefühl von Schwäche. Später rechtsseitige Paralyse.	Später Neuritis opt. duplex.	Spät erst an Aphasie erinnernde Sprachstörungen. Dann wirkl. Aphasie.
88	Wykeham Lydall. The Lancet 1872. Oct.	56	w.	Knochenmassen in erweichter Hirnsubstanz im rechten Stirnlappen.	Stirnkopfschmerz.	Epilepsie seit 5 Jahren.		Tod in einem epileptischen Anfall.
89	Nancrede Bell. The American Journ. of med. science. 1870. July.	27	w.	Tumor im rechten Stirnlappen.	Kopfschmerz. Empfindung der linken Körperhälfte vermindert.	Epileptische Krämpfe (meist ohne Bewusstseinsverlust). Hemiplegie links (mit Ausnahme d. Finger).		

No.	Autor.	Alter.	Geschlecht.	Pathol. anat. Befund.	Störungen der				Ver-schiedenes.
					Sensibilität.	Motilität.	Sinnesorgane.	Intelligenz. Sprache.	
90	J. Weiss, Wiener med. Wochenschrift 1877. No. 19.	51	m.	Im linken Unterhorn eine haselnussgrosse Geschwulst, im Zusammenh. stehend mit einem Tumor der Basis an der linken Pons- und Grosshirnstiel-seite: von dort in den Schläfenlappen eindringend.	Kopfschmerzen.	Oefter Bewusst-seinspausen. Epileptische Krämpfe: nur die rechtsseitigen Extremitäten betheiligt. Später continuir-licher Tremor der rechten oberen Extremität, links-seitige Facialis-parese.	Pupillen eng. Später strab. divergens links. Retinitis diffusa.	Tobsucht. Früher Amnesie.	
91	G. Hayem, Gaz. médic. de Paris. 1866. 758.	35	m.	Von Cysten durch-setzter medullärer (Neurom) Tumor im rech-ten Hirnnachaussen vom Seitenventrikel. Rückenmark normal.	Stirnkopfschmerz. Intakte Sensibilität.	Allmälig ein-tretende Parese d. linken Körper-hälfte.		Gewisse Stumpfheit u. Langsamkeit.	Erbrechen.
92	Pasturaud, Progrés médic. 1874. S. 582.	56	w.	Vom Knie des Balkens ausgehendes nuss-grosses Sarkom in die linke Hemisphäre vorn hineingewuchert.		Kopf nach rechts gedreht (nach einem An-fall). Keine Läh-mung.	Keine Augen-abweichung.	Soll schon lange etwas närrisch ge-wesen sein.	Erschwertes Schlucken.
93	Balzer, Progrés médic.	62	w.	Ein Tumor d. linken Stirnlappens. Com-	.	Mehrfache apo-plektiforme An-		Stammeln, Spuren von	Erbrechen ganz zuletzt.

1875. S. 240.

Nr.		Alter							
94	Baraduk, Progrès médic. 1875. S. 520.	51	w.	Zwei krebsige Tumoren, je einer im Stirnlappen jeder Seite. pression der Nachbartheile: Kleinheit des thal. opt. und des corp. striat.		fälle. — Zittern. Rechtsseitige Hemiparese.		Aphasie.	Sklerose des linken Seitenstranges in der regio lumbalis.
95	Marchant, Progrès médic. 1876. S. 196.	15	m.	Mehrere Tuberkel im hinteren Theil des linken Hinterhauptlappens. Erweichung der Umgebung.	Schmerzen am Kopf und ganzen Rumpf. Hyperästhesie vom 5. Dorsal- bis 2. Lumbalwirbel.	Zeitweilige Contracturen der Nacken- und Beinmuskeln.	Verminderung der Sehschärfe besonders links.	Melancholie. Langsame Zungenbewegungen. Dementia.	Caries des rechten Hüftgelenks.
96	Robert, Progrès médic. 1876. S. 454.	?	m.	Tuberkulöse Meningitis. Nussgrosser Tuberkel in der oberen Wand des linken Seitenventrikels.		Epilept. Convulsionen u. Contracturen.	Otitis purulenta duplex.	Delirien.	Tuberkulose der Lungen und Hoden.
97	Léger, Progrès médic. 1877. S. 112.	33	m.	Tumor in beiden Occipitallappen, den hinteren Balkenwulst mitbetheiligend.	Heftigste Kopfschmerzen.	Convulsionen.		Charakterveränderung. Gedächtnissabnahme.	Plötzlicher Tod.
98	Ball, Gaz. hebdom. 1873. S. 387.	26	w.	Geschwulst des mittleren rechten Grosshirnlappens. — Im Rückenmark Induration weisser Substanz im linken Seitenstrang.	Rechtsseitige, nach dem Nacken ausstrahlende Kopfschmerzen (anfallsweise alle 3 Tage).	Epilept. Anfälle. Linksseitige Hemiplegie.		Mässige Sprach- und Schlingbeschwerden.	In der Mitte d. Geschwulst ein alter hämorrhagischer Herd.
99	Hoffmann, Henle und Pfeuffer, 1869.	54	m.	Umfangreicher Tumor der Dura beider Hemisphären (speciell Stirnlappen) comprimirend.		Epilepsie. Paralyse der Unterextremitäten. Contractur und Atrophie des r. Arms.		Wuthanfälle n. d. Krampfanfällen auftretend. Dementia.	

No.	Autor.	Alter.	Geschlecht.	Pathol. anat. Befund.	Störungen der				Verschiedenes.
					Sensibilität.	Motilität.	Sinnesorgane.	Sprache. Intelligenz.	
100	Küttlinger, Aerztl. Intell.-Blatt 1867. S. 286.	17	w.	Im rechten Stirnlappen ein apfelgrosses Sarkom, auch in den linken Stirnlappen hineinwuchernd. Brücke u. Chiasma in sulzige Geschwulstmassen eingebettet.	Kopfschmerz.	Epileptische Krämpfe. Unsicherer, wankender Gang.	Blindheit. Früher Doppelsehen.	Hallucinationen. Lähmung der Blase und d. Mastdarms.	Soeessus inseii.
101	Gowers, Lancet 1879.	32	m.	Gliom der weissen Substanz d. rechten Stirnlappens. Kleinere Geschwulst nach aussen vom linken corp. striat.	Verminderte Sensibilität d. paretischen Glieder.	Epileptische Anfälle. Schwäche d. Beine. Parese des linken Arms.	Neuritis optica duplex. Sensibilität der l. Cornea erloschen.	Stumpfsinn. Schlaflosigkeit. Schlingbeschwerden.	
102	Idem. Ibidem.		m.	Sarkom der ersten und zweiten rechten Hinterhauptswindung und eines Theils des gyrus angularis, lob. pariet. sup. et inferior. sowie des cuneus und praecuneus.	Schwindel. Schmerzen im Nacken und Kopf bis zu den Augen hin.		Häufige Lichterscheinungen. Flimmererscheinungen	Später Sprachstörungen. Hallucinationen. Coma.	
103	B. Bramwell, Edinb. medic. Journ. 1878. Dez.	40	m.	Gliom im rechten Stirnlappen.	Heftiger Kopfschmerz. Sensibilität normal.	Epileptische Anfälle. Eigenthümlicher Gang nach links, dann nach rechts.	Neuritis optic.	Veränderter Charakter. Stupidität. Sprache normal.	Kopfverletzung 1874. Erbrechen.

104	A. Vetter, D. Arch. f. kl. Med. XXII.		m.	Gliom im Mark des linken lobus parietalis. Im linken Oecipitallappen unter der Rinde ein zweites Glion.	Kopfschmerz, Schwindel, Ataxie der rechten oberen Extremität. Muskelgefühl u. taktische Sensibilität rechts undeutlich.	Hemiparesis dextra. Faeialis r. frei. Krampfanfälle entweder nur im rechten Arm oder vom rechten Arm ausgehend.	Keine Sehstörungen.	Keine Aphasie.	Tumor vom Schädeldach ausgegangen. Erbrechen.
105	J. Haddon, Brain II. S. 250.	38	m.	Tumor d. Dura rechts das obere Ende beider Centralwindungen u. das obere Scheitelläppchen ergreifend, bis zum Seitenventrikel hinabreichend und nach links hin das obere Ende der vorderen Centralwindung mitbetheiligend.	Parästhesie des l. Beins. Kopfschmerzen.	Schwäche und Taubheit d. linken Beins, später des linken Arms. Zeitweilig Zuckungen im linken Bein. Später Schwäche auch des rechten Beins.	Neuritis optic.	Verwirrtheit.	
106	M. Rosenthal, Wiener medic. Presse. 1878 21—25.	28	w.	Psammom der Dura zwischen den Windungen des rechten Hinterhauptlappens, Vorzwickel und Zwickel mit betheiligend.	Occipitalschmerzen in die linke Schulter und den linken Arm ausstrahlend. Abstumpfung d. Sensibilität links.				
107	M. Graefe, Deutsche med. Wochenschrift 1878. No. 39.	29	m.	Apfelgrosse Geschwulst im vorderen Theil d. linken Stirnlappens Frischer Bluterguss am linken Vorderhorn.	Kopfschmerz (Stirn). Hände u. Füsse gedunsen, cyanotisch; Blasen an Hand- und Fussrücken.	Rechtsseitige Faeialisparese. Rechtsseitige (vorübergehende) Lähmung. Schwanken beim Gehen.	Linke Pupille weit. Normaler Augenhintergrund.	Verwirrung. Stumpfheit. Besserung. Rückfall.	Trauma vor 10 Jahren. Unwillkürlicher Urin- u. Stuhlabgang. Erbrechen.

No.	Autor.	Alter.	Geschlecht.	Pathol. anat. Befund.	Störungen der – Sensibilität.	Motilität.	Sinnesorgane.	Intelligenz. Sprache.	Verschiedenes.
108	Nothnagel, Topische Diagnostik. S.341. 1879.	40	m.	Gliom im linken Hinterhauptslappen in der mittleren Occipitalwindung die Oberfläche erreichend. Hydrops ventriculorum.	Kopfschmerz. Schwindel.		Sehschwäche. Neuritis opt. dupl. Ohrensausen u. Hörabschwächung rechts. Zum Schluss déviat. conjuguée nach rechts.		Erbrechen.
109	Pooley, Arch. f. Augenheilk. u. Ohrenheilk. Bd. VI. Abthl.	55	m.	Geschwulst im linken Hinterlappen. Erweichung der Hirnsubstanz durch den Schläfenlappen bis zum Stirnlappen hin. Linker thal. opticus erweicht, ebenso dessen Umgebung.	Schwindel. Abnahme der Sensibilität im rechten Arm.	Epilepsie. Parese der rechten Körperhälfte.	Hallucinationen d.Gesichts. Rechtsseitige Hemianopsie. Zuletzt Neuritis opt. sinistra.	Manie. Vergesslichkeit. Fehlen einzelner Wörter beim Sprechen.	Syphilis.
110	Levinge, Brit. med. Journ. 1878. July.	60	m.	Tumor fast den ganzen linken Schläfenlappen einnehmend.		Rechtsseitige Hemiparese. Schwanken, Taumeln beim Stehen.	Strabismus divergens rechts. Verlust des Sehvermögens.	Schwachsinn.	
111	Kjelberg u. Blix,	60	m.	Wallnussgrosser Tumor im Mark beider		Schwäche des r. Arms, später		Verlust des Sprach-	Trauma vor langer Zeit.

Nr.	Quelle	Alter	Geschl.	Sitz und Beschaffenheit der Geschwulst	Kopfschmerz	Motilitätsstörungen	Augen	Psychisches	Erbrechen
	1877. Hygiea. Virchow-Hirsch. 1879. 102.			Centralwindungen und des gyrus ang. links.		des Beins. Convulsionen.		vermögens.	Erbrechen.
112	Glynn, Brit. medic. Journ. 1878. Sept.	13	m.	Orangengrosser Tumor im Mark beider rechten Centralwindungen.	Kopfschmerz.	Linksseitige Convulsionen. Linksseitige Hemiparese.	Blindheit. Atrophia nv. opt. utriusque.		
113	Assagioli e Bonvecchiato, Gaz. med. Ital. Lomb. 1878. No. 35.	47	m.	Gliosarkom d. ganzen rechten Stirnlappen einnehmend.	Kopfschmerzen.	Parese der linken Unterextremität, später wieder schwindend. Schliesslich linksseitige Hemiplegie. Epileptische Anfälle.		Verwechslung der Worte mit einander, später vollständige Sprachlosigkeit.	
114	Wilks, nach Nothnagel's Top. Diagn. S. 346.		m.	Eigrosse Geschwulst im Vorderlapen der linken Hemisphäre.	Schmerzen im Verlauf d. Hinterhauptsnerven.	Keine Lähmungen.		Mürrisches Benehmen. Lethargie. Dementia.	
115	Peipers (Schweigger), Berl. Dissert. 1873.	20	m.	Geschwulst im linken Schläfenlappen. Erweiterung der Ventrikel.	Kopfschmerz. Schwindel.	Oefter Bewusstlosigkeit. Schwäche in den unteren Extremitäten.	Verschlechterung des Sehens, Flimmern. Schwach reagirende, weite Pupillen. Ohrensausen. Neuroretinitis duplex.		Uebelkeiten.

| No. | Autor. | Alter. | Geschlecht. | Pathol. anat. Befund. | Störungen der | | | | Verschiedenes. |
					Sensibilität.	Motilität.	Sinnesorgane.	Sprache. Intelligenz.	
116	Virchow, Krankhafte Geschwülste. II. 97. 1864—65.	27	w.	Lose im Mittellappen der linken Hemisphäre ein kirschengrosses Osteom.	Mässiger Stirnkopfschmerz.			Vorübergehende Fluxionen zum Kopf. Tod in Folge jauchiger Peritonitis.	Schwangerschaft. Normale Entbindung.
117	Idem. Ibidem. S. 144.	40	m.	Apfelgrosses Gliom des rechten Hinterlappens: im Innern eine mit Flüssigkeit gefüllte Höhle enthaltend.		Theils vollständige, theils unvollständige Krämpfe: erst im linken Bein, dann Arm, dann erst bei stärkeren Anfällen die rechte Seite.		Intakt anfangs. Später Verwirrung.	
118	Idem. Ibidem. S. 146.	29	w.	Myxoglioma haemorrhagicum im rechten mittleren Lappen zwischen Oberfläche und Ventrikel.	Scheitelkopfschmerz. Schwindel. Hemiparästhesie, links Nackenschmerz, später im Hinterhaupt.	Unsicherer Gang. Hemiparesis links.	Träge Pupillen. Amblyopie.	Sensorium etwas benommen.	Uebelkeit. Brechneigung. Oedem des linken Arms.
119	Idem. Ibidem. S. 147.	26	m.	Im rechten Ventrikel u. Vorderlappen eine grössere Geschwulst. Eine 2. kleinere gleichfalls im r. Vorderlappen.	Kopfschmerz.	Krämpfe.	Vorengorung d. rechten Pupille. Strabismus.	Somnolenz.	

Nr.	Quelle	Alter	Geschl.	Befund					
120	Idem. Ibidem. S. 377	41	w.	Sarkom links unter dem corp. callosum den Seitenventrikel füllend, vor dem corp. str.	Kopfschmerz.	Zuckungen der Extremitäten.	Pupillenerweiterung, träge Reaktion.	Theilnahmlosigkeit. Schlafsucht. Coma.	Unstillbares Erbrechen.
121	Idem. Ibidem. S. 381		w.	Spindelzellensarkom in der Mitte der linken Hemishäre bis zu den grossen Ganglien reichend.	Hinterhauptsschmerz.	Lähmung des r. Arms, später Fuss und Gesicht.		Rückenmark normal.	Vor Jahren schweres Trauma.
122	Idem. Ibidem. S. 460.	18	m.	Gumma im rechten Mittellappen nicht weit von der Oberfläche.	Anfallsweise Kopfschmerzen.	Schwäche der Beine, zeitweilig Bewusstseinsverlust. Unsicherer Gang, Zittern der Hände.		Tod im apoplektiformen Anfall.	Verlangsamter Puls.
123	Hirschberg. Virch. Arch. Bd. 65. 116.	60	m.	Apfelgrosses Gliosarkom im linken Stirnlappen. Linker tractus opt. schmaler als der rechte.	Linksseitiger Stirnkopfschmerz.	Später eintretende Hemiplegia dextra.	Hemianopsia dextra.	Langsame Sprache zuerst, später Aphasie.	
124	Jastrowitz. Centralbl. für pract. Augenheilkunde. 1877. 254.	?	m.	Sarkom der linken Occipitalwindungen und des Praecuneus. Erweichung bis zum Hinterhorn und den linken thal. opt. hin.	Schwindel.	An Intensität öfter wechselnde rechtsseitige Hemiplegie. Allgemeine Schwäche.	Hemianopsia dextra.	Vergesslichkeit. Aphasische Symptome.	

Indem ich daran gehe, die Symptomatologie der in der Masse
der Grosshirnhemisphären eingebetteten Geschwülste zu entwerfen, verhehle ich mir nicht die Schwierigkeit dieses Unter-
nehmens. Diese resultirt einmal aus der oft wenig genauen Beschreibung des Sitzes von Seiten der Autoren, wodurch es der
Willkühr des Interpreten überlassen bleibt, die genauere Lokalisation sich selbst auszudenken, dann aber auch aus der Grösse
und Ausdehnung der einzelnen Neugebilde, welche es gestattet, sie
entweder in die eine oder die andere Kategorie einzureihen. So
können dieselben z. B. von der Dura her sich entwickelnd zuerst
die Oberfläche in Mitleidenschaft ziehen und dann erst in die Tiefe
der Hirnsubstanz sich einsenken, oder vom Marke ausgehend die
Oberfläche resp. die Basis erreichen, oder z. B. im Innern der
Ventrikel entstanden sein, resp. diese als Cystengeschwülste (Echinococcen, Cysticerken) ausfüllen, oder vom vorderen resp. hinteren
Theil des Balkens ihren Ursprung nehmend in die Stirn- resp.
Hinterhauptlappen hineinreichen. Ich werde später, wenn ich die
Bemühungen anderer Autoren, in dieser Fülle von Möglichkeiten
Licht und Ordnung zu schaffen, kritisch beleuchte, nicht verfehlen,
an die eigene Darstellung den nöthigen kritischen Massstab anzu-
legen: von vorn herein bekenne ich, dass es mir unmöglich schien,
die ganze Fülle des Materials unter einheitlichen Gesichtspunkten
in befriedigender Weise darzustellen: Die Bemühung dazu möge
man erkennen. Es erschien am angemessensten, das Grosshirn für
diesen speciellen Zweck in drei grössere Territorien einzutheilen:
Stirnlappen, Scheitelschläfenlappen, Hinterhauptlappen. Ich versuchte folgende Unterabtheilungen zu machen: 1) diejenigen Fälle
zusammenzustellen, bei denen in je einer Hirnabtheilung nur ein
Tumor sass; 2) solche Fälle zu vereinigen, wo mehrere Tumoren
entweder in den einzelnen, eben genannten Abschnitten sassen (z. B.
mehrere Geschwülste nur in den Vorderlappen, oder nur in den
Hinterhauptlappen), oder wo sie mehrere aber verschiedene dieser
Abtheilungen einnahmen (z. B. den Vorder- und den Hinterlappen).
Indem ich die Abtheilung I aufstellte, hoffte ich, womöglich eine
Symptomatologie für die Grosshirngeschwülste je nach den einzelnen Regionen gewinnen zu können. Andrerseits verkenne ich
nicht, dass, da ich später noch eine besondere Beschreibung der „multiplen Tumoren" geben zu können hoffe, der Vorwurf nahe

liegt, dass auch die „mehrfachen" Geschwülste der Grosshirnhemisphären eigentlich nicht hierher gehören. Ich habe aber später
nur dann von multiplen Tumoren gesprochen, wenn sie in verschiedenen, nicht gleichwerthigen Hirntheilen sassen, z. B. im
Stirnlappen ˙und im pons oder im thal. opt. und im Kleinhirn.
Auch das ist vielleicht willkürliches Verfahren, indessen es er-
leichtert doch in etwas die sonst so schwierige Anordnung des
überreichen Materials.

Von im Stirnlappen sitzenden Tumoren gelang es 36 Fälle zu sammeln.

Was zunächst die Sensibilitätsstörungen anbetrifft, so finden sich Kopfschmerzen 23mal verzeichnet: dieselben sassen in der Stirngegend 9mal, an
derselben Seite des Tumors 4mal, an der entgegengesetzten 1mal, in der
Hinterhauptsgegend 1mal. Nur 2mal steht das Fehlen des Kopfschmerzes
besonders verzeichnet.

Schwindelerscheinungen finden sich 2mal angegeben.

Die Sensibilität der contralateralen Extremität war 7mal herabgesetzt
resp. verändert, vermehrt 1mal, als unverändert vermerkt 4mal. Vasomoto-
risch-trophische Störungen finden sich nur 1mal angegeben.

Lähmungszustände sind überhaupt erwähnt 19mal; 16mal betrafen sie
die dem Sitz des Hirntumors entgegengesetzte Körperhälfte. Epileptische Anfälle finden sich 20mal beschrieben und zwar waren diese Anfälle sowohl allgemeine, genuinen Krampfanfällen durchaus ähnliche und mit Bewustseins-
verlust einhergehend, als auch partielle, einzelne Extremitäten der der erkrankten
Hirnhälfte entgegengesetzten Körperhälfte betreffende oder nur eine Gesichtshälfte betheiligend, wobei das Bewusstsein häufig erhalten blieb. Ebenso
traten die Lähmungen oft auf unter dem Bilde einer Hemiplegie mit anfäng-
lichem apoplektischen Insult oder als Schwächezustände nur eines Beins, Arms
oder einer Gesichtshälfte. — Lähmungs- und Krampfzustände finden sich oft
combinirt, einigemale aber sind Lähmungen ohne epileptische Zufälle, resp.
letztere ohne paretische Erscheinungen verzeichnet.

Hinsichtlich der Sinnesorgane sind die Augen die am meisten betheiligten: Amblyopie, Amaurose findet sich 13mal erwähnt (5mal etwa neuritis
optica, 1mal (Fall 123) bestand Hemianopsia dextra), Augenmuskellähmung
wird 2mal, Ptosis derselben Seite, wo der Tumor sass, 1mal, Exophthalmus
3mal, Nystagmus 1mal angegeben. Einmal auch war die Sensibilität der
Hornhaut erloschen.

Zweimal wurde der Augenhintergrund als normal bezeichnet.

Von den übrigen Sinnen finden sich nur Störungen des Gehörs 2mal
(auf der Seite des Tumors). Störungen der Psyche kommen 18mal vor:
vorwiegend sind es Zustände verminderter Intelligenz, Lethargie, Dementia,
Vergesslichkeit, dazu einigemale verkehrtes Wesen, Selbstüberhebung, Furcht
vor Wahnsinn, närrische Stimmung.

Sprachstörungen finden sich 9mal erwähnt, 2mal wird „Schweig-

samkeit" hervorgehoben, Aphasie 2mal. Sonst bestanden die Sprachstörungen
in der langsamen, zögernden, häsitirenden Ausdrucksweise: 7mal sass hierbei
der Tumor im linken, 5mal im rechten Vorderlappen.

Von sonstigen Symptomen wird Erbrechen 10mal angegeben, als nicht
vorhanden 3mal angemerkt; Schlingbeschwerden, secessus inscii, kommen je
2mal vor.

Von Tumoren, welche im Scheitelschläfenlappen einer Seite ihren
Sitz hatten, haben wir 34 Fälle verzeichnet.

Kopfschmerz findet sich in 29 Fällen notirt. Derselbe wurde in die Stirngegend verlegt 9mal, nur 2mal betraf er die Scheitel-, 3mal die Hinterhauptsregion. Auf Seiten des Tumors sass er 4mal, 3mal wird er ausdrücklich
geleugnet.

Schwindelerscheinungen finden sich 5mal, Abnahme der Sensibilität in
den entgegengesetzten, meist paretischen Extremitäten (oft nur in einer derselben), Parästhesien. Schmerzen 7mal verzeichnet, Symptome der Ataxie bestanden 3mal. (Ich komme noch weiter unten auf diese Erscheinungen zurück.)

Störungen der Motilität begegnen wir, soweit lähmungsartige Zustände
in Betracht kommen, 24mal: es sind entweder mit apoplektischem Insult auf-
getretene Hemiplegien, oder langsamer sich ausbildende Hemiparesen, sodass
zuerst eine Zeit lang nur ein Arm oder ein Bein ergriffen war und sich die
Schwäche ganz allmälig auf die andere Extremität fortpflanzte. Einigemale
blieb dieselbe überhaupt auf eine Extremität beschränkt. (Vergleiche hierüber
das weiter unten Gesagte.)

Neben diesen Lähmungen oder auch ohne dieselben waren krampfhafte Zustände im Ganzen 15mal zu notiren. Entweder waren es reine
epileptische Anfälle, die den ganzen Organismus betrafen und mit Aufhebung
des Bewusstseins einhergingen, oder die Krämpfe und Zuckungen blieben auf
einzelne Extremitäten, resp. eine Gesichtshälfte beschränkt. Diese convulsivischen Zustände bestanden ausserdem entweder für sich allein, oder sie
combinirten sich mit lähmungsartigen Zuständen, die ihnen eventuell vorauf-
gegangen waren oder nachfolgten, so dass auf diese Weise Symptomenbilder geschaffen wurden, welche durchaus an diejenigen er-
innerten, die wir mit Oberflächenaffektionen in Verbindung zu
bringen gelernt haben. Auch hierüber werde ich mich weiterhin ausführlicher auslassen. Das Fehlen jeder Lähmung wird nur 3mal ausdrücklich
hervorgehoben.

Von den Sinnesorganen sind wieder die Störungen im Bereiche des
Sehapparates fast allein hervortretend. Neuritis optica, Abschwächung des
Sehvermögens, Amblyopie resp. Amaurose werden 16mal erwähnt. Augenmuskellähmungen treten entschieden zurück (3mal), Ptosis wird 3mal verzeichnet und befand sich 2mal auf der dem Sitz des Tumors entgegengesetzten, nur 1mal auf derselben Seite. Exophthalmos findet sich 1mal,
Störungen des Gehörs 3mal.

Beeinträchtigungen der Psyche werden 20mal erwähnt; auch hier
walten die Zustände verminderter Intelligenz (Stumpfsinn, Apathie, Vergess-

lichkeit, Demenz) vor: melancholische oder Aufregungszustände, Charakter-
verkehrtheiten sind nur in der Minderzahl verzeichnet. Nur 2mal wird die
Psyche ausdrücklich als intakt angegeben.

Sprachstörungen bestanden in 6 Fällen; hierbei sass der Tumor 5mal
links, nur 1mal rechts.

Erbrechen wird 8mal notirt, erschwertes Uriniren 2mal, Schlingbeschwerden 1mal.

Von Tumoren, welche nur einen Occipitallappen eingenommen
haben, gelang es 15 Fälle zu sammeln.

In 11 bestand Kopfschmerz: derselbe wurde in 3 Fällen in der Nacken-
Hinterhauptsgegend, 2mal in der Stirn, im ganzen Kopf 2mal, an der rechten
Seite (bei linksseitigem Sitz) 1mal, sonst nicht besonders lokalisirt. Schwindel
fand sich 4mal, Abschwächung der Sensibilität der entgegengesetzten Körperhälfte 3mal, als ausdrücklich wohl erhalten war dieselbe angegeben 1mal.

In Bezug auf die Motilität ist Hemiplegie resp. Hemiparese der entgegengesetzten Körperhälfte 5mal, Hemiepilepsie (event. mit hemiparetischen
Zuständen) 3mal, allgemeine epileptische Krämpfe 5mal, choreaartige Zustände, Ohnmachtsanfälle, schwankender Gang je 1mal verzeichnet.

Von den Sinnen finden wir das Auge wiederum besonders oft afficirt:
Doppelsehen und Pupillenveränderungen wurden 2mal, Erweiterung der Pupille derselben Seite mit gut erhaltenem Sehvermögen derselben und der anderen Seite 1mal, Verminderung des Sehvermögens der entgegengesetzten
Seite 1mal, ausserdem 1mal Opticusatrophie, 3mal neuritis optica, 2 Hemianopsia und Auftreten subjectiver Lichterscheinungen beobachtet.

Ohrensausen und Verminderung des Hörvermögens (das erstere auf der
dem Tumor entsprechenden, die andere auf der entgegengesetzten Seite) wird
3mal angegeben.

Die Psyche litt 8mal; meist waren es auch hier Schwäche — seltener
Aufregungszustände. — Sprachstörungen kamen 5mal, Erbrechen 3mal, Zustände von Gefrässigkeit 2mal zur Beobachtung.

28 Fälle konnte ich ausserdem sammeln, in denen mehrere Grosshirnlappen von den Tumoren eingenommen waren. 11mal waren beide
Vorderlappen betheiligt.

Kopfschmerz bestand dabei 6mal; 3mal an der Stirn, 1mal am Scheitel.
Ausdrücklich geleugnet wird der Kopfschmerz 3mal, Schwindelerscheinungen
sind 3mal notirt.

Hinsichtlich der Motilität sind die hervortretenden Erscheinungen epileptische Anfälle, eigenthümlicher, unsicherer, oft nach einer Seite hin ab-
weichender Gang, Contrakturzustände der Arme, der Beine, seltener Hemiparesen, die sich bald nur auf einer, bald abwechselnd auf beiden Seiten
zeigen, um schliesslich an einer Seite besonders stark ausgeprägt zu bleiben.

4mal wurde Blindheit, 1mal verminderte Sehschärfe, 1mal Geruchsverlust
beobachtet.

8mal waren die Geisteskräfte entschieden vermindert, 1mal werden Wuth-
ausbrüche erwähnt, Langsamkeit der Zungenbewegungen 1mal, Erbrechen 2mal.

Beide Scheitellappen waren 1 mal betheiligt; es bestand Kopfschmerz, Schwindel, keine Lähmung, neuritis optica duplex, Gedächtnissabnahme, Schläfrigkeit und Erbrechen.

Beide Hinterhauptslappen waren 3 mal von Geschwülsten eingenommen.

Einmal bestand Kopfschmerz, daneben 1 mal Zittern, Unsicherheit des
Ganges, Schwäche und Convulsionen der oberen Extremitäten, das andere Mal
linksseitige Chorea, dann Hemiparese, epileptische Anfälle, Contrakturzustände,
das dritte Mal ist von motorischen Störungen nichts erwähnt. — Nur 1 mal
wird bei den drei Fällen Amaurose, 2 mal psychische Schwäche mit Aufregungszuständen angegeben.

Alle Lappen einer Seite, meist durch grosse Cystengeschwülste eingenommen, fanden sich 6 mal betheiligt.

Viermal bestand Kopfschmerz, 2 mal nicht; Empfindlichkeit der Austritts-
stellen der Trigeminusäste am Gesicht fand sich 1 mal, Anästhesie der gegenüberliegenden Körperhälfte 1 mal, Schmerzen in den Armen, am Nacken und
der Wirbelsäule 1 mal.

Viermal wurde eine Hemiplegie der anderen Körperhälfte beobachtet,
2 mal epileptische Zustände, schwankender Gang 2 mal.

Blindheit bestand 3 mal, einmal nur auf derselben Seite, Mydriasis der
anderen Seite 1 mal, Doppelsehen 1 mal, Hörverminderung 2 mal, Ohrensausen
des Ohrs der anderen Seite ebenfalls 2 mal.

Gedächtnissabnahme ist 2 mal notirt. Langsame, zögernde Sprache
2 mal, 1 mal bei linksseitigem, 1 mal bei rechtsseitigem Sitz der Läsion; intakt
war die Psyche 2 mal; Erbrechen fand sich nur 2 mal verzeichnet.

Dreimal war der Vorder- und Scheitellappen einer Seite von Tumoren eingenommen.

Nur 1 mal ist Kopfschmerz angegeben, 1 mal wird er ausdrücklich geleugnet, 1 mal bestand Taubheit der Beine.

Lähmung der contralateralen, meist contrakturirten Extremitäten fand
sich 2 mal, klonische Zuckungen derselben Seite 1 mal, Krämpfe 1 mal.

Das Sehvermögen war in allen 3 Fällen intakt; 1 mal bestand strab.
converg. des gegenüberliegenden Auges, 1 mal Ptosis des gleichseitigen.

Stumpfsinn ist 2 mal, Aphasie (bei linksseitigem Sitz des Tumors) 1 mal
notirt, Erbrechen bestand nur in einem Fall.

Einmal war der rechte Vorder- und der linke Mittellappen von
je einer Cyste eingenommen: es bestanden abwechselnd auftretende und wieder
verschwindende halbseitige Lähmungen erst rechts, dann links: dabei Unvermögen zu stehen, choreiforme Kopf- und Nackenbewegungen und epileptische
Anfälle. Die Sprache ging erst spät verloren.

Ohne bestimmte Angabe wird einmal von Tumoren berichtet, von denen
je einer in der rechten und linken Hemisphäre sass. Es bestanden allgemeine
Kopfschmerzen und Schmerzen in den Augen und Schläfen, dabei meist linksseitige Krampfanfälle, die später sich mit linksseitiger Hemiplegie verbanden,
neuritis optica duplex und Erbrechen.

Scheitel- und Hinterhauptslappen waren 2mal zusammen Sitz von Tumoren. In beiden Fällen bestanden Kopfschmerzen, in einem Schwindel; in beiden Convulsionen und bei linksseitigem Sitz des Tumors in einem Fall linksseitige Gesichtskrämpfe, im anderen Schwäche, Zittern und Rigidität der Beine.

Beide Mal war das Sehvermögen gestört. In einem Fall findet sich neben neuritis optica noch Schielen nach innen und Oscilliren der Augen erwähnt. Beidemale bestand Erbrechen. Ueber die Intelligenz wird das eine Mal nichts ausgesagt, das andere Mal war sie bis kurz vor dem Tode intakt.

Versucht man es, die Symptomatologie der Tumoren des Grosshirns nach dem eben Mitgetheilten näher zu präcisiren, so fallen zunächst gewisse Punkte, welche sich gemeinsam stets immer wiederfinden, auf, gleichviel ob der Stirn-, Scheitel- oder Hinterhauptslappen der eigentliche Sitz des Tumors war. Betrachtet man zuvörderst die Symptomatologie der 36 Vorder-, 34 Scheitel- und 15 Hinterhauptlappentumoren, so findet man bei den 85 Fällen den Kopfschmerz 63mal erwähnt: er bestand in über 62 pCt. der Vorderlappen-, in etwa 85 pCt. der Scheitellappen-, in etwa 79 pCt. der Hinterhauptlappentumoren. Vorwiegend ist sein Sitz in der Stirn angegeben: dies gilt auch von den im Scheitel-, sogar im Hinterhauptlappen sitzenden Geschwülsten: er findet sich erst bei Parietal- und Occipitallappentumoren einigemal im Hinterhaupt, namentlich in der Nackenregion fixirt und strahlt die Wirbelsäule hinab, resp. in die Schultern und Arme hinein, aus. Zweifelhaft erscheint es, ob die Angaben des links- oder rechtsseitigen Sitzes dazu berechtigen, die Lage der Geschwulst in der entsprechenden Hirnhälfte anzunehmen: oft sass der Schmerz gerade an der entgegengesetzten Seite, oft im ganzen Kopf, ja einige Male fehlte er überhaupt. Vielleicht gestattet nur die Angabe einen sicheren Schluss auf die Lokalität, dass an der Stelle einer stärkeren Perkussion des Schädels auch der Schmerz im Gegensatz zu anderen beklopften Punkten als auffallend stark und beständig angegeben wird.

Gemeinsam erscheint ferner bei Scheitel- und Stirnlappentumoren das relativ häufige Vorkommen lähmungsartiger und epileptischer Zustände (etwa 52 pCt. bei Stirn-. 70 pCt. bei Scheitelschläfenlappentumoren). Hiergegen sticht die für dasselbe Symptom bei den Hinterhauptlappentumoren gefundene Procentzahl in der That bezeichnend ab (kaum 33 pCt.). Hier nun ist es schwer, für einzelne Fälle eine Differenz der Symptome von denen heraus-

9*

zufinden, die durch Rindenläsionen bedingt werden. So lesen wir
z. B. Fall 16: Myxogliom des linken Scheitellappens: Apoplektiformer Insult, rechtsseitige Hemiplegie, Convulsionen der gelähmten
Glieder oder Fall 104: Gliom im Mark des linken lobus parietalis,
rechtsseitige Hemiparese, (dabei war das Facialisgebiet rechts ver-
schont), Krampfanfälle entweder nur im rechten Arm, oder von
ihm ausgehend; oder Fall 22: Krebs in der Markmasse des rechten
Stirnlappens: Zuckungen im linken Arm und der linken Gesichtshälfte (nur einmal im linken Bein), dann später linksseitige Hemiplegie. — Ich will die Beispiele nicht häufen: sie genügen, um
zu zeigen, wie schwierig die Differentialdiagnose zwischen Rinden-
und Marktumoren werden kann. Schon Charcot und Pitres bemerken, dass es sich bei ihren Beobachtungen (über Rindenläsionen)
stets um eine Betheiligung der Rinde und mindestens der
zunächst unter ihr gelegenen weissen Marksubstanz gehandelt habe. Die funktionellen Störungen hängen daher kaum
allein von den Läsionen der Rinde ab. Auch Nothnagel führt
bei der Analyse der von ihm gesammelten Beobachtungen über
Rindenläsionen an, dass Herde im weissen Marklager selbst, ohne
jede Betheiligung der Oberfläche, bestimmte Erscheinungen veran-
lassen können: er benutzt nur dann auch tiefer in das weisse Marklager eindringende Erkrankungen zur Vergleichung und zu Schlüssen,
wenn dieselben ohne nachweisliche Störungen bestanden hatten.
Der klinische Standpunkt für die Annahme einer Erkrankung der
Rinde und der anatomische Begriff der Rinde decken sich nach
Nothnagel durchaus nicht: der erstere ist ein viel weitgehender;
dem stimme auch ich bei. Man vergesse aber nicht, dass Autoren
wie Charcot, [42]) Nothnagel und überhaupt alle, welche sich
vorzüglich damit beschäftigt haben, aus der Pathologie heraus
Anhaltspunkte für die feinste topische Diagnostik der Hirnerkrankungen zu gewinnen, gezwungen waren, alles Ungenaue, Unbestimmte,
Zweifelhafte aus den mannigfachen Beobachtungen auszumerzen und nur
das zu verwerthen, was zur Zeit auch der strengsten Kritik Stand
halten kann. Gerade die Geschwülste kamen bei dieser Ausson-
derung am schlechtesten weg, und, wie ich hier zunächst für die
Tumoren des Marklagers der Grosshirnhemisphären zugeben will,
mit vollem Recht. Insofern ich nun aber einmal gerade die Symptomatologie dieser Geschwülste zu klären versuche, müssen auch

die Dinge so genommen werden, wie sie gegeben sind, wie sie der
Natur der Sache nach nicht anders gegeben werden können, Man
findet unter den hier angeführten Geschwülsten solche, welche
offenbar von den Hirnhäuten ausgegangen, erst später das darunter
liegende Mark betheiligt haben (Fall 15, 27, 99, 106, 105, 42,
53, 65, 64 etc.), oder andere, welche in der Marksubstanz entstanden, bei weiterem Wachsthum die Rinde erreichten und zwar
an Stellen, welche nach dem, was wir jetzt wissen, offenbar als
motorische resp. sensorische Centra anzusehen sind (Fall 11, 12,
102, 108, 22, 19 etc.), oder endlich in grosser Anzahl solche,
welche nach den ausdrücklichen Angaben der Autoren eine mehr
oder weniger ausgedehnte Compression auf. wichtige Nachbartheile
ausgeübt haben. Bekanntlich hat Pitres [43]) zuerst, um über die
Bedeutung von Läsionen im centrum ovale in's Klare zu kommen,
eine Eintheilung der Grosshirnmarksubstanz durch genau bestimmte
Frontalschnitte zu erhalten gesucht. Seine Resultate lauten:

1) Läsionen der präfrontalen Bündel bringen keinerlei Störungen im Gebiete der Motilität zu Stande.

2) Dasselbe gilt für den Hinterhauptsantheil des centrum ovale.

3) Dasselbe für den Schläfenlappen.

Ausgedehntere Zerstörungen der Fronto-Parietalbündel bedingen
Lähmungen, Contactur- und epileptische Zustände, sowie ev. Aphasie.

Von jedem Rindencentrum, meint P., scheinen das centrum
ovale durchsetzende Faserbündel auszugehen, die dort ihre physiologische Selbständigkeit, ihre eignen Functionen und speciellen
pathologischen Reactionen behalten. So bewirken Läsionen des
von P. pédiculo-frontal inférieur genannten Bündels auf der linken
Seite Aphasie, wie die Zerstörung der grauen Substanz des Fusses
der dritten linken Stirnwindung: Läsionen der unteren Stirn- und
Scheitellappenbündel, Störungen im Facialisgebiet, wie solche nach
Läsionen des unteren Drittels der vorderen und hinteren Centralwindung beobachtet werden, endlich Lasionen der mittleren
und oberen Stirn-Scheitellappenbündel Lähmungen der gegenüberliegenden Extremitäten gerade so wie Verletzungen der 2 oberen
Drittel der Centralwindungen.

Auch Nothnagel [4]) theilt nach Pitres' Beispiel das centrum
ovale durch Frontalschnitte in verschiedene Abschnitte, welche er
von vorn nach hinten 1) pars. frontalis anterior, 2) fr. media,

3) front. porterior, 4) pars centralis anterior, 5) p. centralis posterior, 6) pars parietalis, 7) p. occipitalis nennt. Durch einen Horizontalschnitt durch die fossa Sylvii wird schliesslich 8) die ohne bestimmte Grenzen in das Mark des Hinterhauptlappens übergehende p. sphenoidalis erhalten. Seine Resultate stimmen im Wesentlichen mit denen Pitres' überein. Eine genaue Analyse seiner Beobachtungen ergab in Bezug auf die hier in Rede stehenden Störungen der Motilität:

Motorische Lähmung fehlt bei Herden, welche auf die pars frontalis anterior und´ media und auf die pars occipitalis beschränkt sind: dasselbe gilt aller Wahrscheinlichkeit nach auch für den Schläfenlappen. Ueber die Beziehungen der pars parietalis zu motorischen Funktionsstörungen war zur Zeit genügende Klarheit nicht zu erlangen, da Betheiligung der partes centrales oder der pars occipitalis nicht ausgeschlossen werden konnte. Sicher erschien dagegen, dass bei Läsionen des centrum ovale, welche motorische Lähmung im Gefolge hatten, stets der pars frontalis posterior oder den part. centrales angehörige Bezirke betroffen waren. Diese motortschen Störungen erscheinen entweder als Hemiplegie, die von der gewöhnlichen durch Streifenhügelherde bedingten, sich in Nichts unterscheidet, oder als Monoplegie, wofür indess nach N. strengster Kritik Stand haltende Beispiele noch nicht in genügender Anzahl existiren. Auch das Vorkommen klonischer, von reinen Marklagerherden abhängigen halbseitigen Zuckungen ist nach dem genannten Autor auf Rindenbetheiligung oder auf entschiedene Fernwirkungen zu beziehn, und noch mehr gilt dies von den allgemeinen, ohne ausgesprochene halbseitige Erscheinungen auftretenden Convulsionen, die mit reinen Marklagerherden, direkt wenigstens, nichts zu thun haben.

Diese Strenge in der Auffassung ist für Prozesse, welche ihrer Natur nach nicht allein diejenigen Regionen betheiligen, wo sie sich finden, sondern ihre Einwirkungen nach allen Richtungen hin in die Nachbarschaft hinein entfalten, diese Strenge, sage ich, ist bei den Betrachtungen der Symptomatologie der Tumoren nicht festzuhalten. Ich würde mich wiederholen, wollte ich dies nach dem oben Gesagten noch einmal begründen: Viele Autoren haben ihre Beobachtungen so mitgetheilt, dass es überhaupt unmöglich ist, genau anzugeben, welche Theile des Hirnmarks die eigentlich

vom Tumor eingenommenen waren: sehr oft findet man z. B. gerade bei den Tumoren der Stirnlappen einfach diese Region ganz
im Allgemeinen angegeben: ob die pars frontalis anterior, ob die
media oder posterior die besonders betheiligte war, ist nicht zu
ersehen. — Nur Folgendes ergiebt sich und auch das nur annähernd
und mit einer gewissen Wahrscheinlichkeit: Es fehlten bei den
Tumoren im Stirnlappen ausgesprochene halbseitige Lähmungserscheinungen in etwa 42 pCt., bei Tumoren der Hinterhauptslappen
in etwa 66 pCt., bei Scheitellappentumoren nur in etwa 29 pCt.
Ein ähnliches Verhältniss besteht da, wo beide Stirn-, resp. beide
Hinterhauptlappen ergriffen sind: von den 11 zur ersten Kategorie
zu nehmenden Fällen fehlten in 6 ausgesprochene halbseitige
Lähmungserscheinungen (also in 54, 5 pCt.), von den 3 der zweiten
Kategorie angehörigen Fällen in zweien (also in 66, 6 pCt.

Der eine Fall, wo beide Scheitellappen von dem Tumor eingenommen waren, beweist nichts, da ein Zufall gerade hier die
Tumoren so langsam und allmälig hat zur Entwickelung kommen
lassen können, dass sich eben, wie das ja so oft beobachtet und
zur Genüge schon von andern und mir betont ist, hervorspringende
Symptome überhaupt nicht ausgebildet haben. — Das also scheint
auch aus den hier dargelegten Thatsachen hervorzugehen, dass bei
im Stirn- und namentlich im Hinterhauptlappen sitzenden
Tumoren viel häufiger als bei solchen des Scheitellappens Lähmungserscheinungen fehlen; es findet sich somit eine Ueber-
einstimmung mit den Resultaten, welche aus einem scharf ge-
sichteten Material unzweideutiger pathologischer Beobachtungen
hervorgegangen, den mittleren, von der pars frontalis posterior
an bis zur pars centralis posterior hin reichenden Rinden- und
Markbezirken allein einen bestimmenden Einfluss auf die Motilität
der gegenüberliegenden Körperhälfte zuschreiben.

Wenn man nun trotzdem von vielen Autoren, welche als den
Sitz des von ihnen aufgefundenen Tumors den Stirn- resp. den
Hinterhauptlappen angegeben haben, halbseitige Lähmungs- resp,
Krampferscheinungen verzeichnet findet, so liegt es nahe, dabei an
eine Betheiligung derjenigen angrenzenden Partien zu denken, welche
derartige Symptome in der That auszulösen im Stande sind. Und
so findet man denn auch in vielen dieser Fälle eine Mitbetheiligung
dieser, um es kurz zu sagen, motorischer Markpartien ausdrücklich

angegeben: (z. B. Fall 13, 14, 16, 18, 93, 19, 36, 102, 109 etc. etc.), sie sind comprimirt, oder erweicht, oder von Blutungen durchsetzt. Somit lässt sich in Bezug auf die von motorischen Reiz- oder Lähmungserscheinungen her abzuleitende Diagnose bei den Geschwülsten des Hirnmarks Folgendes ungefähr aussagen:

In vielen Fällen kommen ausgesprochene Lähmungszustände, namentlich halbseitige, überhaupt nicht zur Beobachtung; finden sie sich, und hat man überhaupt Grund, eine Geschwulst in der Hemisphärenmasse zu vermuthen, so ist an eine Detaildiagnose in Bezug auf den einzelnen Lappen aus den motorischen Symptomen allein nicht zu denken, da es feststeht, dass durch Mitbetheiligung der eigentlich motorischen, der pars frontalis posterior, centralis anterior und posterior angehörigen Partien diese Erscheinungen zu Stande kommen können, auch wenn der Tumor entweder nach vorn oder hinten von diesen Partien gefunden wird. Nur das lässt sich sagen, dass, wenn die besprochenen Erscheinungen von Seiten der Motilität vorhanden sind, die eigentlich motorischen Partien des Markes in Mitleidenschaft (direkt oder indirekt) gezogen sind und dass, wo sie bei sonst feststehender Diagnose eines Hirnmarktumors fehlen, mit aller Wahrscheinlichkeit die Geschwulst nicht im sogenannten Mittellappen und auch nicht einmal in seiner Nähe zu suchen sein wird. — Andererseits scheint es bei dieser Lage der Dinge klar, dass ein die motorischen Partien einnehmender Tumor sich ausserdem noch weit nach vorn, hinten oder abwärts (nach Stirn-, Hinterhaupt- und Schläfenlappen) hin wird erstrecken können, ohne dass es während des Lebens möglich ist, die Mitbetheiligung dieser motorisch unwirksamen Regionen entweder zu behaupten oder auszuschliessen. — Bedenkt man schliesslich noch, wie oft Hirnlappentumoren von den Hirnhäuten oder den Schädelknochen aus ihren Ursprung nehmen, resp. aus dem Marke entsprungen nach der Rinde zu sich ausdehnen und diese mit betheiligen, so liegt es klar zu Tage, dass in vielen Fällen, worauf oben schon aufmerksam gemacht wurde, die grosse Schwierigkeit entsteht, Rinden- und Markläsionen mit Sicherheit zu trennen. (Vgl. z. B. hierzu den Fall 105 von Haddon und andere mehr.)

Zweimal wird bei Tumoren des Scheitellappens eines Phäno-

mens besonders Erwähnung gethan, das durch die neuesten Untersuchungen Munk's ein besonderes Interesse erlangt hat: das ist
einer Ataxie der oberen, dem Hirntumor entgegengesetzten Extremität. Es sind dies die Fälle 11 und 104 unserer Tabelle von
Gowers [44]) und Vetter [45]). Im ersten sass ein Gliom im linken
Scheitellappen, zum Theile bis an die Oberfläche, zum Theil bis
zur Ventrikeldecke reichend: es fanden sich eine rechtsseitige Hemiplegie, eine verminderte Sensibilität der gelähmten Theile und
ataktische Symptome. Im Falle Vetters (104) sass ein Gliom
ebenfalls im Mark des linken Scheitellappens (zwar auch eins im
linken Occipitallappen, also, so viel wir heute wissen, in einem
Theile des Hirns, der direkt wenigstens weder mit der Motilität
noch Sensibilität der Extremitäten etwas zu thun hat, wesshalb
für die vorliegende Frage wohl davon abstrahirt werden kann);
es bestand eine rechtsseitige Hemiparese ohne Facialisbetheiligung,
eine Verminderung der taktischen Sensibilität und des Muskel-
gefühls an der rechten oberen Extremität und Ataxie derselben. —
Nach Nothnagel wäre man allenfalls berechtigt, für die Diagnose
bei Vorhandensein halbseitiger Muskelsinnlähmungen anzunehmen,
dass ein Krankheitsheerd oberhalb der grossen Ganglien, vielleicht
im Parietallappen sitzt. Ich habe meinerseits, ohne bei dem
geringfügigen Material (vorläufig konnte auch Nothnagel nur die
Fälle Vetters [2]), Gelpkes [46]), Kahler's [47]), Senators [48]) und einen
eigenen verwerthen) eine bestimmte Ansicht aussprechen zu wollen,
nur darauf hindeuten mögen, dass auch in den Fällen von Hirntumor, bei denen dieses Phänomen zur Beobachtung kam, in der
That der Scheitellappen der betheiligte gewesen ist.

Von sonstigen Störungen der Motilität, die sich hier und da,
und zwar sowohl bei Tumoren im Stirn-, wie im Scheitel- und
Hinterhauptslappen verzeichnet finden, sind am häufigsten schwankender, unsicherer Gang, Unsicherheit beim Stehen, ganz allgemein Schwäche der Beine, hier und da Zittern, sehr selten
choreaartige Bewegungen, ebenso selten Lähmung der Sphincteren
der Harnblase erwähnt, Symptome, welche ebenso wie die hier
und da hervorgehobenen Zustände von Contractur (meist der oberen
Extremität) eine pathognomonische Bedeutung nicht erlangen. Das
gleiche gilt von einer Erscheinung, welche ebenfalls bei den Tumoren aller drei Hirnabtheilungen einigemale erwähnt wird, dem

Schwindel: eine pathognomische Bedeutung gerade für die Diagnose
von Hirnlappentumoren ist diesem Symptome jedenfalls nicht zuzuschreiben. —

Störungen der Sensibilität kamen (abgesehen von den schon
oben besprochenen Kopfschmerzen) sowohl bei Stirn-, wie bei
Scheitel- und Hinterhauptlappentumoren in dem Sinne zur Beobachtung, als in nicht wenigen Fällen „von verminderter, herabgesetzter Sensibilität der contralateralen Körperhälfte", von sub-
jectivem Taubheitsgefühl oder von vermehrter Empfindlichkeit die
Rede ist.   Das procentarische Verhältniss ist für die 3 Abtheilungen des Hirnmarks fast das gleiche: etwa 25 pCt. für Stirn-
lappen-, 20 pCt. für Scheitellappen- und 30 pCt. für Hinterhauptslappentumoren.   Wenn es schon bei genauer Sichtung ausgewählten
Materials anderen Autoren schwer wurde, darüber klar zu werden,
ob die meist nur wenig genau beschriebenen Sensibilitätsstörungen
bei Läsionen des centrum ovale eben von dieser Markverletzung
abhängig zu machen waren oder vielleicht von einer Mitbetheiligung
der Rinde oder der Ausstrahlungen des hinteren Theils der inneren
Kapsel, wenn es ferner ihnen eben auch nur wahrscheinlich schien,
den Mittellappen und den Scheitellappen als den vielleicht am
meisten hierbei betheiligten Hirntheil anzunehmen, so wird man es
in Berücksichtigung der schon oben von mir ausgesprochenen Ansichten nur natürlich finden, wenn ich bei Besprechung der Hirnmarktumoren über die Bedeutung dieser Sensibilitätsstörungen
bestimmtes nicht auszusagen vermag.   Ich hoffe weiterhin noch ausführlicher darauf zurückkommen zu können (was ich jetzt nur andeuten
will), dass die Anwesenheit oder das Fehlen einer und der anderen
Erscheinung an sich oft wenig oder nur unsicheres bedeutet, während dasselbe Symptom in seiner Combination mit anderen oder
seinem Fehlen neben anderen ihm erst die richtige Bedeutung zu
verleihen im Stande ist. — Interessant ist vielleicht noch die Bemerkung, dass in den Fällen, in welchen beide Vorderlappen oder
beide Scheitellappen oder beide Hinterlappen von Tumoren eingenommen waren, Sensibilitätsstörungen an den Extremitäten nicht
erwähnt werden: von der ersteren Kategorie fanden sich 11, von
der zweiten nur ein, von der dritten drei Fälle: es beweisen diese
Zahlen indirekt, dass bei Vorder- und Hinterlappentumoren, wenn
die Neubildungen sich mehr der Breite und nicht der Länge nach

ausdehnten und so in gewisser Weise auf gleichwerthige Regionen beschränkt blieben, die Sensibilitätsstörungen vermisst wurden. — Sie fehlten zwar auch in dem einen Fall, in dem beide Scheitellappen von den Geschwülsten erreicht wurden, hier aber fehlte auch die für die befallene Gegend sonst so charakteristische Lähmung, so dass die Wahrscheinlichkeit einer sehr langsamen Entwicklung der Neubildung eine sehr grosse ist (Fall 62 von Swanzy).

Störungen im Bereiche der Sinnesorgane finden sich bei Tumoren aller Lappen. Hier sind es nun zunächst wieder die Läsionen des Sehapparats, welche die entschieden erste Stelle einnehmen.

Vor allem leidet das Sehvermögen selbst sowohl bei Stirn-, wie bei Scheitel- und Hinterhauptslappentumoren; in der Casuistik wird entweder von Amblyopie oder Abnahme der Sehschärfe mit oder ohne neuritis optica berichtet, oder es handelt sich um ausgesprochene Blindheit ohne Angabe eines Augenspiegelbefundes oder mit gleichzeitig beschriebener Atrophie des Sehnerven, die aus der neuritis hervorgegangen oder von Anfang an beobachtet worden war.

Im Durchschnitt finden sich also eigentliche Sehstörungen in den Fällen von Tumoren, welche nur je einen Hirnlappen eingenommen hatten, etwa in fast 40 pCt. — In den 11 Fällen doppelseitiger Vorderlappentumoren werden diese Störungen des Sehapparats 5mal, in den drei Fällen doppelseitiger Hinterlappengeschwülste 1mal, 1mal auch neuritis optica bei dem Falle doppelseitigen Scheitellappentumors erwähnt.

Dreimal bestand Blindheit, als alle 3 Lappen einer Seite sich ergriffen zeigten (in 6 Fällen), und 2mal Amblyopie in den beiden Fällen, bei denen Scheitel- und Hinterhauptslappen Sitz der Tumoren waren (2 Fälle).

Ueberhaupt also fanden sich Sehstörungen in diesen zuletzt genannten 28 Fällen 12mal, also in etwa 43 pCt.

Etwas Charakteristisches, was sie von den Sehstörungen unterschieden hätte, welche auch bei anderswo innerhalb der Schädelkapsel gelegenen Tumoren beobachtet werden, hatten die hier beschriebenen in der Mehrzahl der Fälle nicht. Nur 3 Fälle machen hiervon eine Ausnahme, nämlich No. 109, 123 und 124. In dem von Hirschberg mitgetheilten Fall (123) hatte ein ziem-

lich grosses Gliosarkom den linken tractus opticus comprimirt:
eine rechtsseitige Hemianopsie war die Folge. In den beiden anderen Beobachtungen von Pooley und Jastrowitz bestand bei
einem Sitz des Tumors im linken Hinterhauptslappen ebenfalls
Hemianopsia dextra; obwohl die in der Umgebung der Geschwulst
bestehenden Erweichungsprozesse sich ziemlich weit nach vorn bis
zum thal. opt. hin erstreckten, war doch der tractus derselben
Seite frei geblieben, und so können diese beiden Fälle vielleicht
mit einigem Rechte zur Stütze oder Erläuterung der Munk'schen
Versuche herangezogen werden, durch welche das Entstehen gleichseitiger Hemianopsien bei einseitiger Zerstörung der Hinterhauptslappen bei Affen und Hunden mehr als wahrscheinlich gemacht ist.
Ob auch die 2 mal erwähnten (Fall 109 und 102) subjektiven
Lichterscheinungen und Gesichtshallucinationen als Symptome eines
Occipitallappentumors aufgefasst werden dürfen, ist mehr als
zweifelhaft. Die Bedeutung dieses Symptoms für die lokale Diagnostik ist in demselben Grade gering, wie überhaupt der Werth
von Reizerscheinungen hinter den von Ausfallssymptomen zu-
rücktritt.

Sehr selten und als negatives Symptom, wenn man so sagen
darf, werthvoll, werden Augenmuskellähmungen erwähnt, in
allen 124 Fällen nur 18 mal, also in etwa 14 pCt. der Fälle.
Häufig ist von den Autoren nur einfach das Bestehen von Schielen
oder Doppelsehen erwähnt und sind die Abweichungen des einen
oder anderen Auges offenbar auf den Druck zurückzuführen, den
umfangreichere Tumoren auf die Basis oder bei ihrem Fortkriechen
in die orbitae hinein direkt auf die Umgebung des Augapfels ausgeübt haben (z. B. Fall 7).

Dasselbe lässt sich vielleicht auch von einem 4 mal beschriebenen Symptom, der Prominenz der bulbi aussagen: abgesehen von
dem eben erwähnten Fall 7, in welchem die Geschwulst in die
linke Orbita hineingewuchert war, können nur noch 3 Beispiele
hierfür aufgefunden werden, wo in 2 Fällen die Geschwulst im
Vorder- und einmal im Scheitellappen ihren Sitz hatte. Eine besondere Bedeutung ist für jetzt diesem Symptom nicht zuzuschreiben.
Das Gleiche lässt sich von einem relativ oft beschriebenen Phänomen sagen, der Ptosis des oberen Lides: einigemale befand sich
dieselbe auf der Seite des Tumors: direkte Druckwirkungen auf

den zum oberen Lid gehenden Oculomotoriusast ist mindestens
nicht unwahrscheinlich; manchmal wurde sie aber auf der dem
Tumor entgegengesetzten Seite beobachtet (z. B. Fall 49, 54
und 57). — Dann waren die Windungen und das Mark des
Scheitellappens zum mindesten nicht intakt; es liegt mir trotzdem
wenigstens bis jetzt fern, diese Beobachtungen im Sinne Landouzy's[49] zu verwerthen, der von Rindenläsion des Scheitellappens contralaterale Ptosis abhängig sein lässt: indess erschien
es doch gerathen, diese Bemerkung hier nicht ganz zu unterdrücken.
Auch die einmal beobachteten Nystagmusbewegungen der Augen
und die déviation conjuguée erwähne ich nur der Vollständigkeit
halber, ohne ihnen vorläufig wenigstens für Hirnmarktumoren
irgend eine besondere Bedeutung beilegen zu wollen.

Von den übrigen Sinnen wird Verlust des Geruches nur einmal
hervorgehoben: der zwischen dura und falx über beiden Vorderlappen entwickelte Tumor war durch das Siebbein durchgebrochen
(Fall 70).

Endlich werden etwa im 11. Theil aller Beobachtungen Störungen des Gehörs, bestehend entweder in Abnahme des Hörvermögens oder in Ohrensausen bald in dem dem Tumorsitze entsprechenden, bald in dem gegenüberliegenden Ohre erwähnt. Man
ist zur Zeit nicht im Stande, dieses Symptom als für Hirnmarktumoren irgend wie charakteristisch zu verwerthen. —

Anders liegen die Verhältnisse bei den Störungen der Psyche;
diese nehmen in der Symptomatologie der Hirnlappentumoren eine wichtige Stellung ein. Meist handelt es sich
um Abschwächung der Intelligenz, Stumpfheit und Trägheit: Aufregungszustände, bestimmte Wahnvorstellungen treten dagegen in
den Hintergrund. Derartige Zustände kamen bei Tumoren der
Stirnlappen 20mal, bei denen der Scheitellappen 23mal, bei Tumoren der Occipitallappen 10mal zur Beobachtung; bildeten mehrere
Lappen die Herbergen der Geschwülste (28 Fälle), so fanden sich
psychische Störungen in 16 Fällen, also in 57 pCt; in den für
diese Untersuchung verwertheten 124 Fällen fanden sich demnach
psychische Störungen in etwa 60 pCt., also fast in der Hälfte
aller Beobachtungen.

Sprachstörungen bestanden bei Stirnlappentumoren 13mal;
bei Tumoren der Scheitellappen 7mal, bei Occipitallappenge-

schwülsten 6 mal, bei Tumoren in mehreren Lappen 5 mal, in
allen 113 Fällen also 31 mal (in 27 pCt.). Die Störungen treten
bald unter dem Bilde der Aphasie, bald unter dem einfacher Behinderung der Artikulation (schwerer, zögernder Aussprache) auf:
relativ am häufigsten erscheinen sie bei Tumoren der Vorderlappen;
der linke Stirnlappen tritt hierbei kaum mehr in den Vordergrund, als der rechte. Hinsichtlich der Tumoren der Scheitelschläfenlappen gewinnt übrigens die linke Seite in Bezug auf die
Störungen der Sprache gegenüber der rechten entschieden wieder
den Vorrang: unter 7 Beoachtungen findet sich der Sitz des Tumors 6 mal auf der linken und nur 1 mal auf der rechten Seite
angegeben.

In wie weit bei diesen Sprachstörungen Läsionen der Rinde
(am Fusse der dritten Stirn-, an den unteren Partien der beiden
Central- und an den Inselwindungen) in Frage kommen, lässt sich
bei einer Kritik der Beobachtungen über Tumoren noch weniger
entscheiden, als wenn andere Läsionen zur Entscheidung dieser
Frage in Betracht gezogen werden: soviel scheint wenigstens nach
den Angaben der besten Autoren (Charcot, Nothnagel,
Boyer[50]) etc.) sicher, dass bei Herden im Marklager der oben
genannten Windungen, wenn sie links sitzen, Aphasie vorkommen
kann. — Um schliesslich noch das bei Hirntumoren so häufig beobachtete Erbrechen zu erwähnen, so findet es sich im Durchschnitt
in etwa 25 pCt. aller Fälle. Andere Symptome, wie Urinbeschwerden (je 2 mal bei Stirn- und Scheitellappengeschwülsten erwähnt),
die einmalige Beobachtung von Schlingbeschwerden, das zweimal
notirte Symptom der Gefrässigkeit bei Occipitallappengeschwülsten
haben für die Diagnose keine besondere Bedeutung zu beanspruchen.

Von den Geschwülsten, welche in den tiefen Theilen des Ge-
hirnmarks liegen, entwirft Lebert[36]) folgendes Symptomenbild:
Die Motilität ist noch eine der vorherrschend gestörten Funktionen,
aber sie ist häufiger mit anderen Störungen gruppirt. Die Sensibilität ist es in einem geringeren Grade, die Intelligenz häufiger
und zum Unterschiede von den Geschwülsten der Basis constatirt
man die noch vorherrschende Integrität der Sinnesorgane. Gekreuzte Wirkung herrscht bei der Lähmung wohl noch vor, ist
aber weniger ausgeprägt, als für die Convexität.

Friedreich[37]) trennt, wie wir schon gesehen haben, Con-

vexitäts- und Hirnmarktumoren nicht von einander. Wenngleich
er zugiebt, dass Störungen mehrerer Sinnesorgane bei den Gross-
hirngeschwülsten zu den Ausnahmen gehören, so betont er doch
gegen Lebert die häufiger vorkommenden isolirten Störungen
des Gesichtssinnes und der Psyche. Hartnäckiger Kopfschmerz
bestände weiterhin in der grössten Mehrzahl der Fälle, zu dem
sich nicht selten nausea und Erbrechen gesellten: „eben so häufig
sind Motilitätsstörungen, die sich meist als mehr oder minder ausgebreitete, bald mit bald ohne gleichzeitige motorisc heLähmungen
bestehende Convulsionen äussern und welche gerne den epileptiformen Charakter annehmen. Findet sich Hemiplegie, so ist dieselbe entweder eine gekreuzte oder ungekreuzte, immer aber eine
gleichseitige (d. h. das Facialisgebiet ist auf derselben Seite wie
die Extremitäten afficirt). — Ueber die Störungen der Sinnesorgane
und der Intelligenz siehe oben. — Hinsichtlich der Sensibilitätsstörungen spricht Friedreich vorwiegend von dem häufigen Vorkommen des Kopfschmerzes, zu dem sich in mehreren Fällen während des Krankheitsverlaufes noch andere Sensibilitätsstörungen
von untergeordneter Wichtigkeit, wie Schmerzen, Ameisenlaufen,
Anästhesien, gesellten.

In dem Buche Ladame's[5]) ist zum ersten Mal eine Trennung
der Geschwülste der Hirnlappen nach den einzelnen Regionen an-
gestrebt worden: für die Symptomatologie der Tumoren der vorderen Lappen wurden 27 Fälle, für die der mittleren Lappen ebenfalls 27, für eine solche der hinteren Lappen 14 und für die aller
drei Lappen 19, im Ganzen also 87 Fälle verwerthet.

In dem am Schlusse des Werkes gegebenen Resumé der
Symptomatologie der Tumoren in den einzelnen Hirntheilen heisst
es unter No. 13: Tumoren der mittleren Hirnlappen: Sensibilitätsstörungen, Anästhesien, Hemiplegie und Convulsionen, oft
epileptiforme. Störungen des Gesichts und des Gehörs. Psychische
Störungen. —

No. 14. Tumoren der vorderen Lappen: allgemeine
Cephalalgie, selten frontal. Keine Sensibilitätsstörungen. — Das
Gesicht und der Geruch sind manchmal afficirt. — Selten Sprachstörungen. Hemiplegie, Convulsionen und psychische Störungen
wie bei den Tumoren der mittleren Lappen.

No. 15. Tumoren der hinteren Lappen; allgemeine

Cephalalgie, selten im Occiput lokalisirt. — Keine Sensibilitätsstörungen. Wenig ausgesprochene Hemiplegie, viel öfter convulsivische Anfälle. — Keine Störungen der Sinnesorgane. Die Geistesfunktionen sind häufig alterirt, besonders als Depressionserscheinungen.

No. 16. Tumoren der drei Lappen; die Cephalalgie ist sehr häufig, die anderen Sensibilitätsstörungen selten. — Die epileptiformen convulsivischen Anfälle sind häufiger, als die Hemiplegie. — Die Sinnesorgane sind wenig afficirt. — Psychische Störungen.

Von diesen Ergebnissen Ladame's weichen nun die Resultate meiner Erhebungen in nicht wenigen Punkten erheblich ab. Es kann dies zunächst nicht Wunder nehmen, wenn man bedenkt, dass Ladame die Litteratur einer Zeit berücksichtigen musste, welche von den heute gekannten Untersuchungsmethoden und Resultaten physiologischer, wie pathologischer Forschung keine oder nur ungenügende Kenntniss hatte. Wie sehr gerade bei den Tumoren des Hirnmarks die richtige Auswahl in Folge der oft unzureichend gemachten Angaben bei den Obduktionen erschwert ist, glaube ich Eingangs dieser Besprechung genügend hervorgehoben zu haben: eine gewisse Willkühr in der Classification wird vorläufig noch Jeder anwenden müssen, will er nicht die meisten der selbst in neuester Zeit publicirten Beobachtungen als unbrauchbar verwerfen; von der idealen Beschreibung des Sitzes, bei welcher etwa nach der Pitres-Nothnagel'schen Eintheilung des Centrum ovale verfahren wäre, sind vorläufig auch die neueren Autoren noch weit entfernt. Der eignen Fehler also wohl eingedenk, liegt es mir fern, Autoren früherer Zeiten aus den mangelhaften Angaben Vorwürfe zu machen; sie mussten eben das Material nehmen, wie sie es fanden. Trotzdem glaube ich gerade bei Ladame, dessen Werk zum Theil noch bis heute als das fleissigst gesammelte bedeutungsvoll dasteht, auf einige Dinge aufmerksam machen zu müssen; denn aus ihnen sind ja, so wie sie dastehen, die Schlüsse und die Beobachtungsresultate hervorgegangen. — Für die Symptomatologie der Tumoren der Mittellappen wird z. B. Fall 184, 186, 187, 189, 190, 194 verwerthet. Es heisst:

Fall 184: Zwei Tuberkel in der linken Hemisphäre. Umgebung erweicht.

Fall 186: Hühnereigrosser Tumor von der Dura in die Substanz der rechten Hemisphäre gehend.

Fall 187: Nussgrosser Tuberkel in der **linken** Hemisphäre, ein anderer erbsengrosser auf dem Boden des **rechten** Seitenventrikels. Hydrocephalus.

Fall 189. Drei Tuberkel in der rechten Hemisphäre, von denen der eine hühnereigross oberhalb des Thal. opt. liegt, die zwei anderen sind in dem hinteren Lappen.

Fall 190: Knöchriger Tumor auf dem rechten Felsenbein. Umgebung erweicht.

Fall 194: Nussgrosser, hellrother Tumor. Umgebung erweicht.

Ist es gestattet, derartig ungenau lokalisirte Tumoren für Tumoren gerade des Mittellappens anzusprechen?

Aehnliches findet sich bei den Tumoren der Vorderlappen, z. B. für Fall 203, 207 (wo zwei Tumoren von zwei verschiedenen Lappen beherbergt werden), oder Fall 218, wo beide Vorderlappen von Tumoren eingenommen sind, oder für Fall 215, wo es heisst: Grosser Tumor in der Medullarsubstanz der rechten Hemisphäre.

Unter Tumoren der drei Lappen werden die Fälle 246, 249, 252, 253, 254, 255 genannt, bei denen meist nur der hühner- resp. enteneigrosse Tumor als in der rechten oder linken Hemisphäre liegend beschrieben wird, ohne dass irgend eine genauere Lokalisation angegeben ist.

Auch Petrina[21]) hat am Schlusse seiner Beobachtungen eine Symptomatologie der Tumoren der verschiedenen Hirnlappen aufgestellt. Für die der Hinterlappen hat er nur einen Fall verwerthet; wenn er übrigens für seine Beobachtung das Fehlen von Störungen seitens der Sinnesorgane als im Gegensatz zu Ladame hervorhebt, so verweise ich auf das Resumé Ladame's selbst über das Verhalten der Sinnesorgane, welche ja auch nach ihm (p. 264 No. 15) keine Störungen zeigen.

Im Gegensatz zu Ladame fand Petrina bei den Vorderlappentumoren: meist Stirnkopfschmerz. Ausserdem die intellektuelle Sphäre beeinträchtigt, oft psychische Störungen mit oder ohne Combination mit partieller Chorea. Paresen oder Hemiplegien (letztere seltener), Abwesenheit aller Sensibilitätsstörungen (wie Ladame), allgemeine Convulsionen mit Bewusstseinsverlust (selten) nur bei bedeutendem Druck seitens des grossen Tumors. Oft deutliche Störung der Sehkraft, des Geruchs und Gehörs durch intracraniellen Druck hervorgerufen.

Scheitellappen-Tumoren: Contralaterale Hemiplegie oft plötzlich apoplektiform auftretend. Aphasie sehr häufig (bedingt durch hochgradige Compression oder Destruktion der Inselwindungen linkerseits). Allgemeine Convulsion bei tiefem Sitz und Compression der Ganglien durch den grossen Tumor. Sinnesstörungen — ausser der des Gesichts — selten. Sensibilitätsstörungen, namentlich cutane, häufig. Kopfschmerz (Stirngegend).

Noch in der neusten Zeit, 1876, schrieb Obernier[51]), indem er die Symptome dem Sitze der Geschwulst nach aufzählte, man möge sich bei der so grossen Verschiedenheit in den Lebens- und Wachsthumsbedingungen der einzelnen Geschwülste und bei der so differenten Wirkung auf die Umgebung nicht verleiten lassen, zu fein zu differenziren. Was sollen uns hier Statistiken noch so gross, wenn rasch wachsende und regressive Geschwülste derselben Oertlichkeit in Bezug auf Symptome gleichwerthig zusammengestellt werden?

Dass auch ich die enormen Schwierigkeiten, in diesen Dingen zur Klarheit zu kommen, nicht verkannt habe, glaube ich genugsam betont zu haben; und so scheint es mir auch in der That unmöglich, selbst mit Benutzung des Materials der neuesten Zeit nur annähernd bestimmtes über die Symptome der Hirnmarktumoren je nach den einzelnen Lappen und Regionen auszusagen. — Begnügen wir uns ganz kurz aus den ausführlichen, vorangegangenen Besprechungen das Wesentliche zu recapituliren.

Kopfschmerz ist ein hervorragendes Symptom aller Hirnlappentumoren; sein Sitz wird vorwiegend in der Stirn angegeben, gleichviel, ob Stirn oder Scheitellappen den Tumor in sich beherbergen; nur mag es erlaubt sein, bei ausgesprochenem Sitz im Hinterhaupt und Nacken eher an einen Occipitallappentumor zu denken, zumal wir gesehen haben, dass bei Convexitätstumoren

gerade diese Gegend ungemein selten resp. nie als Sitz
des Schmerzes erwähnt wird.

Lähmungs- und Krampfzustände, theils isolirt, theils combinirt, meist als contralaterale Hemiplegien oder Monoplegien (resp.
als halbseitige oder nur auf einzelne Extremitäten beschränkte
Krampfzustände) finden sich bei Hirnmarktumoren, gleichviel, ob
sie Stirn- oder Scheitellappen einnehmen, sie treten entschieden
zurück bei Geschwülsten des Occipitallappens und sind bei
Scheitellappentumoren relativ am häufigsten. Dass die motorischen
Reiz- resp. Lähmungserscheinungen häufig von solchen, welche durch
Convexitätstumoren bedingt werden, nicht oder nur sehr schwierig
zu unterscheiden sind, habe ich zur Genüge hervorgehoben.

Fehlen bei sonst für den Sitz im Hirnmark sprechenden
Symptomen die halbseitigen Convulsions- oder paretischen Zustände, so ist mit Wahrscheinlichkeit der Sitz in den vordersten
Partien der Stirn- oder den hintersten der Occipitallappen zu vermuthen.

Hat man ferner überhaupt Veranlassung, das Hirnmark als
Sitz von Neubildungen anzunehmen, so weist das abwechselnde
Befallenwerden bald der rechten, bald der linken Körperhälfte resp.
beider auf sowohl rechts, wie links sitzende, also doppelte resp.
mehrfache Tumoren hin, die, wo immer sie auch sitzen mögen, die
Scheitel-Centrallappenregion in das Bereich ihrer Schädigung gezogen haben.

Dass übrigens auch hiervon Ausnahmen beobachtet werden,
beweist Fall 62, bei dem die offenbar sehr langsam wachsende
Geschwulst trotz ihres Sitzes in den Scheitellappen gar keine derartigen Symptome zur Folge gehabt hat. Ebenso wenig wird es
vor der Hand möglich sein, zu bestimmen, wie viele Lappen einer
Hirnhälfte von dem Tumor eingenommen sind, da ja wenigstens in
Bezug auf halbseitige motorische Erscheinungen reine Stirn- und
reine Hinterhauptslappengeschwülste aller Wahrscheinlichkeit nach
symptomenlos verlaufen.

Finden sich, wenn sonst Alles für einen Tumor innerhalb
einer Grosshirnhemisphäre spricht, ausgeprägte Erscheinungen von
Ataxie und gestörtem Muskelsinn einer Extremität, so ist die
Wahrscheinlichkeit vorhanden, im Scheitellappen der gegenüberliegenden Hirnhälfte den Sitz der Geschwulst zufinden.

10*

Abgesehen von den Kopfschmerzen und den eben erwähnten Muskelsinnstörungen finden sich öfter cutane Sensibilitätsstörungen an den paretischen resp. convulsionirten Extremitäten bei Tumoren der Hirnlappen, gleichviel ob die Stirn-, Scheitel- oder Hinterhauptsregion von ihnen eingenommen wird. Sie können fehlen oder vorhanden sein; so viel kann man bis heute nur sagen, dass sie etwas charakteristisches für Hirnmarktumoren nicht repräsentiren, dass aber auch für sie dasselbe gilt, was für die motorischen Erscheinungen oben ausgesagt ist; es spricht nicht Weniges dafür, dass sie dann meistens vorhanden sind, wenn die Mittelregion des Hirns, d. h. das Mark der Central- und der vorderen Abschnitte der Scheitellappen, sei es direkt oder indirekt, von dem Tumor lädirt ist.

Störungen der Sinnesorgane, vornehmlich des Gesichtssinns, bilden ein nicht unwichtiges Symptom der Hirnlappentumoren; vorwiegend erscheinen dieselben beim Sitz der Geschwulst in der Scheitelregion; die beobachteten Sehstörungen haben bis heute nur insofern etwas charakteristisches an sich, als vielleicht bei Occipitallappentumoren Erscheinungen von Hemianopsie oder subjektiven Lichtphänomenen eher, als bei anderswo gelegenen Neubildungen beobachtet werden. Jedenfalls fehlen Sehstörungen auch bei Hinterhauptslappentumoren so wenig, wie bei solchen, welche am Stirnlappen sitzen; auch bei diesen können, wie Fall 123 lehrt, durch Beeinträchtigungen des tractus opticus gleichseitige Hemianopsien auftreten, welche sich in nichts von denen zu unterscheiden brauchen (auch nicht ophthalmoscopisch), welche durch Hinterhauptslappenläsionen hervorgerufen sind.

Störungen des Geruchs finden sich nur selten und dann nur bei Tumoren der Vorderlappen, öfter dagegen Läsionen des Gehörs, vielleicht bei Hinterhauptslappentumoren eher, als bei solchen anderer Regionen. Eine besondere Bedeutung für die Symptomatologie der Hemisphärengeschwülste scheinen sie wenigstens bis heute noch nicht zu besitzen.

Charakteristisch ist das Fehlen von Augenmuskellähmungen neben den Sehstörungen; wo sie sich vereinzelt vorfinden (so z. B. auch die oben besprochene Ptosis) sprechen sie

andererseits, das ist das Einzige, was man aussagen kann, nicht
unbedingt gegen die Lokalisation im Hirnmark.

Ebenso bedeutungsvoll wie das Fehlen der Augenmuskellähmungen ist das Vorhandensein psychischer, meist in In-
telligenzverminderung und Stumpfheit, viel seltener in Aufregungszuständen sich äussernder Störungen; auf einen bestimmten Sitz
der Geschwulst in einem bestimmten Lappen kann man aus ihrem
Vorhandensein keinen Schluss ziehen.

Neben diesen Alterationen der Psyche finden sich Störungen
der Sprache als Aphasie, Langsamkeit des Ausdrucks, Häsitiren,
Stammeln, Schweigsamkeit (?) sowohl bei Stirn-, wie bei Scheitel-
und Occipitallappentumoren; ich kann hier, wie bei den Störungen
der Motilität, nur immer wieder darauf hinweisen, wie bei keiner
der mitgetheilten Beobachtungen von Sprachstörung bei Stirn- resp.
Occipitallappengeschwulst eine Beeinträchtigung derjenigen Mark-
faserzüge ausgeschlossen werden kann, welche von der Basis der
dritten Stirn- und vorderen Centralwindung ab durch das centrum
ovale nach abwärts ziehen und deren Läsion, wenigstens auf der
linken Seite, wie man weiss, Sprachstörungen im Gefolge hat.

Erbrechen endlich beansprucht in der Symptomatologie der
Hemisphärengeschwülste nur eine untergeordnete Stelle; es findet
sich, gleichviel, wo der Tumor sitzt, in procentarisch etwa gleichem
Verhältniss.

Wie aus dem Vorstehenden hervorgeht, habe ich versucht, die
gesammelten Fälle in gewisse Rubriken einzureihen und dabei
möglichst Gleichartiges, soweit es die oft grosse Unbestimmtheit
der Angaben von Seiten der Autoren zuliess, zu vereinigen.

Auch mir war es nicht möglich, überall einwandsfreie Beobachtungen zu verwerthen. So nannte ich unter den Tumoren der
Vorderlappen z. B. Fall 41, 60, 101. In Fall 41 nahm zwar ein
Tumor den vorderen Lappen der linken Hemisphäre ein, es fand
sich aber auch noch eine erbsengrosse Geschwulst neben dem
rechten corpus striatum; im Fall 60 sass ein Carcinom im
vordersten Theil des linken Vorderhorns und des linken corpus
striatum, im Fall 101 fand sich, ähnlich wie bei Fall 41, ein
Gliom der weissen Substanz des rechten Stirnlappens und eine
kleinere Geschwulst nach aussen vom linken corpus striatum. Die
beschriebenen Symptome liessen es erlaubt erscheinen, diese etwas

zweifelhaften Fälle doch für Vorderlappentumoren zu verwerthen, da die beobachteten Erscheinungen mit denen bei reinen Fällen im Wesentlichen übereinstimmten.

Im Fall 49, den Tumoren der Scheitellappen zugerechnet, kann die Lokalisation angefochten werden, da es in der Beschreibung heisst: Zwischen rechtem Seitenventrikel und Rinde sass im Mark des rechten Grosshirns ein apfelgrosser Tumor; ebenso ist Fall 90 anfechtbar (Geschwulst vom linken Unterhorn her in den Schläfenlappen eindringend) und Fall 104, bei dem neben dem Gliom des linken Lobus parietalis noch ein zweites unter der Rinde des linken Occipitallappens sass. Endlich könnte Fall 3, den ich zu den Geschwülsten der Hinterhauptslappen gezogen habe, mit mindestens demselben Recht bei den mehrfachen Tumoren im Grosshirn seine Stelle finden, insofern neben dem Carcinom im rechten Hinterlappen noch ein zweites kleineres im linken Vorderlappen sass.

Möge man diese Mängel mit der Schwierigkeit der Sichtung eines überall her zusammengetragenen Materials entschuldigen; ich bin das Postulat, unklare Fälle für diese Auseinandersetzungen nicht zu verwerthen, insofern zu erfüllen bestrebt gewesen, als ich 10 Fälle (57, 78, 60, 67, 71, 73, 75, 81, 83, 96) unter der Rubrik der „unsicheren“, schwer in eine bestimmte Kategorie unterzubringenden hier zuletzt noch zusammengestellt, den früheren Rubriken aber nicht eingereiht habe.

Die Fälle 57 und 58 betreffen Cysticerken im Infundibulum: Kopfschmerz, Schwindel, Krämpfe, Erbrechen waren die während des Lebens beobachteten Symptome. — In den übrigen Fällen handelte es sich ebenfalls um Geschwülste oder Cysten im dritten oder einem der Seitenventrikel, um Tumoren in einer Wand der Seitenventrikel, ohne nähere Angabe des Sitzes etc.; eine einheitliche Symptomatologie dieser Fälle aufzustellen, bin ich nicht im Stande.

III. Tumoren der corp. striata und thalami optici (26 Fälle).

No.	Autor.	Alter.	(Geschlecht).	Pathol. anat. Befund.	Störungen der				Verschiedenes.
					Sensibilität.	Motilität.	Sinnesorgane.	Sprache. Intelligenz.	
1	Dauphin, Presse médic. Belge. No. 30. 1876.	30	w.	Im vorderen Theil des rechten corp. str. ein Osteofibrom. (Zwei oberflächliche encephalitische Herde im rechten mittleren Hirnlappen.	Zuletzt Erlöschen der Sensibilität links.	Im 3. Lebensjahre linksseitige Hemiplegie, seitdem rhythmische Bewegungen in d. linken Extremitäten.		Delirien.	
2	Rusconi, Gaz. med. Ital. Lonb. 1874. No. 11.	14	w.	Sarkom im linken thal. opt., auch der rechte etwas ergriffen. Vierhügel vergrössert u. nach hinten verschoben.	Schwindel. Kopfschmerzen.	Rechtsseitige Lähmung, ohne Anästhesie. Ein epileptischer Anfall.	Mässige Mydriasis, die Sinne sonst intakt.		
3	Seeligmüller, Festschrift. Halle 1873.	5	m.	Nussgrosser Tuberkel des rechten thal. opt.		Linksseitige Hemiplegie nach Krämpfen.			
4	Fleischmann, Wiener medic. Wochenschrift. 1871. No. 6—9.	2	m.	Kastaniengrosser Tumor im linken thal. opt. Der linke pedunc. cerebri erweicht, Faserung am inneren Rand zerstört.	Schmerzen im rechten Bein, auch die Hautsensibilität rechts vermindert, mit Ausnahme d. Kopfes.	Zitternde Bewegungen d. rechten Hand. Unvermögen zu gehen. Rechtsseitige Facialislähmung.	Ptosis des linken Augenlids. Lähmung des rect. int. u. sin. Linke Pupille erweitert. Nur das rechte Auge sieht.	Intelligenz erhalten.	Spärlicher unfreiwilliger Urinabgang.

No.	Autor.	Alter.	Geschlecht.	Pathol. anat. Befund.	Störungen der				Verschiedenes.
					Sensibilität.	Motilität.	Sinnesorgane.	Intelligenz. Sprache.	
5	Schüppel, Arch. d. Heilk. p. 357. 1867.	30	m.	Apfelgrosses Myxosarkom im corp. striat. dextr., in den rechten Seitenventrikel hinein u. nach d. Rinde zu wuchernd.	Rechtsseitige Hinterhaupt- und Stirnschmerzen. Schwindel. Leichte Parästhesie der Zehen, besonders rechts.	Mattigkeit der Beine. Gesicht n. rechts verzogen. Linke Gesichtshälfte paretisch.	Das rechte Auge kleiner als das linke.	Ziemlich plötzlicher Tod unter Krämpfen.	Erbrechen. Langsamer Puls.
6	Moutard Martin, Union médic. 1868. No. 66.	23	m.	Carcinom des linken corp. striat., bis zum Kleinhirn s. erstreckend.	Stirn- u. Hinterhaupts-Kopfschmerz. Abnorme Empfindungen in den Extremitäten. Züge ohne Ausdruck.	Bewusstlosigkeit nach Fall. Später öfter Krämpfe im l. Arm. Rechte Hand ungeschickter als die linke. Keine Lähmung.	Rechte Pupille grösser als die linke. Abnahme des Sehvermögens.	Gedächtnissschwäche. Beschwerden beim Sprechen. Impotenz. Tod im Coma 2 Monate n. Beginn.	Aetiologie. Fall auf das Hinterhaupt.
7	Hjelt, Finsk Läge Süllsk handl. 1871. Bd. 12. (Virchow-Hirsch).	29	w.	Gliom im rechten thal. optic.	Heftige Kopfschmerzen.		Vergrösserung der linken Pupille. Sehvermögen intakt.	Plötzlicher Tod unter heftigen Kopfschmerzen und Erbrechen.	Erbrechen.
8	Gedge, Br. med. Journ. March. 27. 1869.	22	m.	Gliom innen u. vorn vom linken corp. str. im Vorderhorn. Alle Gewebe am Boden des dritten Ventrikels mit ergriffen.	Kopfschmerzen. Uebelkeiten.	Krämpfe. Zuckungen der rechten Körperhälfte.	Neuritis optic.		Erbrechen.

9	Pilz, Jahrbuch für Kinderheilk. III. 2. 133. 1870.	4	m.	In der Mitte des linken thal. opt, ein erbsengrosser Tuberkel.		Parese d. linken nv. facialis.	Strabismus convergens. Nystagmus.	Schlafneigung. Stupidität.	Alkoholistin.
10	Martin, brith. medic. Journ. January 1875.	?	w.	Tumor hinter dem rechten thal. opt., das Dach und die äussere Wand d. Seitenventrikels bildend.	Kopfschmerz.	Schwanken beim Gehen. Rechte Gesichtshälfte gelähmt, ebenso die linken Extremitäten.	Rechte Pupille weit, reaktionslos. Die linke normal.	Dementia. Tod im Coma.	
11	Fürstner, Arch. f. Psych. Bd. VI. 1875.	30	w.	Telangiektatisches Gliom in den glob. pallidis des Linsenkerns beiderseits.	Fehlen aller Linsenkernsymptome.			Hartnäckige Schlaflosigkeit. Mania puerperalis. Tod.	Chloral. Tod.
12	Barié, (Gaz. méd. de Paris. No. 30. 1875.	56	w.	Wallnussgrosses Sarkom des III. Ventrikels. Die thal. optici beide in der Mitte berührend.	Parese aller vier Extremitäten quoad motum et sensum. Facialis intakt.		Gesicht und Gehör normal.	Benommenheit.	
13	Hjelt, (Schmidt's Jahrbücher, Bd. 155.) 1872.	33	w.	Cholesteatom des linken thal. optici, bis zum Hinterhorn sich erstreckend.	Keine Abweichungen in den Funktionen des Hirns.				
14	Bruzelius und Blix. 1870. Ebd.	38	w.	Gliom des linken thal. opt.	Jahrelange Kopfschmerzen, Ameisenlaufen in Arm und Bein. Schwindel.	Facialisparese rechts. Schwäche der linken Extremitäten. Mitunter Krämpfe.	Trübung d. Sehfeldes. Bisweilen Doppelsehen. Abschwächung d. Hörvermögens,	Abnahme des Gedächtnisses. Schwierigkeit beim Sprechen u. Schlingen.	Nie Erbrechen. Besserung auf Ka. J., dann plötzlicher Tod unter starken Kopfschmerzen.

No.	Autor.	Alter.	Geschlecht.	Pathol. anat. Befund.	Störungen der				Verschiedenes.
					Sensibilität.	Motilität.	Sinnesorgane.	Intelligenz. Sprache.	
15	Russel, Med. Times and Gaz. May 17. 1873.			Grosses Sarkom zwischen beiden corp. str. und thal. opt. den linken Ventrikel einnehmend.		Andauerndes Zittern. Epileptische Krämpfe.	Kurzsichtigkeit. Blinzeln mit den Lidern. Pupillen sehr weit.	Stumpfsinn. (Schon in der Kindheit Krämpfe.) Unfreiw. Urin- u. Kothabgang. Schnelle Röthung der Wangen und Hände. Art Echolalie.	
16	Hughlings Jackson, The Br. Med. Journ. 1878. June.	8	m.	Tumor des linken corpus striatum und crus. cerebr. sin. Cerebellum, pons etc. normal.	Kopfschmerz.	Zittern d. rechten Hand. Convulsionen. Epileptiforme, tetanoide Anfälle.	Abnahme d. Sehvermögens. Nystagmus.		Erbrechen.
17	Ramskill, Medical Times and Gazette. 1874. May.	56	m.	Wallnussgrosser Tumor der Aussenseite des linken corp. str. und thal. opt		Rechtsseitige Hemiplegie, keine Facialisparese.	Nichts besonderes.	Schlechte Sprache. Aphasie?	
18	Dowson (Greig Smith), Med. Times and Gaz. 1878. March.	34	m.	Der rechte nucleus caudatus durch ein glioma myxomatosum ersetzt. Die weissen Faserzüge des corp. striatum waren unverletzt.		Epileptische Anfälle. Status epilepticus. Keine Lähmung.			

19	Cruz Cabral, Lancet. 1874. Jan.	34	m.	Hühnereigrosser Tumor das linke corp. striat. und den thal. opt. einnehmend.	Stirnkopfschmerz.				Allgemeine Tuberkulose.
20	Chouppe, Progrès méd. 1875. S. 34.	55	m.	Taubeneigrosser Tumor im vorderen Theil d. rechten thal. opt., corp. str. und unteren Theil der corona radiata.	Kopfschmerzen.	Mässige Parese der linken Gesichtsmuskeln u. des linken Arms, später auch des linken Beins. Keine Convulsionen.	In den letzten Tagen Kopf u. Augen nach rechts gedreht.	Plötzlich ausbrechendes maniakalisches Delirium.	Erbrechen.
21	Rondot, Progrès méd. 1877. S. 70.	30	m.	Beide Linsenkerne von nussgrossen Tumoren eingenommen. Innere Kapsel comprimirt.	Kopf- u. Nackenschmerz.			Verkehrtheit.	Plötzlicher Tod.
22	Pilz, Jahrbuch für Kinderheilk. N.F.3. S.146.	11	w.	Tuberkel im vorderen Theil d. linken corp. striatum.	Sensibilität der rechten Extremitäten vermindert.	Gaumensegellähmung. Tremor der Extremitäten. Beugecontraktur der Extremitäten. Krämpfe.	Augenhintergrund normal.	Sprachlosigkeit. Schlingen normal. Störungen d. Gedächtnisses. Sprache kehrt abwechselnd wieder.	Vorangegangene Diphtheritis. Tuberkulose.
23	Gowers, Lancet. 1871. March.	24	m.	Sarkom hinten zwischen den thal. opt. und den Vierhügeln; von ihnen der rechte linke ganz, der rechte an der inneren Seite in die Geschwulst aufgegangen. — Der linke hintere Vierhügel erweicht. Auch die oberflächlichen Fasern der Hirnschenkel waren mit ergriffen. Die nv. acustici waren frei.	Kopfschmerzen.	Allgemeine Schwäche. Rechte Gesichtshälfte gelähmt.	Rechtsseitige Abducenslähmung. Neuritis opt. duplex. Schliesslich vollständige Taubheit.	Stupor.	Incontinentia urinae. Eiweissurin.

No.	Autor.	Alter.	Geschlecht.	Pathol. anat. Befund.	Störungen der				Verschiedenes.
					Sensibilität.	Motilität.	Sinnesorgane.	Sprache. Intelligenz.	
24	Smith, Med. Times. 1878. March. 30.	34	m.	Der rechte nucleus caudatus in ein Gliom verwandelt. Keine Erweichung, keine Druckerscheinungen in der Umgebung.		Epileptische Convulsionen.			
25	Beurmann, Bullet. de la soc. anat. 1876.	38	m.	Beiderseits d. Linsenkorne von Gliomen eingenommen.		Allmälig sich einstellende linksseitige Hemiplegie. Zittern der paretischen Extremitäten bei gewollten Bewegungen. Neigung zu Vorwärtsbewegungen.	Linke Pupille weiter als die rechte. Vermindertes Sehvermögen. Geschmack und Geruch normal.	Sprachbehinderung.	
26	Assagioli e Bonvecchiato, Rivista sperim. di fren. II. u. III. 1879 (?)	15	w.	Der linke thal. opt. vergrössert, ganz in eine gliomatöse Masse verwandelt.	Hinterhauptsschmerzen, später rechtsseitige Hemianästhesie.	Choreabewegungen des rechten Gesichts und der rechtsseitigen Extremitäten. Später hemiplegia dextra.	Rechtsseitiger Blepharospasmus. Keine Sehstörungen.	Später aphasische Zustände. Intelligenz zuletzt getrübt.	

Unter der Ueberschrift: „Tumoren der Corpora striata und thalami optici" habe ich 26 Fälle vereinigt, welche indessen behufs besserer Uebersicht und Durcharbeitung in einige Unterabtheilungen einzutheilen sind. Aus der Gesammtsumme der Beobachtungen heben sich zunächst 3 heraus, welche von den Autoren ausdrücklich als Geschwülste der Linsenkerngegend bezeichnet wurden. — Merkwürdigerweise sind in allen 3 Fällen (11, 21, 25) stets die Linsenkerne beiderseits von der Neubildung eingenommen gewesen. — Im Fall 25 finden sich Erscheinungen mitgetheilt, welche die Vermuthung einer vorzüglich rechts sitzenden Läsion nahe gelegt hatten, nämlich: allmälig sich einstellende linksseitige Hemiplegie und Zittern der gelähmten Extremitäten bei versuchten willkürlichen Bewegungen. Ausserdem bestand Neigung zu Vorwärtsbewegungen, Sprachbehinderung, Erweiterung der linken Pupille und vermindertes Sehvermögen.

Fall 11 und 21 zeichnen sich dadurch besonders aus, dass abgesehen von psychischen Störungen in beiden Fällen und von Kopf- und Nackenschmerzen in Fall 21 Nichts während des Lebens darauf hindeutete, dass beiderseits zwei so wichtige Gangliensysteme zerstört waren; namentlich fehlten Lähmungserscheinungen durchaus. —

Eine zweite Unterabtheilung (8 Beobachtungen umfassend) bilden diejenigen Fälle, in denen nach dem Wortlaut die Geschwulst den Schweifkern, (corp. striatum) eingenommen hat: es sind dies die Beobachtungen 1, 5, 6, 8, 16, 18, 22 und 24. — Von ihnen ist Fall 6, in so fern sich das den linken Schweifkern einnehmende Carcinom bis zum Kleinhirn hin erstreckte, für die Localisation kaum zu verwerthen; dasselbe mag von Fall 16 gelten, in welchem die Neubildung neben dem linken Corpus striatum noch den linken Hirnschenkel mitbetheiligte. — Wie bei den Tumoren der Linsenkerngegend finden wir auch bei denen der Streifenhügel 2 Beobachtungen (18 und 24), wo abgesehen von „epileptischen Anfällen" keine weiteren Störungen, namentlich · keine Lähmungszustände erwähnt werden. —

Für die übrigen 6 Fälle (1, 5, 6, 8, 16, 22) bestehen hinsichtlich der Motilität zweimal (1 und 5) Lähmungserscheinungen der entgegengesetzten Körperhälfte: einmal eine Hemiplegie, das andere Mal eine Facialisparese. Eigenthümlich sind aber für Fall

1, 6, 8, 16 und 22 merkwürdige, theils als krampfartige Zustände, theils als Zittern oder als rhythmische, mehr dem Veitstanz ähnliche Bewegungen beschriebene Erscheinungen, wobei 3 mal noch von allgemeinen Convulsionen die Rede ist. Viermal finden sich unter den 6 Beobachtungen „Kopfschmerzen" verzeichnet, welche 2 mal in Stirn und Hinterhaupt lokalisirt werden; 2 mal wird die Sensibilität der contralateralen Körperhälfte als vermindert beschrieben, 2 mal ausserdem von abnormen Empfindungen der Extremitäten berichtet.

Ich werde weiter- unten nach vorhergegangener Beschreibung der durch Sehhügelneubildungen bedingten Symptome des Genaueren noch auf diese soeben besprochenen Erscheinungen zurückkommen. —

Von den Sinnesorganen werden bei Streifenhügeltumoren nur die Augen als leidend angeführt: die dreimal niedergelegte Bemerkung einer Verminderung des Sehvermögens (einmal Neuritis optica) enthält nichts irgend wie Charakteristisches, so wenig wie die zweimal notirte Pupillenungleichheit. Einmal wird der Augenhintergrund ausdrücklich als normal angegeben. Psychische Störungen werden 2 mal als Gedächtnissverlust, Beschwerden und Behinderungen beim Sprechen ebenfalls 2 mal in denselben Fällen notirt, wobei übrigens sowohl in Fall 6 wie 22 die Läsion das linke Corpus striatum einnahm, also ein Druck auf die im linken Stirnhirn gelegenen, für die Sprache bekanntlich so überaus wichtigen Bezirke wohl ausgeübt sein konnte.

Erbrechen schliesslich wird 3 mal, Pulsverlangsamung 1 mal beschrieben.

Elf Beobachtungen besitzen wir, in welchen ein Sehhügel allein die Geschwulst beherbergte, nämlich die Fälle 2, 3, 4, 7, 9, 10, 12, 13, 14, 23 und 26. —

Von diesen muss zunächst dem Fall 4 eine Sonderstellung zugewiesen werden, insofern durch die Betheiligung des unter dem linken Sehhügel befindlichen linken Hirnschenkels offenbar Symptome geschaffen wurden, welche dem unbefangenen Beurtheiler es nahe legten, die in Frage stehende Beobachtung als eine solche von Tumor des linken Crus cerebri zu registriren, wie ich das auch factisch gethan habe (siehe dort). Auf die „zitternden Be-

Bewegungen der rechten Hand" in diesem Falle komme ich später
noch einmal zurück.

Sodann könnte Fall 2 insofern Bedenken erregen, als neben
dem linken Thal. opt. auch der rechte ergriffen, ausserdem aber
auch die Vierhügel nicht unbetheiligt geblieben waren.   Noch
weniger scheint Fall 23 verwendbar, weil so viele wichtige Hirntheile neben den Thal. opticis in Mitleidenschaft gezogen sind,
so dass diese Beobachtung als für Sehhügeltumoren charakteristisch
wohl nicht angesehen werden darf.   Von den 9 übrig bleibenden
und verwerthbaren Fällen beansprucht No. 13 insofern wieder besonderes Interesse, als trotz vorhandenen Cholesteatoms im linken
Thal. opt. während des Lebens keine Funktionsstörungen von Seiten
des Hirns beobachtet wurden. — Ebenso ist Fall 7 der Beachtung
werth: Es sass ein Gliom im rechten Thal. opt.: es waren Kopfschmerzen vorhanden und Erbrechen, auch war die linke Pupille
erweitert: es ist aber klar, dass aus diesen Symptomen allein die
Diagnose einer Sehhügelerkrankung nicht hergeleitet werden konnte.
— In den übrigen 7 Fällen (2, 3, 9, 10, 12, 14, 26) bestanden
jedes Mal Störungen von Seiten der Motilität.   Die Fälle 2 und 3
boten contralaterale Hemiparesen, welche entweder mit epileptischen
Zuständen combinirt waren oder solchen Anfällen folgten: in Fall 9
ist nur eine Facialisparese notirt und zwar auf der Seite des Tumors; dasselbe ist für Beobachtung 10 der Fall: hier sass der
Tumor hinter dem rechten Sehhügel im Hirnmark: es fand sich
neben der gleichseitigen Facialisparese eine Schwäche der linksseitigen Extremitäten, während Fall 14 umgekehrt (Gliom des
linken Thal. opt.) contralaterale Facialisparese, dagegen Parese
der Extremitäten auf der Seite des Tumors darbot. —

Ich gestehe ausser Stande zu sein, diese Widersprüche zu
erklären.

Im Fall 12 (Sarkom des 3. Ventrikels, die Thal. opt. beide
in der Mitte berührend) bestand motorische und sensorische Paraplegie aller 4 Extremitäten (eine Autopsie des Rückenmarks scheint
nicht gemacht worden zu sein, wenigstens ist nichts darüber erwähnt); in Fall 26 endlich ging eine Chorea der contralateralen
Extremitäten der später eintretenden Hemiplegie und Hemianästhesie voran.

Im Uebrigen ist die Ausbeute für die Symptomatologie eine

nur spärliche: 5 mal bestanden Kopfschmerzen, 1 mal Schwindelerscheinungen, nur einmal noch ausser der für Fall 26 erwähnten
Hemianästhesie eine nicht genauer präcisirte Parästhesie (Ameisenkriechen) in Armen und Beinen. Auch die Störungen im Bereich
der Sinnesorgane sind nur wenig charakteristisch: nur 1 mal ist
von einer Trübung des Sehvermögens die Rede, in drei Fällen
fehlt jede Angabe, in drei anderen wird das Sehvermögen unver-
sehrt genannt; wenig charakteristisch ist die 2 mal gemachte Notiz
über „Doppelsehen", über Blepharospasmos rechts (Fall 26, vielleicht den rechtsseitigen Choreasymptomen einzureihen) und über
Pupillenerweiterung des einen oder des anderen Auges, welche
einmal auf der Seite beobachtet wird, wo der Tumor sitzt, das
andere mal auf der entgegengesetzten Seite.

Hinsichtlich der Psyche findet sich 3 mal eine Verminderung
der geistigen Fähigkeiten notirt, 2 mal (bei links sitzendem Tumor)
Sprachstörungen und aphasische Symptome; Erbrechen und Schlingbeschwerden kamen je 1 mal zur Beobachtung. —

Schliesslich bleiben noch 4 Beobachtungen übrig, in welchen
der Thalamus opticus **und** das Corpus striatum einer Seite
gemeinsam als Sitz der Neubildung angegeben werden (die Fälle 15,
17, 19, 20). — Wieder tritt hier bei einem Fall (19), wo ein eigrosser
Tumor das linke Corpus striatum und den Thal. opticus einnahm,
die Thatsache in den Vordergrund, dass ausser vorhandenem Stirnkopfschmerz kein weiteres Zeichen auf die Zerstörung so wichtiger
Organe hinwies. Zweimal bestand (17, 20) contralaterale Hemiplegie (in Fall 17 ohne Facialisbetheiligung), 1 mal Zittern und
Krampf, 2 mal werden Kopfschmerzen angegeben, 1 mal Pupillen-
weite: eine Art Echolalie und eine an Aphasie erinnernde Sprachstörung in 2 Fällen bei linksseitigem Sitz; phychische Störungen
bestanden 2 mal: Stumpfsinn (bei schon seit der Kindheit auftretenden Krämpfen) und Manie, welche plötzlich ausbrach. In
diesem Falle war auch unfreiwilliger Urin- und Kothabgang notirt
und auf eine „schnelle Röthung der Wangen und Hände" aufmerksam gemacht; 1 mal nur ist von „Erbrechen" die Rede. — Wenn
in einem Werke, wie das Nothnagel's, der Versuch gemacht
wird, die Symptomatologie von Herden auseinander zuhalten, welche
1) nur den Linsenkern betheiligen, 2) oder nur das Corpus striatum
oder 3) nur den vorderen Abschnitt der inneren Kapsel, oder

4) alle 3 Gebilde zugleich, oder 5) nur den hinteren Abschnitt
der inneren Kapsel und 6) endlich alle im Niveau dieses hinteren
Abschnitts gelegenen Gebilde den Schhügel einbegriffen, so ist das
eben für eine Arbeit nöthig, die es sich zur Aufgabe stellt, die
möglichst genaue Lokaldiagnostik zu geben von Läsionen von
Hirnabschnitten, deren relative Selbstständigkeit wir heute im
Grossen und Ganzen anerkennen.

Dass bei Tumoren, welche im Streifenhügel oder Sehhügel
resp. im Linsenkern sich entwickelt haben, von einer Läsion eben
nur dieser Gebilde allein nicht die Rede sein kann, dass bei derartigen Lokalisationen die so nahe benachbarten Theile der inneren
Kapsel (vorderer resp. hinterer Abschnitt) einen mehr oder weniger
bedeutenden Druck zu erleiden haben werden, bedarf wohl kaum
noch einer besonderen Auseinandersetzung. Von diesem Gesichts-
punkt aus ist es nun von besonderem Interesse zu sehen, wie Zerstörungen von Gebilden, denen noch vor gar nicht langer Zeit
wesentliche Beziehungen zur Motilität der entgegengesetzten Körper-
muskulatur zugeschrieben wurden, bestehen können, ohne dass sich
abgesehen von allgemeinen, nicht besonders charakteristischen
Symptomen sonst Zeichen ihrer beeinträchtigten Funktion entdecken lassen. Wir besitzen derartige Beispiele für die Tumoren
der Linsenkerngegend, der Streifenhügel, der Sehhügel: freilich
kann man auch hier den wohl nicht unbegründeten Einwurf
machen, dass die (eventuell) langsam sich entwickelnden Tumoren
allmälig nur die Nervensubstanz auseinander drängten, ohne die
Faserung oder die Ganglienzellen geradezu vernichtet zu haben.

Die notirten pathologischen Erscheinungen einer meist langsam
sich entwickelnden contralateralen Hemiplegie, hier und da auftretender Krampfzustände, vereinzelt aufgefundener hemianästhetischer
Symptome erscheinen mir nicht charakteristisch genug,
um die Tumoren dieser Gegend von einander, resp. von
solchen Neubildungen zu trennen, welche im Centrum
ovale des „Mittellappens" des Grosshirns ihren Sitz aufgeschlagen haben. —

Weder die Kopfschmerzen, noch das Erbrechen, weder die
Läsionen der Sinnesorgane (meist nur der Augen), noch die psychischen Anomalien oder die Sprachstörungen tragen den Ausdruck
irgend einer Besonderheit an sich. Nur die eine, oben schon mehr-

fach erwähnte Erscheinung der unwillkürlichen, theils an
Chorea, theils an Zitterbewegungen erinnernden, oft nur
halbseitig zu beobachtenden Erscheinungen an Gliedern, welche
entweder später hemiparetisch werden oder schon gelähmt waren,
an denen auch wohl hier und da die Symptome herabgesetzter
Sensibilität zu bemerken sind, scheinen von Bedeutung zu sein für
die Läsionen, welche im corpus striatum oder im thalamus
opticus meist nach deren Aussenseite zu ihren Sitz aufgeschlagen
haben und vielleicht auf Fasermassen reizend einwirken, die von
den genannten grossen Ganglien aus in den Stabkranz eintreten.
Von Interesse ist es, dass zeitweilig nur das Facialisgebiet der
entgegengesetzten Seite oder nur die Extremitäten ohne Facialis
als paretisch beschrieben werden: von Interesse wohl auch der
Umstand, dass nur einmal und auch da unvollständig die Hemianästhesie bei offenbarer Betheiligung des hinteren Abschnitts der
inneren Kapsel und jedenfalls nicht mit dem Nachdruck betont
wird, wie das sonst für Läsionen gerade dieser Gegend charakteristisch ist und in dem Hervorheben der gleichzeitig beeinträchtigten
Funktion der contralateralen Sinnesorgane seinen Ausdruck findet.
Hinsichtlich der von Petrina als für Tumoren der Sehhügel so
besonders bedeutungsvoll gehaltenen vasomotorischen Störungen
habe ich nur einmal, in Fall 15 (grosses Sarkom zwischen beiden
corp. striata und thal. opt., den linken Ventrikel einnehmend)
„schnelle Röthung der Wangen und Hände hervorgehoben gefunden:
sonst wird von besonders auffälligen Störungen der Cirkulation oder
der vasomotorischen Innervation nichts berichtet. —

IV. Tumoren der Grosshirnschenkel (3 Fälle).

No.	Autor.	Alter.	Geschlecht.	Pathol. anat. Befund.	Störungen der				Ver-schiedenes.
					Sensibilität.	Motilität.	Sinnesorgane.	Sprache. Intelligenz.	
1	Rosenthal, Oesterr. med. Jahrb. XIX. 1870.	30	w.	Erbsengrosse Cyste im l. Hirnschenkel, Erweichung des rechten, bohnengrosses Gliosarkom, den rechten nv. oculom., die corp. mammillaria u. den hinteren Theil des tuber cinereum einnehmend.	Motorische und sensitive rechtsseitige Hemiplegie der Extremitäten und des Gesichts. Kopfschmerz.	Schwindel.	Linksseitige Oculomotoriuslähmung. Doppelseitige Amblyopie u. Neuroretinitis. Zuletzt auch rechtsseitige Oculomotoriuslähmung.	Lallende Sprache. Zunge nach rechts deviirend.	Harndrang. (Die Kranke war schwanger.)
2	Sutton, Brit. medic. Journ. Febr. 1870.	25	m.	Gliom im linken crus cerebri, auch einen Theil des rechten einnehmend.	Hatte nie Kopfschmerz.	Unsicherer Gang einige Tage vor dem Tode. Apoplektischer Insult u. rechtss. Hemipl.	Ptosis d. linken oberen Lides (einige Tage vor dem Tode).	Bewusstlosigkeit 3—4 Tage hindurch.	Nie Erbrechen.
3	Steffen, Berliner klin. Wochenschrift Febr. 1867. No. 25—28.	1	m.	Nach unten und vorn vom rechten corp. striat. (in dem eine bohnengrosse, blutgefüllte Höhle) ein auf dem rechten pedunculus cerebri aufliegender Tuberkel.	Herabsetzung d. Sensibilität an den linksseitigen Extremitäten.	Parese d. linken Mundfacialis; linksseitige Hemiparese, Krämpfe in den Unterextremitäten, besonders links. Contrakturen beiders. besonders d. ob. Extrem. Zuckungen üb. d. ganzen Körper.	Keine Alteration der Sinne oder der geistigen Fähigkeiten. Keine Oculomotoriusaffection. Coma. Tod.		

11*

Von Neubildungen der Grosshirnschenkel hat die Litteratur der letzten 15 Jahre keine grosse Anzahl von Fällen aufzuweisen, wenigstens gelang es mir nur, 3 hierher gehörige Beobachtungen aufzufinden. — Unter diesen kann man noch über den Fall 3 (Steffen) mit Recht in Zweifel sein, ob er hierher zu rechnen, oder nicht vielmehr den Tumoren der corp. striata und der thalami opt. zuzuzählen sei. Es lag die tuberkulöse Masse unterhalb einer erweichten Stelle im rechten corp. str. dem rechten Hirnschenkel auf, hatte ihn also nur von aussen comprimirt: daher fehlen auch in diesem Falle die sonst für Hirnschenkel-neubildungen und für Pedunkulusläsionen überhaupt so charakteristischen Lähmungserscheinungen im Gebiete des Oculomotorius der kranken Seite. Andererseits habe ich unter den Tumoren der Corp. striata und Thal. opt. als Fall 4 eine Beobachtung von Fleischmann aufgeführt, bei welcher der linke Hirnstiel zwar erweicht, der eigentliche Sitz der Geschwulst aber (Tuberkel) der linke Sehhügel war. In letzterem Falle war die innere Faserung des linken Hirnstiels vollständig zerstört: hier fand sich nun auch neben Lähmung und Anästhesie der contralateralen Körperhälfte (Facialis mit einbegriffen) linksseitige Ptosis und Lähmung des Rectus internus sinister: vielleicht dass die „zitternden" Bewegungen der rechten Hand (siehe darüber unter: Tumoren der Sehhügel) einen Fingerzeig in Bezug auf die Mitbetheiligung des linken Sehhügels hätten geben können.

Rechnen wir diese Mittheilung von Fleischmann zu unseren 3 im Text aufgeführten Beobachtungen hinzu, so finden wir unter den 4 Fällen den Kopfschmerz einmal angegeben, einmal ausdrücklich als nicht vorhanden erwähnt. Die beiden anderen Beobachtungen betreffen Kinder von 1 resp. 2 Jahren, bei denen hierüber natürlich keine bestimmte Auskunft zu erhalten war. Schwindel bestand einmal (dabei aber Augenmuskellähmungen rechts, wie links). In allen vier Mittheilungen wird eine Hemiplegie der der Tumorseite entgegengesetzten Körperhälfte beschrieben, wobei dreimal zugleich die Sensibilität der gelähmten Theile herabgesetzt war. Zweimal war das Gehen „unsicher": Hemiplegie und Augenmuskellähmung scheinen genügend, diese „Unsicherheit" zu erklären. Einmal bestanden Schmerzen in dem gelähmten Bein, Zitterbewegungen der rechten Hand einmal (siehe

bei der Besprechung der Sehhügelgeschwülste), endlich krampfhafte
Erscheinungen zunächst an den gelähmten, später auch an den
übrigen Extremitäten in dem einem Falle, wo die Neubildung von
oben her auf den Hirnschenkel drückte (Beobachtung 3).

In charakteristischer Weise findet sich nun alternirend im
Sinne Gubler's neben der Lähmung der Extremitäten der dem
Tumor entgegengesetzten Körperhälfte eine mit der Neubildung
gleichseitige Affection des Oculomotorius. Im Fall 2 bestand nur
eine Lähmung des oberen Lides, in Fall 4 (Fleischmann) eine
eben solche neben Lähmung des Rectus internus und des Sphincter
iridis; in Fall 1 wird einfach „Lähmung des Oculomotorius"
angegeben.

Auch bei Geschwülsten an der Basis in der mittleren Schädelgrube finden wir derartige Lähmungen der Oculomotoriusäste derselben Seite, wo der Tumor sitzt, eventuell verbunden mit Lähmung
der contralateralen Extremitäten: dann fehlen aber meist die Sensibilitätsstörungen an Armen und Beinen und es bestehen andererseits neben der Paralyse der Oculomotoriusäste auf derselben Seite
noch Lähmungs- oder Reizzustände im Facialis- und besonders oft
im Trigeminusgebiet. So wird es also bei einiger Aufmerksamkeit
wohl gelingen, diese durch basale Neubildungen erzeugten Erscheinungen von solchen zu trennen, welche durch Geschwülste in
den Hirnschenkeln selbst bedingt sind. Schwieriger kann die
Unterscheidung von denjenigen Tumoren der Brücke werden (siehe
dort), welche in deren vorderstem Abschnitt sitzend einige der von
dem Oculomotoriuskern ausgehenden Fasern lädirt haben, wie die
Möglichkeit derartiger Vorkommnisse durch Kahler und Pick [47])
nachgewiesen ist. Als Unterscheidungsmerkmal von derartigen
Zuständen kann nun oft der schon von Ladame gewürdigte Umstand dienen, dass neben der zuerst auftretenden, der Neubildung
gleichseitigen Paralyse des Oculomotorius später auch noch der
so nahe liegende Nv. oculomotorius der andern Seite gelähmt
wird, wie dies z. B. thatsächlich in der ersten der von mir gesammelten Beobachtungen der Fall war.

Die nur im 1. Fall hervorgehobene doppelseitige Neuroretinitis
und Amblyopie hat nichts für den Sitz der Geschwulst bezeichnen-
des an sich, eher noch die in Fall 4 (Fleischmann) erwähnte Thatsache der einseitigen Abschwächung des Sehvermögens des Auges,

an welchem auch die Lähmungserscheinungen im Oculomotoriusgebiet vorhanden waren; Läsionen anderer Sinnesorgane wurden
nicht beobachtet, ebenso wenig psychische Störungen. Einmal
nur wird bei bestehender rechtsseitiger Hemiplegie und Deviation
der Zunge nach rechts hin einer „lallenden" Sprache Erwähnung
gethan: einer „Sprachstörung" wie sie sich oft bei frischeren nnd
älteren Fällen von Hemiplegien findet. (Vgl. S. 44). Niemals
wird das Vorkommen von Erbrechen angegeben, ebenso fehlen Bemerkungen über vasomotorische Störungen oder auffallende Läsionen
der Blasenthätigkeit: der „Harndrang" der schwangeren Frau im
1., der unfreiwillige Urinabgang im 4. Fall bei dem 2jährigen
Kinde können meiner Ansicht nach für den Einfluss der Hirnschenkel auf die Blasenthätigkeit kaum viel beweisen.

Wechselständige Lähmung des Oculomotorius an der Seite, wo
die Neubildung sitzt, der Extremitäten (incl. des Facialis und
Hypoglossus) an der entgegengesetzten Körperhälfte, Combination
dieser motorischen Lähmung der Extremitäten mit Anästhesie,
späteres Auftreten von paralytischen Zuständen im Oculomotoriusgebiet auch der anderen Seite geben die Hauptmerkmale ab für
die Neubildungen in den Hirnschenkeln.

V. Tumoren der Vierhügel (11 Fälle).

No.	Autor.	Alter.	Geschlecht.	Pathol. anat. Befund.	Störungen der Sensibilität.	Motilität.	Sinnesorgane.	Intelligenz. Sprache.	Verschiedenes.
1	Annuske, v. Graefe's Arch. 1873. Bd. 19.	29	w.	Gliom der corp. quadrigemina. Dahinter ein Sack am Kleinhirn, dieses selbst unbetheiligt. Der Tumor liegt nach oben und aussen vom linken crus cerebelli ad pontem. Hydrops aller Ventrikel.	Kopfschmerz im Hinterhaupt und Genick. Schwindel.	Epileptische Krämpfe. Rechtsseitige Facialisparese. Neigung nach hinten zu nach links hin fallen. Unsicherer Gang.	Neuritis opt. dupl. Amblyopie. Bewegung beider Augen nach hinten erschwert.	Intelligenz vermindert.	Erbrechen.
2	Duffin, Lancet. June 17. 1876.	25	m.	Corp. quadrigemina und gland. pinealis durch Gliom ersetzt. Der Tumor setzt sich in den III. und durch den Aqu. Sylv. auch in den IV. Ventrikel hinein fort.	Kopf- und Nackenschmerzen. Schwindel.	Unsicherer Gang. Motorische Kraft der Beine intakt. Gespannte Nackenmuskulatur.	Neuritis opt. dupl. Amaurose. Ohrensausen. Abschwächung d. Hörvermögens.	Intelligenz bis 14 Tage vor dem Tode frei. Dann Benommenheit, Delirien, Coma. Tod.	Kleiner unregelmässiger Puls. Erbrechen.

| No. | Autor. | Alter. | Geschlecht. | Pathol. anat. Befund. | Störungen der | | | Intelligenz. Sprache. | Ver-schiedenes. |
					Sensibilität.	Motilität.	Sinnesorgane.		
3	Pilz, Jahrbuch für Kinderkrankh. III. 1870. 2. 133.	3	w.	Tuberkel an Stelle der Vierhügel, in den III. Ventrikel vorspringend. (Linker Hirnschenkel comprimirt.)		Parese der r. Körperhälfte, linker Mundwinkel hängend. Tremor rechts, Contraktur des rechten Ellenbogens.	Erhaltenes Sehvermögen des rechten, zu Anfang auch des l. Auges. Ptosis links, Erweiterung d. linken Pupille. Linker Augapfel vorgedrängt und nach aussen stehend.	Stupidität.	Eigenthümliche Bewegungen beim Sitzen von rechts hinten nach vorn und links.
4	Kohts, Virch. Arch. Bd. 67. 1876.	7	m.	Kirschgrosse Geschwulst nimmt die hinteren Vierhügel und das velum ein. Cyste in der Kleinhirnmitte bis zum IV. Ventrikel hinreichend.	Hinterhauptschmerzen.	Taumelnder Gang nach rechts und hinten. Anfälle mit hydrocephalischem Schrei. Neigung des Kopfes nach vorn.	Strabismus divergens alternans. Neuritis opt. dupl.	Ziemlich plötzlicher Tod im Schmerzparoxysmus.	Blasenschwäche. Erbrechen.
5	Hirtz, Bulletin de societé anat. Mars-Avr. 1875.	21	m.	Lipom mit 2/3 der unteren Fläche auf corp. quadrigem. u. geniculatum rechts aufliegend, das andere Drittel	Rechtsseitiger Schläfen-Stirnkopfschmerz. Schwindel. Schmerzen in der	Das rechte Bein wird etwas nachgeschleppt.	Geräusche in den Ohren. Atrophia nv. optic. dextri. Erblindung	Abnorm tiefer Schlaf. Geschlechtstrieb vermindert.	Erbrechen.

Nr.		Alter						
				tel die linken corp. quadrig. comprimirend	rechten unteren Extremität. Intakte Sensibilität.		erst rechts, dann links. Rechtes Auge nach aussen schielend. Pupillen gleich, erweitert.	Zuletzt Erbrechen.
6	Klebs (Fischel), Prag. Vierteljahrsschrift. Bd. 133. 1877.	22	m.	Geschwulst der corp. quadrigemina, sich in die pedunc. cerebri und in das Kleinhirn bis zum IV. Ventrikel hin fortsetzend.	Kopfschmerz (linke Stirn-, Schläfen-, Nackengegend).	Schwankende Haltung. Zittern des Kopfes und der oberen Extremitäten.	Ptosis sinistra. Bulbus links nach innen gerichtet. Amblyopia sin. Linke Iris reagirt schwach auf Lichtreiz. Taubheit nur links.	Gereizte Stimmung.
7	Gowers, Lancet. 15. March. 1879.	24	m.	Sarkom zwischen d. hinteren Schhügel-abschnitten, oberhalb der crura cerebri. Vierhügel und gland. pinealis mit ergriffen. Nur das rechte hintere corp. quadrigem. war intakt. Das crus cerebri sinistri war mitbeschädigt.	Kopfschmerz.	Zuletzt Lähmung der rechten unteren Facialiszweige.	Paralyse des rechten nv. abducens. Gleiche Pupillen. Störung des Sehvermögens. Neuritis optica duplex. Schliesslich Taubheit.	Stupor.

No.	Autor.	Alter.	Geschlecht.	Pathol. anat. Befund.	Störungen der				Verschiedenes.
					Sensibilität.	Motilität.	Sinnesorgane.	Intelligenz. Sprache.	
8	Nothnagel, Topische Diagnostik. 1879. S. 206.	21	m.	Hydrops ventriculorum. Wallnussgrosse, weiche Geschwulst der Vierhügel und der Zirbeldrüse. Ausdehnung der Geschwulst nach vorn, hinten und unten. Erweichung des vorderen Randes der Kleinhirnhemisphären.	Schwindel. Keine Klagen über Kopfweh.	Schon seit der Jugend selten epilept. Anfälle. Taumelnder Gang, bes. nach rechts hin. Keine eigentliche Lähmung.	Blindheit. Starre Augen. Erweiterte Pupillen.	Intelligenzabnahme. Träumerisches Wesen.	Erbrechen, ziemlich andauernd.
9	Rosenthal, Lehrbuch der Nervenkrankh. 1875. S. 183.	30	m.	Hydrops ventric. Nussgrosse Geschwulst d. corp. quadrigem., nach vorn die Sehhügel auseinanderdrängend, nach hinten sich in den vierten Ventrikel erstreckend.	Kopfschmerz.	Mattigkeit. Müdigkeitsgefühl.	Abschwächung d. Sehvermögens. Pupillenerweiterung.	Gedächtnissabnahme. Schläfrigkeit.	
10	Seidel (nach Nothnagel), Dissertation. Jena 1861.	55	m.	Hydrops ventric. Die hinteren Vierhügel von einer nach rechts hin ins Kleinhirn übergehenden Geschwulst eingenommen.	Schwindel. Kopfschmerz.	Schwanken beim Stehen.	Sehschwäche. Enge Pupillen.		Erbrechen nur einmal. Plötzl. Tod.

| 11 | Henoch, Charité-Annalen 1880. S. 468. | 4 | w. | Grosser Tuberkel unterhalb des linken corp. quadrigem. in die Substanz des pons nach abwärts eingreifend. Mehrere Tuberkel in der rechten Kleinhirnhemisphärenperipherie. | Zeitweilig Schmerzen im rechten Bein. | Linksseitige Facialis-, rechtsseitige Extremitätenparese. — Choreaartige Bewegungen der paretischen Extremitäten. Leichte Rigidität derselben. | Schielen. Neuritis opt. dupl. Später Atrophia opt. Doppelseitige Ptosis, weite starre Pupillen. Doppelseitige rect. intern. Lähmung. | Intelligenz leidlich erhalten. | Retentio urinae, später nicht mehr bemerkt. Tod durch Scharlach. |

Tumoren der Zirbeldrüse (3 Fälle).

No.	Autor.	Alter.	Geschlecht.	Pathol. anat. Befund.	Störungen der				Verschiedenes.
					Sensibilität.	Motilität.	Sinnesorgane.	Intelligenz. Sprache.	
1	Blanquinque, Gaz. hebd. 1871. p. 532.	39	m.	Taubeneigrosser Tumor der gland. pinealis. Compression der Vierhügel, der vena Galeni. Hydrops ventric.	Hinterhaupts- und Stirnkopfschmerz.	Epilept. Anfälle. Unvermögen der Beine den Rumpf zu tragen.	Atroph. n. opt. Blindheit. Weite Pupillen. Convulsivische Bewegungen der bulbi nach unten und rechts.	Verminderung d. Intelligenz.	
2	Massot, Lyon méd. 1872. No. 15.	19	m.	Ellipsoides, hartes Carcinom von 28 mm. Durchmesser der Zirbeldrüse.	Beiderseitiger Stirn-Schläfen-schmerz.	Epileptische Anfälle.	Beständiges Zwinkern der Lider. Diplopia, Amblyopia.	Sopor.	Polyurie. Polydipsie. Abmagerung. Trockenheit der Haut.
3	Nieden, Cbl. f. N-heilk. 1879. No. 8.	35	w.	Cystoide Entartung der Zirbeldrüse, den III. Ventrikel ausfüllend. Vorderes Vierhügelpaar abgeflacht und verändert	Hinterhauptskopfschmerzen. Keine Sensibilitätsstörungen.	Keine Lähmung.	Doppelsehen, bes. beim Blick nach unten rechts. Parese des nv. trochlearis dexter. Keine neuritis optica. Sehschärfe normal.	Stupidität. Etwas lallende Sprache. Später Tobsucht.	Sehr elender Körperzustand. Baldiger Eintritt von dekubitus.

Von Tumoren der Vierhügelgegend gelang es 10 Fälle zu sammeln:*) zu ihnen würden vielleicht noch die drei Fälle gerechnet werden dürfen, welche über Geschwülste der Zirbeldrüse bekannt geworden sind.

Betrachtet man zunächst die Vierhügeltumoren für sich, so ergiebt sich das Vorhandensein von Kopfschmerz in 8 Fällen (80 pCt.). Derselbe wurde im Hinterhaupt und Genick 3 mal, 2 mal in der Schläfe und der Stirn localisirt. Abgesehen von der einmal sich vorfindenden Angabe von Schmerzempfindung in einer Unterextremität werden andere Sensibilitätsstörungen nicht erwähnt.

Dagegen findet man in der Hälfte der Fälle Klagen über „Schwindel“, ein Symptom, auf das ich bei der weiteren Besprechung unten zurückzukommen haben werde.

Ausgesprochene Lähmungserscheinungen, namentlich hemiplegische Zustände fehlen: nur zweimal wird eine einseitige Facialisparese, einmal eine Parese eines Beins, einmal endlich eine Parese der rechten Körperhälfte und eine Andeutung von Muskelschwäche im Gebiet des den Extremitäten entgegengesetzten Facialisgebietes erwähnt. Wie weit hierbei der Druck auf das Crus cerebri einer Seite (Fall 3 u. 7), wie dies von zwei Autoren ausdrücklich hervorgehoben wird, das Massgebende gewesen, will ich hier nicht näher erörtern, genug, dass ausgesprochene halbseitige Lähmungserscheinungen jedenfalls in den Hintergrund treten.

Ebenso wichtig ist das Fehlen halbseitiger oder nur auf eine Extremität beschränkter Convulsionen: einmal nur wird Zittern des Kopfes und der oberen Extremitäten beschrieben und ausserdem noch einmal Zittern und Contractur einer paretischen oberen Extremität. (Fall 3 und 6). In dem einen Falle waren der linke, im anderen beide Pedunculi cerebri direct durch die Geschwulst resp. den vom Vierhügeltumor her ausgeübten Druck betheiligt.

Ausgesprochene epileptische Convulsionen sind nur 3 mal angegeben: dabei war aber das eine Individuum schon seit seiner Jugend epileptischen Anfällen unterworfen (Fall 8), das andere (Fall 4) bekam eigenthümliche, durch einen hydrocephalischen

---

*) Fall 11 ist im Text mit berücksichtigt und besonders besprochen.

Schrei eingeleitete Zustände, welche vielleicht nur mit zweifelhaftem Rechte hierher gerechnet werden können.

Einmal nur wird von einem Müdigkeitsgefühl in den Beinen gesprochen, 6 mal dagegen von einem eigenthümlichen, schwankenden, taumelnden Gang resp. von Schwanken beim Stehen, wobei in drei Fällen noch die Neigung, nach einer Seite hin umzufallen, betont wird.

Alle 6 mal aber setzte sich auch der Tumor nach hinten hin in den 4. Ventrikel hinein oder in die meist mittlere Region des Kleinhirns fort (Fall 1, 2, 4, 6, 8 und 10): characteristisch für die anderen Fälle 3, 5, 7 und 9, in denen dieses Symptom fehlt, ist es, dass die Geschwulst sich nicht nach hinten, wohl aber nach vorn hin gegen den 3. Ventrikel zu ausbreitet und dass nur in Fall 9 noch ausser dieser Wucherung in den 3. Ventrikel hinein von einer Fortsetzung der Geschwulst nach hinten hin die Rede ist. Ich glaube hier schon auf das später noch einmal zu betonende Factum hinweisen zu dürfen, dass bei den 3 Fällen von Zirbeldrüsengeschwülsten (bei denen allen das Vierhügelpaar mehr oder weniger betheiligt war) ebenfalls dieses Symptom des Schwankens nicht erwähnt wird, freilich ist auch in keinem Falle die Mitbetheiligung irgend eines Kleinhirnantheils beschrieben.

Von den Sinnen leiden allein das Gesicht und das Gehör. In allen Fällen finden sich Störungen des Sehvermögens: also in 100 pCt.: Neuritis optica oder Sehnervenatrophie sind die ophthalmoscopischen Befunde. In diesem ausnahmslosen, augenfälligen Leiden des Gesichtsinns bei Vierhügeltumoren könnte man fast die Bestätigung der Ansicht der Autoren finden, dass das Centrum des Licht empfindenden Apparats (abgesehen von dem früher besprochenen Rindencentrum in den Hinterhauptslappen des Grosshirns) in den Vierhügeln, speciell vielleicht dem vorderen Paare, gelegen sei. Die Sehstörungen an sich weichen aber ihrer functionellen und anatomischen Natur nach in nichts von denen ab, die wir auch bei an ganz anderen Stellen localisirten Tumoren beobachtet haben. Ihre Häufigkeit und Constanz bei Vierhügelgeschwülsten findet vielleicht in dem Umstande eine Erklärung, dass durch die Compression der Vena magna Galeni es noch leichter als bei Geschwülsten anderer Gegenden zu Stauungen im Hirnkreislauf, zu hydropischen Ansammlungen in den Ventrikeln (4 mal ausdrücklich erwähnt), damit zu bedeutenden Druckerscheinungen kommt, welche die Hirnbasis und damit das Chiasma, die Tractus optici und die Nervi optici direct oder indirect schädigen. — So viel scheint, wenn auch nicht für die Würdigung der physiologischen Dignität der Corp. quadrigem., so doch für die Diagnose der in ihnen oder in ihrer nächsten Nähe localisirten Neubildungen aus den eben besprochenen Störungen der Sehfunction hervorzugehen, dass dieselben kaum je bei Vierhügeltumoren vermisst werden dürften.

Wir werden weiter unten noch einen sehr charakteristischen Fall von Zirbeldrüsengeschwulst kennen lernen, bei dem der in derartigen Untersuchungen gewiss erfahrene Autor ausdrücklich das normale Verhalten der Sehschärfe und das Fehlen von Neuritis optica angiebt, obgleich der Druck der Geschwulst das vordere Vierhügelpaar abgeflacht und verändert hatte: freilich hatte sich auch die von der Glandula pinealis ihren Ausgang nehmende Neubildung mehr nach vorn in den dritten Ventrikel hinein und weniger nach rückwärts hin ausgebreitet.

Augenmuskellähmungen kamen in der Hälfte aller Fälle zur Beobachtung: bald waren es einzelne Oculomotoriusäste (Levator palpebrae super. oder der rectus internus), welche gelähmt waren, bald der N. rectus externus (abducens) (Fall 6 u. 7): etwas charakteristisches kann in diesen Lähmungen nicht gefunden werden. Anders steht es mit dem dritten, unter den Neubildungen der Zirbeldrüse aufgeführten Falle, bei dem eine Lähmung des Nv. trochlearis dexter beobachtet wurde; ich werde auf diesen hoch interessanten Fall später ausführlich zurückzukommen haben.

Bekanntlich hat schon im Jahre 1870 Adamück[32]) in seinen Versuchen über die Innervation der Augenbewegungen darauf hingewiesen, dass beide Augen eine gemeinschaftliche motorische Innervation haben, welche von den vorderen Hügeln der Corp. quadrig. ausgeht. Der rechte regiert die Bewegungen beider Augen nach links, der linke die gemeinschaftliche Bewegung nach rechts. Finden sich nun unter den hier zur Besprechung gezogenen Vierhügeltumoren Fälle, welche, wenn auch nur andeutungsweise, in ihren Symptomen auf diese physiologische Thatsache hinweisen? Fraglich ist es, ob die „Starrheit" der Augen, denen im Nothnagel'schen Falle Erwähnung geschieht, hierher gerechnet werden darf: eher könnte man noch die erste, von Annuske publicirte Beobachtung anführen, in welcher von einer Erschwerung, einem Defect der Bewegungen beider Augen nach links hin die Rede ist. Wie es aber im Obductionsbericht heisst, gehörte der Tumor vorwiegend der linken Vierhügelhälfte an und müsste demnach nach den Adamück'schen Versuchen die Bewegung der Augen eher nach der rechten Seite hin defect gewesen sein.

Andeutungen von Krampf oder Lähmung in gleichsinniger Richtung wirkender Augenmuskeln liessen sich vielleicht noch in Fall 1 und 2 der Zirbeldrüsentumoren finden, bei welchen ja zweifellos eine Compression der vorderen Vierhügel statthatte: hier werden einmal (Fall 1) convulsivische Bewegungen der Bulbi nach unten und rechts, sodann (Fall 2) ein beständiges Zwinkern der Lider erwähnt. Ich lasse es dahin gestellt, in wie weit diese Dinge mit Recht für die hier in Rede stehende Frage herangezogen werden dürfen oder nicht. Ebenso wie nach Reizung der freien Oberfläche eines jeden Hügels eine Bewegung beider Augen nach der entgegengesetzten Seite hin erfolgt, so gelingt es nach Adamück durch Reizung in der Mitte zwischen den vorderen Hügeln (mehr nach hinten) eine Bewegung beider Augen nach oben mit Erweiterung der Pupille zu erzeugen: reizt man dagegen den hinteren unteren Theil der vorderen Hügel, so bekommt man starke Convergenz der Bulbi mit Neigung nach abwärts. — In bewusster Weise hat meines Wissens Wernicke[53]) zuerst eine Vierhügelerkrankung bei einem Manne diagnosticirt, der nach schwerem apoplektischen Insult eine linksseitige Hemiplegie und eine Beschränkung der Augenbeweglichkeit in der Art zurückbehielt, dass beide Augen nach oben und unten hin nur minimal bewegt werden konnten, während die Beweglichkeit nach rechts und links beiderseits vollkommen normal war. Dabei stand das linke Auge etwas tiefer und es bestanden Doppelbilder, entsprechend einer Lähmung des linken Rectus super. Ptosis war nicht vorhanden, ophthalmoscopisch war nichts Pathologisches zu entdecken, die Sehschärfe, 2 Monate nach dem Anfall beiderseits auf $\frac{1}{3}$ herabgesetzt, wurde später wieder normal. — Die Obduction ergab eine Schrumpfung des rechten Seh- und Vierhügels in Folge einer alten Erweichungsnarbe.

Es ist möglich, dass weiterhin Beobachtungen gemacht werden,

in denen eine doppelseitige Lähmung gleichnamiger Oculomotoriusäste bei Vierhügeltumor bestanden hat. Vorläufig liesse sich von
den von mir in der neuesten Litteratur gefundenen Beobachtungen
vielleicht nur der Fall Henoch's hier anführen (Fall 11)*) bei
dem doppelseitige Ptosis, weite starre Pupillen und doppelseitige
Lähmung des rectus internus vorhanden war: hier war die linke
Hälfte des Vierhügels im unteren Abschnitt von dem Tumor eingenommen. Aus früheren Beobachtungen liesse sich noch die
doppelseitige Ptosis in einem Falle von Steffen[54]) (vgl. Ladame,
p. 57, die Corp. quadrig. waren durch Tuberkelmasse ersetzt) und
ein Fall von Henoch[55]) aus dem Jahre 1864 anführen. Es war
das linke Corp. quadrig. durch einen Tuberkel zerstört: es bestand
ein stierer, nach unten gerichteter Blick, freie Beweglichkeit nach
den Seiten, aber nicht nach oben hin: später schielte das rechte
Auge anhaltend nach innen.

Der Zustand der Pupillen wechselt: zumeist werden sie als
erweitert, nur einmal als verengt angegeben; am häufigsten waren
sie gleich: etwas characteristisches kann bis jetzt in ihrem Verhalten kaum gefunden werden.

Das Gehör litt viermal: zweimal bestand vollständige Taubheit, Ohrensausen einmal und einmal dieses neben Abschwächung
des Hörvermögens.

Siebenmal finden sich psychische Anomalien angegeben: nur
einmal wird von abnormer Erregtheit, viermal von Verminderung
geistiger Thätigkeit, zweimal von abnorm tiefem Schlaf berichtet.

Erbrechen endlich fand sich 6 mal, wobei es in einem Falle
während des Krankheitsverlaufs nur 1 mal auftrat.

Ich glaube aus den oben schon angegebenen Gründen nicht
Unrecht zu thun, wenn ich unmittelbar auf die Besprechung der

---

*) Der erst später der Tabelle zugefügte Fall 11 von Henoch gehört
eigentlich insofern nicht hierher, als die Geschwulst des linken Corp. quadrigem. nach abwärts hin in die Ponssubstanz eingriff und ausserdem noch
verschiedene Tuberkel die rechte Kleinhirnhemisphäre einnahmen. Auf die
Ponsbetheiligung weisen die wechselständige Lähmung des Facialis und der
Extremitäten, vielleicht auch (vgl. Allgem. Th. S. 29) die choreaartigen Bewegungen an der paretischen Körperhälfte hin: Die Tuberkel an der Kleinhirnhemisphäre erscheinen für die sonst noch beobachteten Herdsymptome
in diesem Falle wohl ohne Bedeutung (vgl. Tumoren der Kleinhirnhemisphären).

Symptome der Vierhügelgeschwülste die Explication der Erscheinungen folgen lasse, die sich bei den drei in der neueren Litteratur
aufgefundenen Geschwülsten der Zirbeldrüse beobachten liessen.

In allen drei Fällen bestanden Kopfschmerzen: 2 mal im
Hinterhaupt (dabei 1 mal zugleich auch in der Stirn) und 1 mal
doppelseitig in Stirn und Schläfen. Sonstige Störungen der
Sensibilität fehlten durchaus.

Von Seiten der Motilität werden 2 mal epileptische Anfälle,
daneben noch in einem Falle das Unvermögen der Beine, den
Rumpf zu tragen, erwähnt: im dritten Falle wird das Fehlen von
Lähmungen ausdrücklich hervorgehoben.

Zweimal bestanden ausgeprägte Sehstörungen: ein ophthalmoscopischer Befund wird in dem einen Fall nicht mitgetheilt, das
andere Mal bestand Sehnervenatrophie. Im dritten Falle, in dem
ebenso wie im zweiten und ersten, wo dies ausdrücklich hervorgehoben wird, die vorderen Vierhügel comprimirt waren, fehlte
jede Sehstörung: der Augenhintergrund war normal. Es ist dies
eben jener schon oben erwähnte Fall, der mindestens nicht beweist,
dass das Sehvermögen bei Läsion des vorderen Vierhügelpaares
verloren gehen muss.

Zweimal ist von Diplopie die Rede, 1 mal ohne genauere Angabe, das andere Mal wird eine Lähmung des n. trochlearis dexter
schon während des Lebens diagnosticirt: ein, wie mir scheint,
für Geschwülste dieser Gegend entschieden characteri-
stischer Befund, dessen Erhebung indessen offenbar eine nicht
Jedem in gleicher Weise zu Gebote stehende Gewandtheit in der
Untersuchung von Augenmuskellähmungen voraussetzt.

In allen 3 Fällen finden sich psychische Störungen, besonders Abnahme der intellectuellen Fähigkeiten, Stumpfheit, sopor,
einmal zuletzt Aufregungszustände. Erbrechen wird nicht erwähnt,
wohl aber 2 mal Trockenheit der Haut und Abmagerung neben
Polyurie und Polydipsie, 1 mal ein elender Körperzustand und bal-
diges Auftreten von Decubitus.

Fasse ich kurz zusammen, was die neueren Beobachtungen
über Geschwülste der Zirbeldrüse und der Vierhügel ergeben, so
können als die wichtigsten Symptome genannt werden:

Kopfschmerz, vornehmlich im Hinterhaupt und den Schläfen,
keine ausgesprochenen, namentlich keine halbseitigen Lähmungs-

erscheinungen, häufiges Vorkommen von Schwindel und Schwanken beim Stehen oder Gehen, seltener allgemeine epileptische Krämpfe, fast ausnahmslos Störungen des Gesichtssinns, seltener des Gehörs, Lähmungserscheinungen an den Augenmuskeln, relativ häufiges Erbrechen. — Selten oder nie finden sich, von den Kopfschmerzen abgesehen, Sensibilitätsstörungen.

Kein einziges der hier aufgezählten Symptome kann zur Zeit einen pathognomonischen Werth beanspruchen.

Die Sehstörungen unterscheiden sich in nichts von denen, welche man bei anders gelagerten Neubildungen beobachtet (vgl. oben): der taumelnde Gang ist, wie theils schon angedeutet ist, theils weiterhin (bei der Besprechung der Cerebellartumoren) sich ergeben wird, mit höchster Wahrscheinlichkeit auf eine Mitbetheiligung des Kleinhirns zu beziehen. Ebenso sind die Kopfschmerzen, Lähmung einzelner Oculomotoriusäste oder des Abducens, die psychischen Störungen und das Erbrechen in keiner Weise als Charakteristika der Neubildungen gerade dieser Gegenden aufzufassen: als negative Symptome sind das Fehlen ausgesprochener halbseitiger Lähmungszustände oder halbseitiger Convulsionen, der Mangel von Sensibilitätsanomalien, als positives Zeichen vielleicht das Vorhandensein von Trochlearislähmung und doppelseitiger Parese gleichnamiger Oculomotoriusäste anzuführen. Die Dignität der Vierhügel als Licht percipirender Organe, als Centralstätten der Lichtempfindung wird durch die bei Neubildungen dieser Gegend gemachten Beobachtungen mindestens nicht bewiesen, unsicher ist vorläufig noch ihre Bedeutung für combinirte und conjugirte Augenbewegungen: vielleicht wird es uns am Schlusse dieser Arbeit, nach gewonnener Erkenntniss der Symptomatologie der Tumoren sämmtlicher Hirnregionen möglich sein zu sagen, ob unter Berücksichtigung aller, auch der negativen Erscheinungen, das Aufstellen einer Diagnostik von Zirbeldrüsen- und Vierhügeltumoren versucht werden kann.

Bei Lebert, Friedreich, Leubuscher findet sich Bestimmtes hierüber gar nicht: nach Ladame sind die Symptome von Neubildungen der Kleinhirnschenkel, des conarium, der Vierhügel unbekannt. Nach Rosenthal[29]) sind die wesentlichsten Merkmale convulsivische Zuckungen, Lähmungserscheinungen an den Extremitäten, ebenso im Bereiche des N. oculomotorius, mit Pupillenveränderungen, Paresen von Gesichtsmuskeln und häufiger Trübung des Sehvermögens. — Nach Obernier[31]) finden sich exquisite Störungen der Augenbewegungen auf beiden Augen, intensivere Sehstörungen, mehr oder minder starke halbseitige Lähmungen.

So sehr auch bei der Besprechung der in der neuesten Litteratur auffindbaren Fälle von Vierhügel- (resp. Zirbeldrüsen-)tumoren die Beeinträchtigung des Sehvermögens hervorgehoben ist, so weit entfernt muss man doch heute davon sein, den einst von Griesinger[3]) formulirten Satz über die Dignität der Corp. quadrig. zu unterschreiben: „Ist der Gesichtssinn vollkommen intact, so kann der Sitz des Tumors niemals in den Vierhügeln (intracerebralem Centrum) selbst, ja kaum je im vordersten, obersten und mittleren Theil des kleinen Hirns sein, wo er bei nur einigem Volum fast nothwendig nach vorn die Vierhügel lädiren muss." Abgesehen davon, dass die öfter in den Mittheilungen (siehe die Tabellen) notirte Neuritis optica und ihre Folgezustände (die bekanntlich bei beliebigem Sitz der Neubildung vorhanden sein kann) die etwa vorhandene Sehstörung genügend erklären, existiren ja auch Beobachtungen, aus denen die offenbare Intactheit des Sehvermögens hervorgeht oder wo wenigstens eine erheblichere Störung, wie aus der Nichterwähnung einer solchen erhellt, nicht bestanden haben kann. Andererseits scheint es, als ob die Beobachtungen sich mehren, nach denen innerhalb der Vierhügel die Centralstätten für die gleichsinnigen, auf die Innervirung von Oculomotoriusästen beruhenden Bewegungen beider Augen zu suchen seien.

VI. Tumoren des Pons (30 Fälle).

No.	Autor.	Alter.	Geschlecht.	Pathol. anat. Befund.	Störungen der — Sensibilität.	Motilität.	Sinnesorgane.	Intelligenz. Sprache.	Verschiedenes.
1	Petrina, PragerVierteljahrsschr. 133.134.1877.	42	m.	Haselnussgrosser solitärer Tuberkel in der Mitte des pons.	Scheitelkopfschmerz. Ameisenlaufen d. rechten oberen Extrem. Schwindel. Ohrensausen. Später Ameisenlaufen in der linken oberen Extremität. Sensibilität d. rechtsseitigen Extrem. herabgesetzt.	Lähmung der unteren Extrem. Später Schwäche der linken oberen Extrem.; linksseitige Gesichtslähmung. Parese der rechten Extremitäten.	Ohrensausen (links). Amblyopie, linksseitige Ptosis, Pupillen gleich. Geschmack, Gehör erhalten. Atrophia nv. optici imprimis dextri. Voriübergehend doppelseitiger Blepharospasmus. Strabismus. converg. (l.)	Langsame, lallende Sprache. Verminderte elektrische Erregbarkeit an der gelähmten Gesichtshälfte.	Allgemeine Körperschwäche. Allgemeine Tuberkulose.
2	Duchek, Wiener med. Jahrb. Bd.21 1. 1865.	27	m.	Einen Zoll im Durchmesser haltender Tuberkel in der linken Hälfte des pons.	Verminderung der Sensibilität d. linken Gesichtshälfte. Schmerzen und Parästhesien der gelähmten Extremitäten.	Allmälige Lähmung des rechten Beins, später des rechten Arms und linken Facialis. Parese des linken M. masseter und vielleicht des Palpebralastes des nv. oculomotorius.		Ungetrübtes Bewusstsein. M. masseter und facialis links weniger erregbar als rechts.	Tuberkulose. Tod 1 Jahr nach dem wahrscheinlichen Beginn.

No.	Autor.	Alter.	Geschlecht.	Pathol. anat. Befund.	Störungen der				Verschiedenes.
					Sensibilität.	Motilität.	Sinnesorgane.	Intelligenz. Sprache.	
3	Cantani, II. Morgagni, Disp. I. 1874.	28	m.	Zwei verkäste, zusammen haselnussgrosse Tuberkel im vorderen Theil der linken Ponshälfte, unterhalb d. linken Vierhügel, fast bis zur Brückenmitte reichend. Alles andere sonst gesund.	Linksseitige Kopfschmerzen. Sensibilität der rechten Gesichtshälfte vermindert.	Rechtsseitige Gesichts- u. Extremitätenlähmung. Verminderung d. elektrischen Erregbarkeit am r. Gesicht und den rechten Unterextremitäten. Allgemeine Schwäche. Incontinentia urinac. Impotenz.	Blepharospasmus u. Lichtscheu des linken Auges. Krampfhafte Abduktionsstellung des linken Auges. Linke Pupille kleiner als die rechte, schlecht auf Licht reagirend. Neuroretinitis mehr links, als rechts.		Phthisis. Stuhlverstopfung.
4	Steffen, Berlin. klin. Wochenschrift No. 25–28. 1867.	¾	m.	Pons fast ganz von einem Tuberkel eingenommen. Hydrops der Ventrikel.	Schmerzen im linken Knie. Kein Kopfschmerz.	Parese d. linken Extremitäten, zeitweilig Zuckungen im linken Arm. Plötzlich vollkommene, linksseitige Facialislähmung. Convulsionen der linken Körperhälfte, später allgemeine zeitweise Parese des rechten Unterschenkels.	Strabismus des l. Auges. Dilatation beider Pupillen. Strab. diverg. von wechselnder Dauer. Ptosis d. rechten oberen Lides.	Sopor zuletzt. Abnahme der Sprache und Intelligenz.	Kein Erbrechen.
5	Petrina, l. c.	35	w.	Fibromedulläres Carcinom des pons und der med. obl.	Heftige Schmerzen im rechten Auge, Stirn, Ge-	Parese d. linken Extremitäten (verminderte elektri-	Amblyopie, besonders rechts. Stra-		Lungen- und Peritonealcarcinom.

No.	Beobachter	Alter	Geschl.	Sectionsbefund	Allgemeinsymptome	Symptome	Augensymptome	Verlauf	Bemerkungen
6	Féréol, Union méd. 1873. No. 47.	20	m.	Kirschgrosser Tuberkel im pons (1/3 lag links, 1/3 rechts), nach hinten und oben den Boden des vierten Ventrikels hebend.	Kopfschmerz.	sicht. Schwindel. Links verminderte Sensibilität der Extremitäten. sche Erregbarkeit und Sensibilität). Lähmung d. rechten Gesichtshälfte und Hyperästhesie (erhöhte galvanische Reaktion). bism. convergens (rechts).	Lähmung des linken Abducens und des rechten rectus internus, sobald er in Conjugation mit dem linken Abducens den Blick nach links und aussen richten helfen soll. Gute Möglichkeit der Convergenzstellung beider Augen. Iris intakt. Augenhintergrund normal.		Intelligenz und Sprache intakt. Erbrechen. Tuberkulose.
7	Fredet, Union med. No. 70. 1875.	22	m.	An der oberen Partie der rechten Ponshälfte eine nussgrosse Blase geplatzt (Cystic.).	Kopfschmerz seit 2 Jahren. Neuralgische Beschwerden in der rechten Gesichtshälfte.	Klonische Zuckungen rechts einige Minuten vor dem Tode in der rechten Gesichtshälfte. Vorwerfen des Kopfes nach ders. Seite hin.		Plötzlicher Tod. Rechtsdrehung im Hinfallen. Während des Lebens nie Lähmungserscheinungen.	
8	Völkel, Berlin. klin. Wochenschrift 1875. No. 45.	9	w.	Hühnereigrosses Myxosarkom an der linken Ponsseite, oberflächlich in die Ponssubstanz eingehend. Pons u. med. obl. sonst gesund.	Linksseitige Kopfschmerzen.	Schiefheit der linken Gesichtshälfte. Eklamptische Anfälle. Extremitäten frei. Zuletzt (nur) rechtss. Krämpfe.	Linksseitige Abducenslähmung. Gehör links abgeschwächt.	Sensorium frei.	Erbrechen.

No.	Autor.	Alter.	Geschlecht.	Pathol. anat. Befund.	Störungen der Sensibilität.	Störungen der Motilität.	Störungen der Sinnesorgane.	Störungen der Sprache. Intelligenz.	Verschiedenes.
9	Gibney, Am. Journ. of med. scienc. July 1875.	6½	m.	Gliosarkom im pons. Corp. quadrigem. kleiner als normal; crura cerebelli ad corp. quadrigem. gespannt.	Kopfschmerzen.	Schwankender Gang, ataktische Bewegungen, auch des Kopfes.	Stauungs- papille rechts, links in Ueber- gang zur Atro- phie. Exoph- thalmus.	Stupides Aus- sehen, lang- same, schwer verständliche Sprache.	Erbrechen. Tod im Coma.
10	Möbius, Dissertation. Berlin 1870.	9 Mon.	w.	Im unteren vorde- ren Theil der linken Ponshälfte einige erb- sengrosse Tuberkel. Sonst nirgends.	Schmerz beim Betasten d. Kopfes. hinten.	Nach e. Krampf- anfall linksseitige (Gesichtslähmung. Stundenlang an- dauernde Convul- sionen. Keine sichere Lähmung der Extremitäten.	Intermittiren- der Strabismus des linken Auges.	Sopor.	
11	Lavéran, Réc. de mém. de méd. milit. Janvier. 1870	31	m.	Basale Meningitis. Nussgrosser Tuberkel der linken Ponshälfte, etwas nach rechts über- greifend. Kleinhirnsehen- kel und viele Querfasern der Brücke unversehrt. Nussgrosser Tuberkel von der pia aus in den r. Grosshirnhinterlap- pen eindringend.	Kopfschmerz. Unvollkommene Anästhesie d. rech- ten Arms. Später oben rechts an den Extremitäten vollkommene An- ästhesie. Schmer- zen in den ge- lähmt en Gliedern.	Rechtsseitige Parese oben mehr als unten ausge- prägt. Atrophie der gelähmten Theile, Gesicht frei von Lähmung und Anästhesie.	Amblyopia duplex. Läh- mung des n. abduc. sinistr.	Erschwerte Sprache. Erhaltene In- telligenz.	Schling- beschwerden. Schluchzen. Erbrechen. Tuberkulose.

12	Wernike, Arch. f. Psych. VII. S. 513. 1877.	58	m.	Tumor im pons u. Boden des IV. Ventrikels, links von der Mittellinie. Geschwulstmasse auch im innern Theil des linken corp. restif. Im Rückenmark Geschwulst und Höhlenbildg. Die vordere Brückenabtheilung wird nicht erreicht.	Schwindel. Kopfschmerz. Trockenheitsgefühl im Hals und Mund. Parese des rechten nv. trigeminus.	Oeffnen d. Mundes und kauen erschwert. Linkss. Facialislähmung (Mittelform, alle Aeste betreffend). Extremitätenlähmung fehlt.	Lähmung des linken Abducens. Das rechte Auge kann nach links hin nicht über die Mittellinie hinaus bewegt werden.		Erbrechen. Urin zeitweise Eiweiss enthaltend.
13	Lautenbach, Philad. med. Times. Oct. 28. 1876.	36	w.	Gumma der linken Ponshälfte. Hirnhäute dort verdickt. Med. obl. frei. In der vergrösserten Hypophysis cerebri ein erbsengrosser Abscess.	Anästhesie der linken Stirnhälfte. Schmerzhaftigkeit dort beim Anklopfen. Kopfschmerz. Schwindel.	Parese d. ganzen rechten(?) Facialis. Zuckungen u. Parese der rechten Extremitäten.	Linker Abducens gelähmt. Doppeltsehen.	Leichte Sprachbehinderung. Zuletzt hohe Körpertemperatur. (Affektion d.Wärme-Centruns.) Depression.	Erbrechen.
14	Sannè, Gaz. des hôpit. 146. 1869.	4	m.	Verkäster Tuberkel der linken Hälfte der oberen Schichten d. Pons, sich erstreckend über den linken Hirnschenkel bis hinab zum tract. opt., nach oben bis zu den Vierhügeln überall die Mittellinie nach rechts überschreitend, nach vorn den Zwischenraum zwischen den Hirnschenkeln ausfüllend und noch in den rechten eindringend. Med.obl., Kleinhirn, Ponsnerven intakt.	Sensibilität in beiden Gesichtshälften, mehr noch in den Armen vermindert. Von Zeit zu Zeit Zeichen von Schmerz.	Krämpfe. Schwäche d. linken Beine. Rechtsseitige Gesichts- und Extremitälenparese. Später linksseitige Facialisparese, rechts nur der orb. oculi afficirt.	Ptosis links. Sonst Nichts an den Augen.	Depression.	

No.	Autor.	Alter.	Geschlecht.	Pathol. anat. Befund.	Störungen der			Intelligenz. Sprache.	Ver-schiedenes.
					Sensibilität.	Motilität.	Sinnesorgane.		
15	Beveridge, Med. Times and Gaz. May 15. 1869.	23	m.	Weicher Ponskrebs. Rechte Hälfte ganz, linke nur vorn zerstört.	Anästhesie der rechten Gesichtshälfte und Extremitäten.	Schwankender Gang. Linksseitige Gesichts- u. Extremitätenlähmung.	Doppeltsehen. Strab. converg. (links). Rechtsseitige Taubheit. Links gutes Gehör. Sehvermögen intakt.		Verlust des Artikulationsvermögens. Patient konnte nicht forcirt athmen. Dauer 10 Wochen.
16	Albutt, Transact. of the path. Soc. XIX. pag. 20. 1869.	18	m.	Gliom im Pons und der linken Seite der med. obl.		Rechtsseitige, später linksseitige Hemiplegie.	Lähmung des abduc. u. facialis wo ?? Keine neuritis opt.	Dementia. Sprache erhalten.	
17	Tiling, Petersb. med. Zeitschrift. N.F. III. 1872.	30	w.	Taubeneigr. Geschwulst der rechten Ponshälfte zwischen Pyramidenfasern und Rautengrube.	Hinterhauptschmerz. Schwindel. Schmerzgefühl links vermindert. Tastgefühl normal.	Schwäche und Taubheit d. linken Extremitäten und des Gesichts.	Amblyopie. Schwerhörigkeit links.		Erbrechen.
18	Soulier, Lyon médical. No. 21. 1872.	77	w.	Sarkom in der rechten Ponshälfte an der Austrittsstelle des nv. trigem., sieh nach dem Kleinhirn zu weiter erstreckend.	Anhaltende Schmerzen in der anästhetischen rechten Gesichtshälfte. Abnahme der Empfindung der rechten Extremi-hälfte.	Lähmung des rechten Facialis. Zunge und Zäpfchen nach rechts abweichen. Die rechten Extremi-	Lähmung des rechten oculo-motorius. Parese des rechten Abducens, rechtsseitige	Sprache behindert. Rechts oculo- erst erhöhte, dann verminderte Temperatur.	

			Sectionsbefund					
19	Duchek, Jahrb. d. Ges. der Aerzte in Wien. 1865. I.	27	m.	Grosser Tuberkel nach innen vom Ursprung des linken Trigem.	Gefühl von Steifigkeit in den r. Zehen. Abnahme der Sensibilität der linken Gesichtshälfte.	am rechten Oberarm und Oberschenkel, dagegen taktile und calorische Hyperästhesie des rechten Vorderarms und der Hand, des r. Unterschenkels und Fusses. -litäten paretisch. Unvermögen zu gehen.	Conjunktivitis und Keratitis. Geruch, Geschmack, Gehör rechts aufgehoben. Sprache lallend. Zunge nach links deviirend.	Tuberculose. Tod 1 Jahr nach Beginn d. Hirnleidens.
20	Duncan, The Br. Med. Journ. 1877. April.	27	m.	Am Ursprung des Trigeminus aus der rechten Ponshälfte ein bohnengrosses Gumma von der pia ausgehend.	Ischiadische Schmerzen. Kopf-Anästhesie. Anästhesie d. linken Gesichtshälfte.	Rechtsseitige Ptosis. Rechtes Bein, später rechter Arm paretisch. Linker Facialis gelähmt.	Trübung des Sehvermögens. Pupillen eng. Gehör, Geschmack normal. Abnahme der Geisteskräfte.	Syphilis. Abmagerung.
21	Huglings Jackson, Med. Times and Gaz. 1874. Jan.	33	m.	Das obere Drittel der linken Hälfte d. Bodens des IV. Ventrikels von einem haselnussgrossen Tumor eingenommen. Auch die linke Ponshälfte bis zum pedunculus cerebri einnehmend, die Mittellinie des pons nach rechts hin etwas überragend. Ein kleinerer Knoten lag rechts im pons.	Herabsetzung der Empfindlichkeit der rechten Körperhälfte. Mässige Atrophie des rechten Arms und Beins. Schei-tel-(Kopf)schmerz. Später auch die Empfindlichkeit der rechten Gesichtshälfte vermindert.	Schwäche des linken M.masseter. Parese der rechten unteren Facialis-äste. Schwäche der rechtsseitigen Extremitäten. Kann rechts- und schlecht stehen, geht langsam.	Conjugirte Augenbewegungen nach links hin unmöglich. Doppeltsehen bei Rechts- und Geradeaus-sehen (Bilder superponirt). Zuerst intakt. Später aphasische Symptome.	Erbrechen. Kein Eiweiss oder Zucker im Urin. Tuberkulose.

No.	Autor.	Alter.	Geschlecht.	Pathol. anat. Befund.	Störungen der				Ver-schiedenes.
					Sensibilität.	Motilität.	Sinnesorgane.	Sprache. Intelligenz.	
22	Huglings Jackson, Medic. Times and Gaz. 1874. Febr.	12	m.	Die ganze linke Ponshälfte von einem Tumor eingenommen. (Glioma.)	Kopfschmerzen.	Parese d. rechten Körperhälfte, Parese der linken Gesichtshälfte.	Sehvermögen gut. Später Papillenschwellung und Lähmung beider m. recti externi.	Erschwerte Sprache. Niedergeschlagenheit.	Schlechtes Schlucken. Ziemlich plötzl. Tod.
23	M. Rosenthal, Arch. f. Psych. IX. 50. 1879.	46	m.	Gummata des pons, die meisten Basalnerven grau degenerirt, der linke Trigeminus sehr dünn. Sekundäre Rückenmarksdegeneration.	Kopfschmerz. Schwindel. Anästhesie. der linken Gesichtshälfte.	Kauen links erschwert. Deviation der Zunge nach links. Zittern der rechten Hand. Erst rechts-, dann linksseitige Hemiparese.	Links Ptosis u. Abducenslähmung. Später Sehnervendegeneration.		
24	Henoch, Charité-Annalen 1879. (IV. Jahrg.)	5	w.	Im pons rechts von der Raphe und mehr nach hinten ein erbsengrosser gelber Tuberkel.		Zungenlähmung? Linksseitige Facialislähmung. Keine Lähmung, keine Convulsionen.		Apathie.	Vulvitis gangränosa.
25	A. Simon, Berl. Dissert. 1877. April.	11	w.	Pons u. med. obl. allseitig vergrössert. Mehrere kirschgrosse Tumoren in der Ponssubstanz, besonders nach	Schwindel.	Unsicherer Gang. Kann schlecht stehen. Lag zuletzt immer auf der rechten Seite.	Linksseitige Abducenslähmung, später auch rechtsseitige	Undeutliche Sprache. Zuletzt Schläfrigkeit	Erbrechen. Erschwertes Schlucken. Blasenlähmung.

Nr.	Beobachter	Alter	Geschl.	Befund						
26	O. Scheibe, Berl. Dissert. 1873.	11	m.	Tumor des pons, linkes crus cerebelli ad pontem mit ergriffen. Beide Grosshirnschenkel, besonders der linke durch die sarkomatöse Geschwulst theilweise durchsetzt oben und rechts hin (Gliosarkom).	Sensibilität des rechten Beins vermindert.	Kopf von rechts nach links bewegt. Unsicherheit im Stehen u. Gehen. Parese der rechten oberen Extremität, weniger d. linken.	gute Pupillen-reaktion. Lähmung der Akkommodation.	Ptosis rechts. Pupillen weit und reagirend.	Sensorium frei. Sprache sehr beeinträchtigt.	Erschwertes Schlucken. Speichelfluss.
27	Charles Mills, Brain. Part. VIII. January. 1880.	35	m.	¼ Zoll grosser Tumor der pia links von der Mitte an der vorderen Brücken-abtheilung. Die vordere centrale Pönspartie erweicht; schliessliche Blutung in die med. obl.	Kopfweh. Schmerzen in den Schläfen und den orbitae.	Allgemeine Convulsionen; besonders rechts ausgeprägt. Neigung sich nach links zu drehen. Keine ausgesprochene Lähmung.		Optikusatrophie. Blindheit.	Gedächtnissverlust. Gedrückte Stimmung.	Uebelkeiten und Erbrechen.
28	Foville-Graux, La Paralysie du moteur oculaire externe avec déviation conjuguée. Paris 1878. pag. 39.	21	m.	An der Oberfläche des rechten Kleinhirnlappens, submeningeal ein erbsengrosser Tuberkel. — In d. rechten Ponshälfte ein grösserer Tuberkel an der Vereinigungsstelle der Brücke mit der med. obl., in den 4. Ventrikel hinein vorspringend, im Niveau der eminentia teres.	Scheitel- u. Hinterhauptsschmerz. Schwindel Nirgends Anästhesien.	Keinerlei Lähmungen des Gesichts oder der Extremitäten. Kopf auf die linke Schulter geneigt.		Lähmung des rechten abducens. Parese des linken m. rectus intern. Allein oder mit dem rechten rectus int. zeigt der linke keine paretischen Erscheinungen.	Schliesslich grosse Empfindlichkeit u. weinerliche Stimmung.	Tuberkulose.

No.	Autor.	Alter.	Geschlecht.	Pathol. anat. Befund.	Störungen der Sensibilität.	Motilität.	Sinnesorgane.	Intelligenz. Sprache.	Verschiedenes.
29	Bernhardt. (Eigene Beobachtung.) 1880.	4	m.	Die nach der med. obl. zu gehende Partie der rechten Ponshälfte. sowie die rechte oberhalb der Pyramidenkreuzung gelegene Hälfte der med obl. selbst von gliomatösen Massen eingenommen. Rechter vorderer unterer Kleinhirnlappen comprimirt.	Zu Anfang kein Kopfschmerz.	Schwanken beim Gehen u. Stehen. Facialislähmung rechts. Parese der linken Extremitäen.	keine Veränderung d. Augenhintergrunds. Lähmung des rechten abducens, Parese des linken m rectus intern Schliesslich rechtsseitige neuroparalytische Keratitis.	Psyche intakt Sprache lallend, schwer. Schlingbeschwerden zuletzt.	Aetiologie: Fall auf den Kopf vor vier Monaten. Abnormer Speichelfluss. Erbrechen selten.
30	Virchow, Krankhafte Geschwülste. S. 666.	17	m.	Hydrops ventriculorum Im pons eine wallnussgr. Geschwulst sich bis in die linke Kleinhirnhälfte erstreckend.	Kopfschmerz. Schwindelanfälle. Rechtsseitige Extrem. anästhetisch. Schmerzen links in Stirn u. Schläfe. Später Anästhesie links und Schmerzen in den Extremitäten	Unsicherer schwankender Gang.	Amblyopie links. Ptosis (links?). Amaurose.	Sprache langsam und schleppend.	Erbrechen. Tuberkulose.

Bevor ich mich an die Sammlung derjenigen Fälle machte, welche in der Litteratur den Namen „Tumoren des Pons" tragen, habe ich mir, wie schon andere, vorher die Frage vorgelegt, was eigentlich als Pons im anatomischen Sinne aufgefasst werden müsse. Ich habe alle diejenigen Tumoren hier eingereiht, welche in dem Hirntheil gelegen waren, der nach vorn von den Hirnschenkeln, nach oben von den Vierhügeln, nach hinten durch die Striae acusticae am Boden des 4. Ventrikels begrenzt wird. So kommt es denn, dass ich von den in den Tabellen unter der Ueberschrift: „Tumoren der Med. oblongata" angeführten Fällen noch drei fortgenommen und den Ponstumoren zugetheilt habe, nämlich die Fälle 7, 11 u. 13. Indem ich aber Fall 7 und 11 (welche in den Tabellen der Oblongatatumoren aufgeführt sind) zu den Ponsneubildungen rechne, begehe ich eine andere Ungenauigkeit, nämlich die, auf die Multiplicität der Geschwülste, welche in diesen beiden Fällen sich fand, keine Rücksicht zu nehmen. Man wird nun aber bei der Besprechung der Symptomatologie der „multiplen Tumoren" schen, dass für den Kliniker bei einzelnen derartigen Fällen bestimmte Symptome so in den Vordergrund treten, dass es mehr als entschuldbar ist, wenn man von den übrigen, anderswo gelegenen Geschwülsten, wenn sie offenbar symptomenlos verliefen, ganz absieht. Nur das ist aus derartigen Beobachtungen zu lernen, dass es häufig ganz unmöglich wird, zu erkennen, ob neben der die Haupterscheinungen bewirkenden Neubildung noch eine oder sogar mehrere andere vorhanden sind. Ich werde weiter unten bei der Besprechung der multiplen Tumoren auf diese Frage noch eingehender zurückkommen. Hier bemerke ich nur, dass ich aus der Reihe der „multiplen" Neubildungen 7 Fälle herausgenommen habe, die nach dem, was ich soeben ausgesprochen, in der That den Geschwülsten der Brücke zugezählt werden dürfen. (Es sind dies die Fälle 6, 23, 24, 30, 36, 48, 66).

Auf diese Weise gewinnt man 37 Beobachtungen von „Ponstumoren", von denen ich zunächst die 27, nominell als Neubildungen der Brücke in den Tabellen angegebenen, näher betrachten will.

Es sei gestattet, auch von diesen 27 Krankengeschichten vorläufig 8 nicht in Betracht zu ziehen (No. 4, 7, 9, 20, 24, 25, 26, 27), ich werde weiter unten auf sie zurückkommen; es bleiben dann für die folgende Betrachtung übrig die Fälle 1, 2, 3, 5, 6,

8, 10, 11, 12, 13, 14, 15, 16, 17, 18, 19, 21, 22, 23, also im
Ganzen 19 Beobachtungen. — Wenn ich dann noch angebe, dass
in Fall 11 ausser einem Tuberkel der linken Ponshälfte noch ein
zweiter von der Pia aus in den rechten Grosshirnhinterlappen ein-
drang, dass also auch diese Beobachtung streng genommen unter
die „vielfachen Geschwülste" zu rechnen ist, so glaube ich eine
hinreichende Selbstkritik geübt zu haben, soweit eine solche bei
einem derartigen Material überhaupt ausgeübt werden kann. —
Unter den genannten 19 Fällen nehmen nun wieder die Beobachtungen 3 und 10 eine Stellung für sich ein. — In der Mittheilung
Cantanis wird angegeben (Fall 3), dass nur der vordere Theil
der linken Ponshälfte von den Tumoren eingenommen war, fast
das Gleiche wird in der Beobachtung von Moebius mitgetheilt.
In diesem letzteren Falle bestanden Hinterhauptsschmerzen, Krampfanfälle ohne ausgesprochene Lähmungen der Extremitäten, nur soll
nach einem dieser Anfälle die linke Gesichtshälfte gelähmt geblieben sein und das linke Auge ab und zu geschielt haben. —
In dem Cantani'schen Falle bestanden bei linksseitigem Sitze
der Geschwulst linksseitige Kopfschmerzen, rechtsseitige Gesichts-
und Extremitätenlähmung und Reizungserscheinungen am linken
Auge: dabei war die Sensibilität der rechten Gesichtshälfte herabgesetzt, die entzündliche Schwellung der Papilla optica links mehr
ausgeprägt, als rechts.

Es ist zu beachten, dass in diesem Falle die Gesichts- und
Extremitätenlähmung auf derselben Seite sich befand, was mit
anderen Beobachtungen[*] übereinstimmt, in denen dieses wie wir
noch sehen werden für Ponsaffectionen relativ seltene Vorkommen
dann verzeichnet steht, wenn die Läsion vorn nach den Hirnschenkeln zu sass, wo die Kreuzung der Nv. faciales schon vollendet
ist. Die am linken Auge beobachteten Reizerscheinungen sind vielleicht auf directe Irritationen der linksseitigen Oculomotoriusäste
durch die nahe bei gelegene Geschwulst zurückzuführen. Es wäre
müssig, Alles in diesem Falle erklären zu wollen: Die Abstumpfung der Sensibilität der rechten Gesichtshälfte (vielleicht durch

---

[*] Z. B. H. Eichhorst: Neuropathol. Beobachtungen. Charité-Annalen
1876. I. (Erweichung der Brücke etc.).

Druck auf die äusseren Lagen des linken Pedunculus cerebri bewirkt), die Herabsetzung der elektrischen Erregbarkeit am rechten
Gesicht und an der rechten Unterextremität sind schwer zu deuten.

In den übrigen 17 Fällen bestanden Kopfschmerzen überhaupt 10mal: 2mal wurden sie als am Scheitel sitzend angegeben,
1mal nach dem Hinterhaupt hin verlegt und 1mal (der Lage der
Geschwulst entsprechend) als linksseitige bezeichnet. 6mal werden
Schwindelerscheinungen erwähnt, wobei zu beachten, dass in
5 von diesen 6 Fällen sich Augenmuskellähmungen verzeichnet
finden, die zur Erklärung dieses Symptoms wohl mit Recht herangezogen werden dürfen.

Ein charakteristisches Gepräge erhalten nun aber viele
dieser Fälle dadurch, dass sich die beobachteten Lähmungserscheinungen in Bezug auf die Extremitäten und das Gesicht
nicht auf einer, sondern auf beiden Körperhälften vertheilt vorfinden, und zwar so, dass die Lähmung der Extremitäten auf der
dem Tumor entgegengesetzten Körperhälfte, die des Gesichts auf
der der Geschwulst entsprechenden Seite vorhanden ist. Diese bekanntlich von Gubler [16]) und Millard [56]) 1856 schon beschriebene
und von dem ersteren Autor mit dem Namen der hémiplégie alterne
belegte Lähmungsform gilt als ganz besonders charakteristisch für
Ponsaffectionen und bestimmt als Sitz der Läsion diejenige Stelle in der
Brücke, an welcher die Kreuzung der Gesichtsnervenfasern schon vollendet, diejenige der Extremitäten dagegen noch nicht eingetreten ist.

Dieses Verhältniss findet sich nun in 7 von unseren Fällen,
freilich öfter so, dass auch noch andere Hirnnerven neben dem
Nv. facialis auf der Seite des Tumors gelähmt oder wenigstens
paretisch sind. So war z. B. in Fall 14 neben der Facialislähmung noch eine Ptosis vorhanden, also Lähmung eines Oculomo-
toriusastes derselben Seite, in Fall 2 waren neben diesem Aste für
den Levator palpebrae super. noch die Kaumuskulatur und die
sensiblen Fäden des Trigeminus, in Fall 1 und 5 noch der Nv. abducens neben dem facialis ergriffen. Dabei haben diese Facialislähmungen noch das Charakteristische, dass die Lähmungserscheinungen nicht nur an den Mund- Nasen- und Lippenästen, sondern
auch denen des Augenschliessmuskels resp. dem frontalis etc. deutlich ausgeprägt, also vollständige, den peripheren sehr ähnliche
sind und mit diesen auch das Eigenthümliche theilen, dass die

Erregbarkeitsverhältnisse wie bei den schweren (resp. mittelschweren)
Formen vermindert und in charakteristischer Weise verändert sind.
(Vgl. Fall 1, 2, 12 und weiter unten den neuerdings 1880 von
mir beobachteten Fall). — Insofern diese Verhältnisse bei Lähmungen des Gesichtsnerven durch Läsion von Grosshirntheilen entschieden andere sind (Zurücktreten der Lähmung des Orbic. oculi,
Erhaltenbleiben der elektrischen Erregbarkeit etc.) kann diese elektrische Prüfung (natürlich nur zusammengehalten mit anderen, für
die Diagnose bedeutungsvollen Symptomen, wie wir sie weiterhin
noch kennen lernen werden) zu einer wesentlichen Handhabe für
die Erkenntniss des Sitzes der Neubildung werden. — Neben dieser
für Ponsaffectionen charakteristischen hémiplégie alterne finden sich
nun andere eigenthümliche Verbreitungsarten von Lähmung, welche
allgemeiner unter den Namen der paralysies alternes bekannt sind
und dann als solche erkannt werden, wenn die Extremitäten einerseits, andererseits ein oder mehrere Hirnnerven auf der Seite der Neubildung gelähmt sind: speciell ist es oft der nv. abducens einer Seite
allein, welcher gelähmt gefunden wird (Fall 11 und 13), oder
der motorische Ast des Quintus, häufig eine Combination von
Lähmungszuständen des nv. facialis und abducens, zu denen eben
noch der motorische Quintusast, seltener der nv. hypoglossus, häufiger auch die sensiblen Quintusäste hinzutreten. Letzteren findet
man kaum je in seiner Totalität befallen, namentlich ist das
Vorkommen einer mit der Anästhesie des Auges zusammen-
hängenden, sogenannten neuroparalytischen Entzündung bei
Ponsneubildungen eher eine Ausnahme.

In wie weit die Sinnesnerven bei Ponstumoren betheiligt sind,
wird weiterhin ausführlich besprochen werden.

Neben der motorischen Lähmung der Extremitäten auf der
der Geschwulst gegenüberliegenden Seite findet sich nun auch in
vielen Fällen die Sensibilität betheiligt: die gelähmten Extremitäten sind anästhetisch oder parästhetisch geworden, insofern abnorme subjective Empfindungen oder Schmerzen in ihnen angegeben
werden. An diesen Sensibilitätsstörungen kann die entsprechende
Gesichtshälfte entweder Theil nehmen oder nicht: überhaupt können
hier die mannigfachsten Combinationen, soweit sie motorische und
sensible Verhältnisse am Gesicht betreffen, eintreten, z. B. Fall 2:
Lähmung des linken nv. facialis, Verminderung der Sensibilität

der linken Gesichtshälfte — Lähmung der rechtsseitigen Extremitäten, sowie Schmerzen und Parästhesien in ihnen;

oder Fall 5: Lähmung des rechten nv. facialis, Schmerzen rechts im Auge und Gesicht — Parese und Sensibilitätsverminderung der linken Extremitäten;

oder Fall 11: Parese der rechtsseitigen Extremitäten, Anästhesie und Schmerzen in ihnen — Facialis beiderseits frei, dagegen Lähmung des linken nv. abducens. Sitzt der Tumor wie z. B. in Fall 3 soweit nach vorn im pons, dass die Facialiskreuzung noch nicht vollendet ist, so können Symptomenbilder zu Stande kommen, die sich eventuell von denen bei Läsionen von Grosshirnantheilen in nichts unterscheiden: es resultiren gleichseitige Lähmungen (d. h. Gesicht und Extremitäten sind auf derselben, dem Tumor entgegengesetzten Seite gelähmt, z. B. Fall 3), bei denen dann zu gleicher Zeit Sensibilitätsstörungen vorhanden sein oder fehlen können oder auch nur theilweise bestehen. (Fall 3 Anästhesie nur in der rechten Gesichtshälfte). Sind gleichseitige Lähmungszustände vorhanden und werden dieselben von (ebenfalls) gleichseitigen, Gesicht und Extremitäten betreffenden Sensibilitätsstörungen begleitet, so kann die Unterscheidung von Hirnläsionen, welche im hintersten Abschnitt der inneren Kapsel im Grosshirn ihren Sitz haben, schwierig werden. Insofern aber bei derartigen Grosshirnläsionen auch die contralateralen Sinnesorgane leiden, (Amblyopie des der Hirnläsion entgegengesetzten Auges, Gehörs-, Geruch-, Geschmackabstumpfung der gegenüberliegenden Seite) wird es möglich, derartige Läsionen von etwaigen Ponsaffectionen zu trennen, bei welchen solche Störungen der Sinnesorgane entweder überhaupt nicht oder auf derselben Seite vorhanden sind, auf der die Geschwulst sitzt, also auf der der afficirten Körperhälfte entgegengesetzen. —

Schliesslich kann es auch sein, dass bei den in der Substanz der Brücke sitzenden Tumoren jede motorische oder sensible Lähmung der Extremitäten fehlt (wie z. B. in Fall 12): in wie weit unter solchen Umständen eine Diagnose der Ponsaffektion überhaupt möglich wird, resp. eine Läsion der Brücke erkannt und von einer solchen der mittleren Schädelgrube getrennt werden kann, wollen wir alsbald untersuchen. —

Alle diese an sich schon so variablen Verhältnisse können nun

noch bedeutend dadurch complicirt werden, dass der anfangs ein-
seitig oder vorwiegend einseitig entwickelte Tumor im Laufe der
Zeit über die Mittellinie hinübergreift, somit auch die andere
Hälfte der Brücke erfasst oder dass in beiden Ponshälften sich
Neubildungen festgesetzt, resp. gerade von der Mittellinie aus nach
beiden Seiten hin ausgebreitet haben.

Zu anfangs einseitigen Extremitätenlähmungen gesellen sich
dann mehr oder weniger ausgesprochene Paresen der Extremitäten
resp. des Gesichts auch der anderen Körperhälfte, ebenso verviel-
fachen sich die abnormen Erscheinungen von Seiten der Sensibilität (Fall 1); besonders complicirt werden die Dinge, wenn auf
der einen Seite die vorderste, nach dem Grosshirn zu gelegene,
auf der anderen die mehr nach der med. obl. hin sich erstreckende
Abtheilung der Brücke von den Neubildungen eingenommen ist
(Fall 15), wenn der Tumor nicht allein die Mittellinie der Brücke
nach rechts oder links hin, sondern die Grenzen des Gebildes nach
vorn und hinten hin überschreitet (Fall 14). Auf diese Weise
können sich Lähmungen sämmtlicher Extremitäten entwickeln und
besonders paraplegische Zustände der Unterextremitäten (Fall 14)
eintreten, wenn anders solche nicht von gleichzeitig vorhandenen
Rückenmarksaffektionen abhängig zu machen sind. Denn
dies ist ein Punkt, der neben manchen anderen Dingen trotz seiner
unbestrittenen Wichtigkeit offenbar noch viel zu oft, ja, man kann
sagen in der Mehrheit der Fälle vernachlässigt wird, ich meine die
Untersuchung des Rückenmarks bei Hirnläsionen, speciell bei
Tumoren desselben: nicht allein können sich im Rückenmark ähnliche Neubildungen finden, wie im Hirn, sondern es ist offenbar,
dass sich manche namentlich die Motilität und die trophischen Zustände an den Extremitäten betreffenden Anomalien aus den
secundären Degenerationen ableiten lassen, welchen bekannter-
maassen circumscripte Rückenmarksabschnitte im Anschluss an
bestimmte Hirnläsionen unterliegen. Wie bescheiden man übrigens
bei dieser Mannigfaltigkeit der Erscheinungsweisen in der Diagnose
sein muss, lehrt z. B. der Fall 12, in welchem jede Betheiligung
der Extremitäten fehlte, obwohl ein nicht gerade kleiner Tumor
im Pons vorhanden und gerade in diesem Falle neben der Hirnläsion noch Geschwulst- und Höhlenbildung im Rückenmark nachgewiesen war.

Bedenkt man schliesslich, dass sich auch im Pons Geschwülste
so langsam und allmälig entwickeln können, dass während des
Lebens keine oder in Betreff der Diagnose nur ganz unzureichende
Erscheinungen zu Tage treten (z. B. in Fall 7 von Fredet), so
wird es klar, dass es unter Umständen überhaupt unmöglich
werden kann, selbst bedeutende Tumoren in einem relativ so
kleinen Hirntheil, trotzdem er der Knotenpunkt für die wichtigsten
Leitungen und die Ursprungsstätte so vieler Hirnnerven ist, zu
diagnosticiren.

Im Vergleich zu den Lähmungszuständen an Hirnnerven und
Extremitäten werden Krampfzustände relativ selten erwähnt:
es sind entweder allgemeine Convulsionen oder Zuckungen der dem
Ponstumor gegenüberliegenden Extremitäten, welche indessen kaum
bei dem 6. Theil aller Fälle hervorgehoben werden: etwas charakteristisches und für die topische Dingnostik bedeutungsvolles kann
ihnen nicht zugeschrieben werden. Von sonstigen Bewegungsstörungen werden speciell in den hier in Betracht gezogenen
19 Beobachtungen ein schwankender Gang 2 mal (Fall 9 und 15)
erwähnt, Unvermögen zu gehen 1 mal (Fall 18): in den beiden
ersten Fällen nahmen die Läsionen fast die ganze Brücke ein und
betheiligten durch Druck auch die Nachbargebilde (speciell Klein-
hirnantheile), im 3. Fall wird die Geschwulst ausdrücklich als sich
nach dem Kleinhirn zu erstreckend angegeben: im Fall 9 finden
sich neben dem schwankenden Gang noch ataktische Bewegungen
des Kopfes erwähnt.

Unter den 10 Fällen, welche ich aus den oben weiter auscin-
andergesetzten Gründen von den Tumoren der med. obl. und den
multiplen Tumoren hierher, den Neubildungen der Brücke einge-
reicht habe (die Fälle 7, 11, 13 der Tumoren des verlängerten
Marks, 6, 23, 24, 30, 36, 48 und 66 von den vielfachen) findet
man Kopfschmerz überhaupt 6 mal (von 13) angegeben und
2 mal in der Stirn, 2 mal im Hinterhaupt und Nacken lokalisirt.
Viermal sind Erscheinungen von Schwindel notirt: dabei mag man
sich, wie schon oben angegeben ist, erinnern, dass in dreien von
diesen Fällen von Doppelsehen die Rede ist, was allein schon im
Stande sein kann, Schwindelerscheinungen hervorzurufen und zu
unterhalten.

Hinsichtlich der Lähmungsformen findet man in fast sämmt-

lichen 13 Fällen vielleicht noch prägnanter als bei den ganz
reinen Ponstumoren die Erscheinungen der hémiplégie resp. paralysie alterne als wesentlichstes Merkmal ausgesprochen, so dass ich
nach dieser Richtung hin dem oben Niedergeschriebenen kaum etwas
Neues hinzuzufügen habe. Allgemeine Convulsionen treten
auch in diesen 13 Fällen ganz in den Hintergrund, partielle
Zuckungen einer Gesichtshälfte, oder der Extremitäten einer Körperhälfte werden hier und da erwähnt: dieselben finden sich entweder
in Bezug auf Gesicht und Extremitäten auf der gleichen Körperhälfte (z. B. Fall 6 der. multiplen Tumoren), oder es zucken die
Gesichtshälfte der einen, die Extremitäten der anderen Seite
(Fall 30): wofür man in Anbetracht der Analogie mit der alternirenden Hemiplegie den Namen der alternirenden Convulsionen
anwenden könnte. — Zweimal werden Zuckungen der Hände (Fall 36
von den multiplen) resp. choreatische Bewegungen der Unterextremitäten, des rechten Arms und der rechten Hand (Fall 24 von
den multiplen) erwähnt, das Phänomen des Rückwärtsgehens einmal (Fall 36) hervorgehoben: Diese abnormen Erscheinungen im
Gebiet der Motilität haben für jetzt, wo sie nur vereinzelt und
noch dazu in Fällen notirt sind, bei denen andere Läsionen im
Hirn nicht vermisst wurden, für die Diagnose gerade von Brückengeschwülsten noch keine hervorragende Bedeutung zu beanspruchen.
Die Erscheinung des Taumelns, der Neigung nach links zu fallen,
der Linksdrehung des Kopfes im Fall 23 (multiple Tumoren)
kann wohl mit Recht (vgl. weiter unten) auf die in diesem Fall
vorhandene Mitbetheiligung des linken Kleinhirnschenkels bezogen werden.

Wenden wir uns jetzt zu einer Prüfung des Verhaltens der
Sinnesorgane in sämmtlichen bisher für die Symptomatologie
benützten 29 Fällen, so finden wir Störungen des Sehvermögens,
(in so weit allein die Licht empfindenden Organe, also Sehnerv
und Netzhaut in Frage kommen) in relativ nur wenigen Fällen erwähnt, nämlich nur 8 mal. Blindheit und Amblyopie sind die
symptomatischen Bezeichnungen für die obwaltenden Störungen:
Sehnervendegeneration und nur zweimal neuritis optica die pathologisch anatomischen. — Dabei findet sich oft das tiefere Ergriffensein des einen Auges vor dem anderen hervorgehoben.

Nur dreimal wird das Vorkommen einer einseitigen neuro-

paralytischen Augenentzündung erwähnt: in allen 3 Fällen
aber (Fall 18 der Ponstumoren, Fall 6 und 30 von den „multiplen") fand sich **neben** dem Pons entweder die anliegende Basis
und damit der nv. trigeminus resp. das gangl. Gasseri direkt in
die Geschwulst mit hineinbezogen oder neben der eigentlichen
Brückensubstanz selbstständig von der Neubildung eingenommen.

Es sei mir gestattet, vorläufig die Erscheinungen von Seiten
der Augenmuskeln hier ausser Acht zu lassen: ich werde am
Schlusse dieser Uebersicht eingehend auf sie zurückkommen.

Ebenso oft, d. h. relativ selten, wie Störungen des Sehvermögens finden sich solche des Gehörs, im Ganzen 8 mal: zumeist
war das Hörvermögen auf der dem Tumor entsprechenden Seite
vermindert oder durch Sausen gestört, selten ganz aufgehoben:
dabei darf nicht ausser Acht gelassen werden, dass in einigen
Fällen neben dem Tumor in der Brücke selbst pathologische Veränderungen in seiner nächsten Nähe an der Basis erwähnt werden,
ja dass der nv. acusticus einmal sogar direkt als durch die basale
Veränderung comprimirt und in sie aufgegangen bezeichnet wird
(z. B· Fall 30 der multiplen Tumoren).

Der Geschmack findet sich nur 3 mal beeinträchtigt und zwar
2 mal einseitig (dem Sitze der Neubildung entsprechend), 1 mal
doppelseitig: in beiden ersten Fällen (Fall 18 von den Ponstumoren
und Fall 6 von den multiplen) erreichten die pathologischen Processe die Basis resp. die Austrittsstelle des nv. trigeminus aus der
Brückensubstanz: wie bei den Tumoren der mittleren Schädelbasis
also können die einseitigen Geschmaksstörungen auf Betheiligung
des nv. lingualis bezogen werden. Im Fall 23 der Ponstumoren
war der Geschmack doppelseitig beeinträchtigt: hier sassen zwei
erbsengrosse Tumoren im Centrum des oberen Ponstheils.

Nur 1 mal unter allen 29 Fällen finden sich einseitige Ge-
ruchsinnstörungen notirt, in einem Falle übrigens (18 der Brückentumoren), der des Abnormen auch sonst noch mehr als genug
darbietet.

Hinsichtlich des psychischen Verhaltens der an Brückengeschwülsten Erkrankten finden sich 15 mal keine besonderen Angaben: es ist damit aller Wahrscheinlichkeit nach anzunehmen,
dass auffällige Veränderungen jedenfalls nicht zu Tage getreten
sind: 4 mal wird ausdrücklich die Integrität der Psyche angegeben,

2 mal von soporösen Zuständen, welche sich gegen das Lebensende
hin einstellten, gesprochen, von Zuständen also, welche offenbar
mit den Brückenläsionen direkt nichts zu thun haben.

7 mal endlich werden wirkliche Störungen der Psyche erwähnt: vorwiegend sind es Schwächezustände: Gedächtnissabnahme,
einfache Demenz, seltener Aufregungs- und Tobsuchtsanfälle, 2 mal
Schlaflosigkeit, welche das Bild der psychischen Erkrankung liefern:
mit Sicherheit kann man das wenigstens sagen, dass die geistigen
Störungen bei den Tumoren der Brücke mindestens nicht in den
Vordergrund treten.

Etwas anders verhält sich das mit den Behinderungen der
Sprache: 13 mal wird Näheres hierüber nicht angegeben, 2 mal
wird sie als intakt hingestellt, 1 mal als abnorm hastig beschrieben:
in sämmtlichen übrigen 13 Fällen ist sie langsam, erschwert,
lallend, 1 mal näselnd, und 1 mal nur als an Aphasie erinnernd
hervorgehoben.   Offenbar tritt aber letztere Störung durchaus
zurück hinter das Unvermögen, die bekannten und wohlüberdachten
Worte geläufig und geschickt zu artikuliren: es herrscht das
Symptom der behinderten Zungenbewegnng die Anarthrie vor.

Erbrechen und Uebelkeiten kamen bei Geschwülsten der
Brücke nicht häufiger oder seltener vor, als bei Neubildungen der
bisher besprochenen Hirnregionen: sie werden unter den hier in
Betracht gezogenen Fällen 11 mal erwähnt. —

Unter den 29 Fällen finden wir Schlingbeschwerden 4 mal
angegeben: dabei war in 2 Fällen die med. oblongata mitbetheiligt
(Fall 11 unh 13 der med. obl. Fälle): Erschwerung des Athmens
findet sich 2 mal notirt, davon betrifft der eine Fall gleichfalls
eine Läsion des verlängerten Marks; 3 mal finden sich Anomalien
der Blasenfunktion, 1 mal Impotenz, 1 mal eine abnorme Pulsverlangsamung und 1 mal auch ein zeitweise auftretender Eiweissgehalt des Urins erwähnt: offenbar haben alle diese pathologischen
Erscheinungen eine charakterische Bedeutung für Brückenneubild-
dungen nicht zu beanspruchen.

Anders dagegen verhält es sich mit einigen Symptomen von
Seiten der Augenmuskeln.

Zunächst will ich einzelner Reizerscheinungen von Seiten der
der Lidschliesser im ersten und 3. Falle der Ponstumoren und der
krampfhaften Abduktionsstellung des linken Auges bei vorn im

linken Brückentheil sitzendem Tumor gedenken. Wie alle Reizerscheinungen, insofern sie nicht durch ihre Beständigkeit oder die
die Regelmässigkeit ihres Auftretens Bedeutung gewinnen, haben
diese Symptome, die unter 30 Fällen übrigens nur 2 mal erwähnt
werden, nicht im Entferntesten den Werth hinsichtlich der Diagnostik zu beanspruchen, wie die Wochen- resp. Monate lang bestehenden Lähmungs- oder Ausfallserscheinungen.

Als solche erfordern nun die etwa 20 Mal notirten Lähmungen des nv. abducens und zwar desjenigen stets, welcher der
Tumorseite entspricht, eine ganz besondere Beachtung. Diese Lähmung des nv. abducens findet sich ebensowohl allein, nur combinirt mit einer Lähmung der contralateralen Extremitäten (eine
Form der paralysie alterne Gubler's), oder gleichzeitig mit Lähmung des nv. facialis oder des motorischen Trigeminusastes derselben Seite, seltener verbunden mit einer gleichseitigen Lähmung
des hypoglossus. Was aber das Auftreten dieser Abducenslähmung
ganz besonders interessant und wichtig macht, ist die **Combination**
der Abducensaffection mit Lähmung einzelner Aeste des nv.
oculomotorius und zwar sowohl gleichseitiger, wie ungleich-
seitiger. Halten wir uns zunächst an die letztere Form, so tritt
uns dieselbe am Krankenbette in Gestalt der gleichnamigen Abweichung der Augen, in dem Sinne entgegen, dass die Kranken
von ihrem Hirnherd wegzusehen scheinen. — Die Lähmung des
linken nv. abducens z. B. combinirt sich mit einer solchen des rectus
internus der rechten Seite: die Kranken sind dann nicht im Stande,
das linke und das rechte Auge nach links hin zu wenden, obgleich
die genaueste Untersuchung später nur den Ursprungskern des
linken nv. abducens am Boden des vierten Ventrikels oberhalb der
striae acusticae im Niveau der eminentia teres von der Läsion eingenommen zeigt. Dieses eigenthümliche Symptom, welches durch
seine Dauer aufs deutlichste seine Bedeutung als wirkliche Ausfallserscheinung documentirt, wurde bekanntlich zuerst von Foville[26]), dann von Desnos[37]) nach apoplektischen Insulten, welche
eine Brückenhälfte und zwar in der Nähe des Abducenskerns trafen,
beobachtet, und dorthin auch von ersterem das Centrum für die
associirten Augenbewegungen nach rechts resp. links verlegt. Der
erste, welcher unter die Symptomatologie der Tumoren dieser
Gegend diese permanente Augenabweichung erwähnt, ist Broad-

bent[38]) (Fall 13 der Tumoren der med. obl.) im Jahre 1872:
Zwei kleine syphilitische Tumoren fanden sich gerade unter dem
Boden des vierten Ventrikels in der Nähe der Mittellinie, der eine
in der unteren Brückenabtheilung, der andere nahe dem unteren
Ende des vierten Ventrikels. Beide Augen wichen nach rechts ab,
das linke konnte nicht nach aussen gebracht werden, es bestand
Doppelsehen.

1873 veröffentlichte sodann Féréol[27]) seinen unter No. 6 der
Ponstumoren von mir rubricirten Fall: ein kirschgrosser Tuberkel,
an der Vereinigungsstelle des pons mit der med. obl. gelegen,
hatte nach oben und hinten den Boden des vierten Ventrikels
emporgehoben: ein Medianschnitt liess $4/_5$ der Geschwulstmasse
links, nur $1/_5$ rechts von der Mittellinie. In diesem Falle lag
übrigens noch eine Besonderheit vor, die darin bestand, dass das
dem Tumor contralaterale Auge (das rechte) allein resp. bei
Fixation nächstgelegener Objekte, wenn es mit dem linken zusammen zu starker Convergenzbewegung gebracht wurde, die Parese
des internus nicht erkennen liess.

Dieselbe Eigenthümlichkeit zeigte sich übrigens auch im Fall 28
der Ponstumoren (Foville, Graux[39]): hier nahm ein Tuberkel
von der Grösse einer kleinen Nuss die rechte Brückenhälfte an
ihrer Vereinigungsstelle mit dem verlängerten Mark ein: der Tuberkel sprang etwas in den vierten Ventrikel hinein vor, gerade
an dem Punkte, wo im Niveau der eminentia teres der rechte Abducenskern gelegen war. Die linke Hälfte war frei. —

Im Status des 21jährigen (phthisischen) Kranken vom August
(1877) heisst es: Rechts ist die Lähmung des abducens deutlich
ausgesprochen: wird bei binoculärem Sehen in die Ferne der Blick
nach rechts gerichtet, so zeigt sich deutlich die Parese des linken
m. rectus internus; und während vordem bei verdecktem rechten
Auge das linke nach rechts hin ohne besondere Mühe gebracht
werden konnte, zeigen sich nun deutliche, kleine nystagmusartige
Schwankungen, welche auch auftreten, wenn der Kranke sein linkes
Auge mit dem rechten zusammen in Convergenzstellung bringen
soll, zum deutlichen Sehen nahe gelegener Objekte.

Dasselbe endlich zeigte sich im Falle Poulin's[60]) (siehe
Fall 66 der multiplen): hier fand sich am Boden des vierten Ventrikels auf der rechten Seite und auf der Höhe der eminentia teres

und des rechten Abducenskerns ein Tuberkel: der rechte Abducens war gelähmt gewesen: beim Blick nach rechts und aussen war auch das linke Auge stets zurückgeblieben; allein konnte es nach allen Richtungen hin frei bewegt werden.

In dem durch die genaue Untersuchung besonders wichtigen Falle von Wernicke [17]) (Ponstumoren Fall 12), der sich ausserdem noch dadurch auszeichnet, dass nirgends am Hirn anderweitige Läsionen entdeckt wurden, als die alsbald zu beschreibende, standen beide bulbi des Kranken dauernd nach rechts gewendet: beim Blick nach links folgt das linke Auge gar nicht, das rechte nur bis zur Mittellinie. Wurde jedes Auge einzeln untersucht, so konnte ebenfalls das rechte Auge nur bis zur Mittellinie, das linke nur so weit nach links bewegt werden, dass sich der innere Hornhautrand höchstens 3 mm. von der Carunkel entfernte. Die anderen Bewegungen gingen rechts und links gut von Statten: ohne besondere Vorrichtungen hatte Patient keine Doppelbilder. Hier sass am Boden des vierten Ventrikels in der Mitte seiner Höhe links von der Mittellinie eine Geschwulst, die nach rechts kaum etwas über die Mittellinie hinausging: der linke gemeinschaftliche Abducens-Facialiskern war zerstört und die Wurzelbündel beider Nerven schmal und atrophisch. —

Angedeutet war das in Rede stehende Phänomen offenbar auch in dem Falle von Jackson [61]) (Ponstumoren No. 21): neben Schwäche des linken m. masseter und rechtsseitiger Extremitätenlähmung (auch die unteren Facialisäste rechts waren paretisch), zu der dann auch noch Anästhesie der gelähmten Theile hinzutrat, fand sich eine Behinderung der conjugirten Augenbewegung nach links hin. Es bestand aber auch Doppelsehen beim Blick nach rechts hin und beim Geradeaussehen, so dass dieser Fall mindestens nicht als rein zu betrachten ist. Dies kann um so weniger der Fall sein, als sich bei der Obduktion nicht allein in der linken Ponshälfte an der klassischen Stelle ein haselnussgrosser Tumor vorfand, sondern ein kleiner Geschwulstknoten auch rechts von der Mittellinie: dabei reichte die linksseitige Neubildung bis nach vorn hin in den linken Hirnschenkel hinein und betheiligte offenbar noch linksseitige Oculomotoriusäste: auch heisst es bei der Beschreibung des Doppelsehens, dass die Bilder superponirt waren.

Endlich erwähne ich hier ganz kurz des von mir bei einem

vierjährigen Knaben erhobenen Befundes (Fall 29). Die wesentlichen
und viele Wochen hindurch constanten Erscheinungen waren folgende:
Rechtsseitige totale Facialis- (die Facialislähmung stellte deutlich
die als Mittelform bezeichnete Modification dar) und Abducenslähmung (das rechte Auge stand ganz im innersten Augenwinkel ohne
auch nur eine Spur nach rechts hin bewegt werden zu können),
linksseitige Lähmung der Extremitäten, schwere, lallende Sprache,
andauernder Speichelfluss, Schwanken beim Stehen und Gehen.
Sensibilitätsstörungen fehlten. Die Psyche war bis zuletzt fast frei,
Klagen über Kopfschmerz selten, der Augenhintergrund wochenlang
frei und ohne Anomalie. Ganz zuletzt war (während der drei letzten Lebenswochen etwa) eine rechtsseitige neuroparalytische Augen-
Entzündung aufgetreten und das Schlucken sehr erschwert.

Wochenlang bestand nun neben allen diesen Symptomen auch
eine Parese des linken m. rectus internus: weder allein, noch mit
dem rechten Auge zusammen konnte das linke Auge nach rechts
hin bewegt werden.

Die Obduction ergab einen (schon während des Lebens diagnosticirten) Tumor der rechten Ponsseite, der die rechte Hälfte der
med. obl. mit einnahm: nach vorn hin wurde die Ponsgrenze nicht
überschritten (Gliom). Leider gelang äusserer, ungemein ungün-
stiger Verhältnisse wegen (sehr spät ertheilte Erlaubniss zur Oeff-
nung der Schädelhöhle, Obduction im elterlichen Hause, hohe
äussere Temperatur) die Erhaltung und Erhärtung der wichtigen
Stelle in der med. obl. nur schlecht: gerade diese Partie war zu
einem kirschgrossen, zerfliessenden Brei geworden. Dagegen waren
folgende Verhältnisse deutlich sowohl makroskopisch, wie mikroskopisch zu erhärten. Während der linke n. abducens als weisser,
runder Strang aus der med. obl. austrat, war der rechte graulich
verfärbt und bedeutend dünner, als der linke: mikroskopisch konnte
auf das Deutlichste der Zerfall der meisten Markscheiden in Schollen,
resp. in feintröpfiges Material, ja hier und da sogar nur welliges Binde-
gewebe ohne Spur einer Nervenfaser entdeckt werden; links hatten
die Nervenfibrillen ein durchaus normales Aussehen. Die beiden
wohlerhaltenen nv. oculomotorii waren in nichts von einander unterschieden; sie boten durchaus normale Verhältnisse dar, namentlich
fanden sich links keine mit Sicherheit als erkrankt zu erkennende
Fasern. Der rechte nv. trigeminus erschien etwas platter und

weniger weiss, als der linke: die Mehrzahl seiner Fasern bot nichts
vom Normalen Abweichendes dar. Leider gelang es mir nicht,
den rechten n. facialis so zu erhalten, dass ich Sicheres über sein
histologisches Verhalten aussagen könnte. —

Neben diesen Fällen, bei denen die so interessante Lokalität
am Boden des vierten Ventrikels von einer Neubildung eingenommen
war, existiren in der Literatur noch andere Beobachtungen, welche
nach einer Zerstörung dieses „Centrums für die conjugirte Augenbewegung nach den Seiten hin", dieselben symptomatischen Erscheinungen erkennen liessen. So z. B. eine Beobachtung von
Hallopeau[62]), eine herzkranke Frau betreffend, welche neben einer
vollständigen linksseitigen Lähmung des Facialis eine linksseitige
Abducens- und rechtsseitige Extremitätenlähmung darbot: aber
auch die Adduktionsbewegung des rechten Auges war sehr behin-
dert. Im Hirn fand man die art. cerebellaris inf. post. vollkommen
obstruirt, ebenso eine kleine auf der Grenze von pons und med.
obl. in die Tiefe links von der Medianfurche sich einsenkende
kleinere Arterie. Auf dem Boden des vierten Ventrikels, links
von der Mittelfurche fand sich im Niveau der eminentia teres eine
3 mm grosse Ecchymose, darunter ein den Facialis-Abducenskern
einnehmender Erweichungsherd, rundlich, von etwa 5 mm. Durch-
messer: die unmittelbar ober- und unterhalb liegenden Partien,
sowie das gesammte übrige Hirn waren gesund. —

Aus dem Jahre 1873 existirt eine Beobachtung Desnos[37])
eine Frau betreffend, welche nach einem apoplektischen Insult noch
15 Tage lebte. Während dieser Zeit bestand eine rechtsseitige
Gesichts- und Extremitätenlähmung, Lähmung des linken abducens,
conjugirte Unthätigkeit des rechten inneren Augenmuskels. Die
Autopsie ergab eine Blutung in die mittleren Lagen der linken
Ponsabtheilung (Kernregion des m. abducens). Aber schon lange
vorher hatten Foville[26]) und Gubler[16]), vor allem der erstere,
bei einem Falle, der zwar nicht zur Sektion, sondern zur Heilung
kam (43jähriger Mann: nach einem apoplektiformen Anfall Lähmung der linken Gesichtshälfte und der rechtsseitigen Extremitäten, Lähmung des linken m. rectus externus, des rechten rectus
internus, wahrscheinlich Syphilis) die Ansicht ausgesprochen, dass jede
Seite der Brücke die Ursprungsstätte von Fasern sei, welche theils den
rectus externus derselben, theils den internus der andern Seite zur

Contraction und so das Sehen nach rechts oder links hin zu Stande
brächten, gerade wie der Mensch seine Pferde anschirrte, um sie
durch eine Bewegung seiner Hand beide zugleich nach rechts oder
links hin zu lenken.

Eine der ersten Foville'schen ähnliche Beobachtung (ebenfalls ohne Sektion) ist ganz neuerdings noch von Wernicke[63])
mitgetheilt worden. Dieselbe, ein junges Mädchen betreffend, war
in Bezug auf das in Rede stehende Phänomen noch dadurch ganz
besonders interessant, dass die Erscheinungen der conjugirten Augenabweichung allmälig von einer Seite nach der andern hinübergingen,
um in umgekehrter Weise im Laufe der Zeit und wahrscheinlich
in Folge der eingeschlagenen Behandlung zu verschwinden. Es ist
hier nicht der Ort, die Frage endgültig zu entscheiden, ob diese
durch die klinische Beobachtung gelieferten Thatsachen durch anatomische und experimentelle Untersuchungen so erhärtet sind, dass
sie von nun an als unumstössliche, sichere Errungenschaft unseres
Wissens betrachtet zu werden verdienen. Wir wollen hier nur bemerken, dass durch die neuesten Bearbeiter dieses Themas, Graux[59])
und Duval[64]), zunächst bei Hunden in der That durch Zerstörung
einer dem Abducenskern entsprechenden Stelle am Boden des vierten Ventrikels die in Rede stehende Augenabweichung erzeugt
werden konnte und dass sodann bei Katzen, später durch Duval
auch bei Affen an Schnitten durch bulbus und pons anatomisch
bestätigt wurde, dass der Abducenskern der einen und der Oculomotoriuskern der andern Seite durch Commissurenfasern mit einander in Verbindung stehen. Niemals findet man eine Lähmung
des m. rectus internus des Auges der gesunden Seite, wenn der
nv. abducens der andern Seite (der kranken) peripher gelähmt
ist, mag der Sitz der Läsion dem Kern des abducens auch noch so
nahe sein. (Viele Beobachtungen zeigen ja [siehe die Fälle 11, 13
und andere], dass bei intrapontinen Tumoren der abducens allein
ohne Spur von Betheiligung der Augenmuskeln der andern Seite
gelähmt sein kann: dann sass die Läsion zwar im Pons, aber
unterhalb des Abducenskerns, zwischen diesem und der Stelle,
wo der abducens aussen als fertiger peripherer Nerv hervortrat.)
— Dieser Satz, sowie der folgende: Man kann die centrale (den
Kern betreffende) und die periphere Lähmung des m. abducens
dadurch sehr gut in ein gegensätzliches Licht stellen, wenn man

sagt, dass die secundäre Abweichung des gesunden Auges im ersten
Fals in einem strabismus externus, im zweiten in einem strabis-
mus internus besteht, ist von Graux[39]) formulirt und nach
meiner Ueberzeugung richtig. Etwas anders steht vielleicht die
Frage, wie es zu erklären sei, dass in einzelnen hier mitgetheilten
Fällen der m. rectus internus der gesunden Seite in conjugirter
Aktion mit dem lädirten rectus externus der kranken Seite ge-
hemmt, in conjugirter Aktion mit dem gesund gebliebenen rectus
internus der Seite, wo im Pons die Störung sitzt, frei ist (bei
Accommodationsbewegungen für die Nähe): für die erste Thätigkeit
wäre es das Abducenscentrum der kranken Seite, von der die jetzt
mangelnde gemeinsame Aktion ausgehen würde, für die zweite
Thätigkeit gäbe es dann ein anderes, in den Kernen des dritten
Nervenpaares gelegenes Centrum (vergl. Tumoren der Vierhügel).
— Wie dem aber auch sein mag, das steht fest, dass dieses Symptom der combinirten Abweichung der Augen nach der einen oder
andern Seite hin, wenn es constant, längere Zeit zu beobachten
ist, noch sicherer, wenn es sich mit Lähmungszuständen derjenigen Extremitäten combinirt, die dem gelähmten nv. abducens
contralateral sind, ein sicheres Zeichen für eine Läsion der
Brücke abgiebt.

(Ich möchte an dieser Stelle ausdrücklich erwähnen, dass ich
auf ein weiteres, vom vorliegenden Thema zu weit abführendes
Eingehen auf die Frage der gleichnamigen Augen- und Kopf-
abweichung bei Hirnaffectionen hier verzichte und mir für später
vorbehalte: durch die neuen Untersuchungen Grasset's[24]) und
Landouzy's[25]) ist übrigens diese Frage speciell dadurch, dass
sie die Krampfzustände von den Lähmungszuständen trennten, zu
einem vorläufig befriedigenden Abschluss gebracht.*)

Was nun die Lähmung derjenigen Augenmuskeln betrifft,
welche ausser dem rectus externus noch auf der der Neubildung
entsprechenden Seite bei Ponstumoren erwähnt werden, so sind
das zumeist zwei Aeste des oculomotorius, der für den rectus internus bestimmte (selten) und häufiger der den m. levator palpebrae superioris der leidenden Seite versorgende Ast. Hier mag

---

*) Vgl. die dieses selbe Thema betreffende Auseinandersetzung bei Tu-
moren der Kleinhirnschenkel.

nun zunächst bemerkt werden, dass die ptosis dann zumeist notirt
war, wenn die Neubildung sich entweder soweit nach vorn hin erstreckt hat, dass die Hirnschenkel und damit das an ihrer innersten Seite austretende dritte Hirnnervenpaar direkt comprimirt
wurde (z. B. Fall 14 der Ponstumoren, oder Fall 7 med. obl.), oder dass
neben der Läsion der Brücke an der entsprechenden Seite der Basis
(mittlere Schädelgrube) die Hirnnerven direkt einem Drucke in
ihrem schon peripheren Verlaufe ausgesetzt waren (z. B. Fall 8
Ponstumoren, oder Fall 18 oder 23).

Andererseits scheint Fall 2 (Duchek) zu beweisen, dass bei
intrapontinen Tumoren in der That von sämmtlichen Augenmuskeln der Ast für den gleichnamigen levator palp. sup. allein
afficirt sein kann: Ein grosser Tuberkel sass in der linken Brückenhälfte: es bestand linksseitige Facialis- und Masseter-, rechtsseitige
Extremitätenlähmung und — linksseitige Ptosis. Kahler und
Pick haben nun neuerdings bei einem Ponsherde partielle Aus-
fallsymptome von Seiten des einen nv. oculomotorius beobachtet
(Lähmungen besonders des m. rectus internus und levator palp.
super.): der Herd betraf die innere Hälfte der am meisten nach
hinten aus dem Kerne austretenden Fasern, welche dem rectus internus besonders angehören. Hiernach wäre es schon möglich,
dass auch die für den levator palp. bestimmten Fasern zufällig
allein oder vorwiegend betroffen sein können durch einen Tumor,
der nach vorn hin etwa einen gerade diese Bündel treffenden Fortsatz ausgeschickt hätte. —

Beim Beginn dieser Betrachtungen über die Neubildungen der
Brücke habe ich, wie man sich erinnern wird, einige Fälle (4, 7,
9, 20, 24, 25, 26, 27) als für eine besondere Besprechung taug-
lich, zurückgestellt. Was zunächst Fall 7 betrifft (Fredet), so
beweist er, wie auch oben schon erwähnt, nur aufs Neue die Thatsache, dass selbst in einem Hirntheil von der Wichtigkeit, wie sie
der „Hirnknoten" besitzt, lange Zeit hindurch Läsionen bestehen
können, die sich nach aussen hin in keiner charakteristischen Weise
geltend zu machen brauchen. Dasselbe gilt von Fall 20 und 24
und in gewissem Grade auch von Fall 27; im Fall 26 war der
Tumor so ausgedehnt und hatte nach vorn und hinten so viele
Nachbartheile betheiligt, dass es in der That schwer war, eine
Ponsläsion als solche zu diagnosticiren. Bedenkt man weiter, dass

einzelne der aufgeführten Fälle an Kindern beobachtet sind, deren
Intelligenz meist nicht so weit entwickelt ist, um über wichtige
Dinge Auskunft geben zu können, bedenkt man ferner, dass es
mehr als wahrscheinlich ist, dass die weiche, wasserreichere Hirnsubstanz der Kinder in der That in anderer Weise auf dieselben Läsionen reagiren kann, als die Erwachsener (eine Betrachtung die
es höchst wünschenswerth erscheinen lässt, wenn über die Symptomatologie der Tumoren im Kindesalter noch besondere Forschungen
angestellt würden), so wird man es kaum für einen zu grossen
Fehler halten, wenn ich derartige Fälle als unsicher und viel-
deutig von den obigen Betrachtungen ausgeschlossen habe.   Unsicher sind ferner die Angaben in Fall 16, eigenthümlich (sämmtliche motorischen und sensiblen Lähmungszustände an den Hirnnerven sowohl wie an den Extremitäten befinden sich an ein er
Körperhälfte, entsprechend dem Sitze der Neubildung) die im
Fall 18: doch wo ist wohl eine Zusammenstellung einzelner
Beobachtungen zu finden, welche derartige Eigenthümlichkeiten
nicht enthielte, zumal so oft die Einsicht in die Originalmittheilungen nicht zu erlangen ist!

Versuchen wir es in aller Kürze dasjenige zu rekapituliren,
was die Tumoren der Brücke symptomatisch von denen anderer
Hirngegenden unterscheidet, resp. sie als solche des Pons in absoluter Weise charakterisirt, so ergiebt sich, dass zunächst das Vorhandensein einer alternirenden Halbseitenlähmung (hémiplégie alterne) als eine derartige Erscheinung zu betrachten ist.
Charakteristisch ist hierbei der elektrische Befund an dem betroffenen Nerv-Muskelgebiet des Facialis (Form der schweren oder
mittelschweren Lähmung).

Dieselbe hémiplégie alterne kann sich nun aber auch (und
zwar mit denselben elektrischen Erscheinungen am Nv. facialis)
finden bei Tumoren der Basis in der mittleren Schädelgrube; indess fehlt hier meist die contralaterale Hemiplegie und jedenfalls
die Störungen der Sensibilität an den gelähmten Extremitäten, wie
sie gerade bei Ponstumoren des öfteren zur Beobachtung kommen.

Sitzt der Tumor im Pons an einer Stelle, wo die Kreuzung
des Nv. facialis schon vollendet ist, so kann die Folge der Zerstörung dieser Stelle (des vordersten, nach den Hirnstielen hin gelegenen Brückentheils) eine einfache Hemiplegie sein (Facialis und

Extremitäten sind auf derselben, dem Tumor contralateralen Seite
gelähmt): dann kann die Diagnose zwischen Brückenläsion und
einem Krankheitsherd in den Grosshirnhemisphären schwierig werden.
Ist diese gleichseitige motorische Lähmung mit Herabsetzung der
Sensibilität der gelähmten Theile verbunden, so kann die differentielle
Diagnose zwischen Pons- und Grosshirnaffektion resp. Grosshirn-
schenkelläsion schwanken. Im letzteren Fall fehlt kaum die auf
der gleichen Seite mit dem Tumor sitzende und meist alle Aeste
betreffende Oculomotoriuslähmung (vgl. Tumoren der Grosshirnschenkel), im Fall der Grosshirnaffection (hinterster Theil der
inneren Kapsel) ist die Betheiligung der contralateralen Sinnesorgane an den anästhetischen Erscheinungen charakteristisch.

Da auch die mittlere und innere Abtheilung der absteigenden
Quintuswurzeln sich im Pons kreuzen, so kann es kommen, dass
(wie z. B. im Fall Wernike) bei linkssitzendem Tumor die rechte
Gesichtshälfte an Sensibilät eingebüsst hat, aber motorisch frei ist,
während das Umgekehrte auf der linken Gesichtshälfte statt hat:
da es aber auch sein kann, dass bei Tumoren, welche nahe dem
Austritt des 5. Hirnnerven aus der Brücke ihren Sitz haben, dieselbe, dem Tumor entsprechende Gesichtshälfte Sensibilitätsstörungen
aufweist, da weiterhin motorische oder sensible Betheiligung der
Extremitäten fehlen oder vorhanden sein, endlich eine sensible oder
motorische Störung an den Extremitäten jede für sich allein, oder
combinirt bestehen kann, so ergiebt sich hier ein anfangs fast
verwirrendes Bild von der Mannigfaltigkeit der Erscheinungen bei
Ponsneubildungen. —

Nun kommen aber für die Mehrzahl der Fälle noch andere
Symptome hinzu, durch deren Berücksichtigung die Präcision der
Diagnose ermöglicht wird: da ist vor allem zu nennen die Abducenslähmung auf der Seite des Tumors: findet sich dieselbe mit
der Parese des rectus internus der anderen Seite vereint vor, besteht sie nicht nur flüchtig, sondern andauernd, so ist sie, selbst
wenn das meist vorhandene Symptom der Facialislähmung (auf der
Seite des erkrankten Abducens) fehlen sollte, ein sicheres Zeichen
für die Läsion des Abducenskerns an der Seite des gelähmten
m. rectus externus.

Abducenslähmung einerseits, Extremitätenlähmung der anderen
Seite kann nun auch sich finden, wenn der Tumor unterhalb des

Abducenskerns, zwischen ihm und der Austrittstelle sitzt, ja sogar wenn ein basaler Tumor nur den abducens nach seinem Austritt aus der medulla comprimirt: in so fern kann also die Differentialdiagnose zwischen Tumor der Ponssubstanz oder der benachbarten Basis schwierig werden, ein Dilemma welches bei vorhandener associirter Abweichung der Augen nach der vom Tumorsitze abgewendeten Richtung hin, nie eintreten kann.

Seltener als der Facialis oder der Abducens nimmt der Trigeminus oder der Hypoglossus der Tumorseite die Stellung des alternirend gelähmten Hirnnerven ein. So intensive Störungen der Sensibilität am Gesicht, so intensive Lähmungen der Kaumuskulatur (an der dem Tumor entsprechenden Seite), wie sie bei Neubildungen in der mittleren Schädelgrube gefunden werden, kommen bei intrapontiner Betheiligung des Trigeminus kaum vor: namentlich fehlen die schwereren Störungen an dem Auge der Tumorseite.

Noch seltener endlich als Trigeminus und Hypoglossus leidet der Oculomotorius: abgesehen von der oben ausführlich besprochenen Betheiligung des contralateralen rectus internus, findet sich zeitweilig eine Läsion in der Funktion des gleichnamigen Astes für den levator palp. superioris, ganz selten für den gleichseitigen rectus internus erwähnt.

Krampfhafte Erscheinungen kommen offenbar selten, eventuell als alternirende Convulsionen (Facialis der einen, Extremitäten der anderen Seite) zur Beobachtung, Kopfschmerzen, Erbrechen, psychische Störungen finden sich weder in hervortretendem Maasse, noch fehlen sie etwa in bezeichnender Weise: Störungen des Geruchs fehlen meist ganz, Geschmacksalterationen können vorhanden sein, Seh- und Hörstörungen kommen in mindestens dem dritten Theile aller Fälle vor: namentlich gewinnen letztere, wenigstens in Bezug auf die allgemeine Diagnose der Betheiligung der mehr basalen und hinteren Partien der Schädelhöhle eine etwas grössere Bedeutung, besonders wenn sie an derjenigen Seite sich finden, die man aus anderen Gründen für den Sitz des Tumors anzunehmen hat.

Besondere Wichtigkeit beanspruchen schliesslich die Störungen der Artikulation: diese anarthrischen Sprachbehinderungen sind neben etwa auftretenden Schlingbeschwerden ein wichtiges Zeichen des Ergriffenseins des Hirnknotens. — Zum Schluss erlaube ich mir noch die Bemerkung, dass über einige ganz eigenthümliche Bewegungs-

14*

erscheinungen, welche einige Male bei Ponstumoren beschrieben worden sind (es sind theils ganz merkwürdige einseitige Pendelbewegungen, theils ataktische Bewegungsstörungen) schon in dem vorangegangnen allgemeinen Theil gehandelt worden ist: die zu Grunde liegenden Beobachtungen sind in so fern nicht ganz rein, als bei ihnen meist neben der Neubildung in der Brücke noch anderswo im Hirn gelegene Geschwülste gefunden worden sind.

In einem neuerdings von Henoch berichteten Fall, ein 11 jähr. Mädchen betreffend, bestand unsicherer schwankender Gang ohne ausgesprochene Lähmungserscheinungen; linksseitige Abducenslähmung, Gaumensegelparese, geistige Stumpfheit. Später trat Erbrechen, Urinverhaltung, Erschwerung des Schluckens und der Artikulation sowie noch eine rechtsseitige Abducenslähmung hinzu. Die Brücke war fast um das Doppelte vergrössert, der Boden des 4. Ventrikels stark emporgewölbt. Während der Pons sich weich und schwappend anfühlte, war die Consistenz der med. obl. derb und fest. Mehrere bohnen- bis kirschgrosse Sarkome durchsetzten das Gewebe der Brücke. Für isolirte Ponstumoren hält Henoch die Combination von Ataxie der unteren Extremitäten mit Dysphagie und Sprachstörungen mit partiellen Paralysen der Augennerven und geistiger Stumpfheit für pathognomonisch. (Vgl. Charité-Annalen. V. 1878. 450).

VII. Tumoren des Kleinhirns (90 Fälle).

No.	Autor.	Alter.	Geschlecht.	Pathol. anat. Befund.	Störungen der				Verschiedenes.
					Sensibilität.	Motilität.	Sinnesorgane.	Sprache. Intelligenz.	
1	Hubrich, Arch. f. Psych. Bd. V. 1875.	31	m.	Wallnussgrosses Gliom von linken Kleinhirn ausgehend: med. obl. nach rechts gedrängt. Linke Brückenhälfte nach vorn gedrängt. Nv. fac. und acust. links gedrückt, aber gesund. Glossoph. u. vagus atrophisch, hypoglossus fast ganz normal, accessorius sehr verändert.	Stirnkopfschmerz. Pelziges Gefühl an den Fingerspitzen und im Hinterkopf. Gefühl von Schwere im rechten Arm. Intakte Sensibilität. Schwindel.	Lähmungserscheinungen an den Beinen. Schlingbeschwerden. Schwächegefühl. Händedruck schwach. Unsicherheit, Schwerfälligkeit des Ganges.	Erblindung. Rückkehr des Sehvermögens nach den Convulsionen. Anfallsweise Sausen und Klingen in den Ohren. Genaue subjektive Lokalisation von Seiten des Kranken.	Delirien (zuletzt). Erschwerte Sprache.	Erbrechen. Vermehrte Speichelsecretion.
2	Merkel, D. Arch. f. kl. Med. III. 1867. S. 295.	13	m.	Haselnussgrosser Tumor der linken Kleinhirnhemisphäre, Erweichung des ganzen linken Kleinhirns. In der Mitte ein cysticercus.	Schmerzen und Nackensteifigkeit. Anfallsweise Kopfschmerzen.			Nach stärkeren Schmerzanfällen soporöser Schlaf. Tod zieml. plötzlich.	Erbrechen.
3	Drivon, Gaz. méd. de Lyon No. 5. 1867.	65	w.	Nussgrosse mit Serum gefüllte Cyste in der linken Hemisphäre des cerebellum.	Stirnkopfschmerz seit 4 Monaten.	Schwäche.		Verlust des Gedächtnisses. Erschwerte Sprache. Tod im Coma.	

No.	Autor.	Alter.	Geschlecht.	Pathol. anat. Befund.	Störungen der				Verschiedenes.
					Sensibilität.	Motilität.	Sinnesorgane.	Intelligenz. Sprache.	
4	Ferber, Marburg 1875.	41	m.	Cyste in der Mitte des Kleinhirns; in der Wand Gliosarkom. Hydrops aller, besonders des IV. Ventrikels.	Periodische Schwindelanfälle (wenn die horizontale Lage verlassen wurde). Hinterhauptschmerzen. Schmerzen in den Extremitäten.	Fortbewegungstrieb. Schwanken der Gang. Keine Ataxie bei den Handbewegungen.	Hyperämie. Hämorrhagie der Netzhäute.	Psyche, Gedächtniss intakt. Leichtes Verschlucken.	Erbrechen. Dauer 1½ Jahr.
5	Ferber, l. c.	21	m.	Cyste der r. Kleinhirnhemisphäre, ihre Wand aus Gliommasse bestehend. Im Rückenmark secundäre Degeneration der Hinter- und Seitenstränge.	Periodischer Hinterhauptsschmerz. Mässige Verminderung des Tastgefühls an d. Unterschenkeln.	Schlotternder Gang. Ungeschicktheit in den Armbewegungen, ebenso der Beine im Liegen. Keine Abnahme der groben Kraft. Verminderung der elektromotorischen Reizbarkeit.	Beiderseits Blindheit. Gehörsabnahme. Doppelseitiger strab. diverg. Gute Bewegungsfähigkeit d. Augen nach allen Seiten. Geruch fast erloschen. Gehör rechts stark herabgesetzt.	Gedächtniss abgeschwächt.	Erbrechen. Oft unwillk. Urin- u. Stuhlentleerung.
6	Winter, Berlin. klin. Wochenschrift. No. 37. 1875.	24	m.	Cystosarkom d. rechten Kleinhirnhemisphäre. Compression u. Atrophie der med. obl.	Schmerzen im Nacken u. Hinterhaupt. — Bewegungen d. Kopfes sehr schmerzhaft.	Im 18. Lebensjahre 4 epileptische Anfälle, sonst gesund.	Aufschreien aus dem Schlafe. Eines Morgens todt gefunden.		Erbrechen.

					Kopfschmerz. Schwindel.	Gang	Sehen	Intelligenz	Erbrechen etc.
7	Pettersson, Upsala läkeri for Virchow-Hirsch. 1875.	22	m.	Gliosarkom in der linken Kleinhirn-hälfte, darüber und dahinter eine wallnuss-grosse Cyste.	Kopfschmerz. Schwindel.	Unsicherer Gang. Parese des linken nv. facialis. Schwanken beim Stehen.	Blindheit. Strab. convg.	Abnahme der Intelligenz.	Erbrechen. Dauer der Krankheit 6 Monate.
8	Mignot, Gaz. hebdom. No. 52. 1875.	25	m.	Hühnereigrosse Cyste der linken Klein-hirnhemisphäre.	Kopfschmerzen im Hinterhaupt u. Nacken. Heftige Gliederschmerzen.	Nackensteifigkeit. Unsicherer, schwankender Gang.	Amblyopie.	Keine Sprach-störung. Gereiztheit. Plötzlicher Tod.	Erektionen. Kein Erbrechen. Erschwertes Uriniren.
9	Bull, Phil. Med. Times. May 1875.	50	m.	Rechts vorn u. unten Sarkom im Klein-hirn. Compression der rechten Ponshälfte, des crus cerebri und aller Hirnnerven (rechts) mit Ausnahme des 1., 2., 9. (rechts). Streckt sich noch in den rechten inneren Gehörgang hinein.	Keine Sensibi-litätsanomalien.	Schwankender, unsicherer Gang. sonst keine moto-rischen Störungen.	Sehschärfe gut. Hörver-mögen rechts etwas herab-gesetzt.	Wurde plötz-lich schwach und starb.	
10	A. W. Foot, Dubl. Journ. of med. scienc. 1872. Sept.	19	m.	Grosser solitärer Tuber-kel d. rechten Klein-hirnhemisphäre. Er-weichung der Umgebung Starker Hydrocephalus.	Rechtsseitiger Hinterhaupts-schmerz. Schwindel beim Aufrichten aus d. horizontalen Lage. Tastvermögen üb. den Knien herab-gesetzt.	Ataxie der Beine Schwäche im lin-ken Bein. Con-vulsionen ohne Bewusstseins-verlust. Neigung nach hinten zu fallen.	Erblindung in 4 Monaten.	Apathie.	Erbrechen. Rückenmark normal. Masturbation.

No.	Autor.	Alter.	Geschlecht.	Pathol. anat. Befund.	Störungen der				Verschiedenes.
					Sensibilität.	Motilität.	Sinnesorgane.	Intelligenz. Sprache.	
11	Cantani, Il. Morgagni, 1874. Anhang.		m.	Haselnussgrosses Sarkom in der vorderen Partie der linken Kleinhirnhemisphäre.	Kein Schwindel.	Keine (Gehstörung.			Kein Erbrechen. Diabetes.
12	Caton, Lancet. II. No. 18. 1875	28	m.	Tumor unter der linken Kleinhirnhälfte; unter dem nv. acust. sin., dem pons anliegend.	Pulsirende Schmerzen im Hinterhaupt.	Allgem. körperliche Schwäche; unsicher Gang.	Neuroretinitis duplex. Amblyopie. Taubheit des linken Ohres. Bedeutende Verlangsamung des Akkomnotationsaktes.	Grosse Empfindlichkeit gegen alle Sinneseindrücke.	
13	Ebstein, Virch. Arch. Bd. 44. 1870).	44	w.	Die ganze l. Kleinhirnhemisphäre von einem Osteom eingenommen. Pedunc. cerebelli ad pontem normal.	Dumpfe Kopfschmerzen, Cyanose, Dyspnoë, Oedem der Unterschenkel, Lungenemphysem. Nie konnte eine Störung der Gehirnthätigkeit nachgewiesen werden.				
14	Macabiau, Tumeurs du cervelet. Thèse. Paris 1869.	17	m.	Grosses Gliom und hühnereigrosse Cyste in d. linken Kleinhirnhälfte, nach rechts hin sich ausdehnend und die med. obl. comprimirend.	Stirnkopfschmerz. Schwindel. Intakte Sensibilität.	Schwäche der Beine. Schwierigkeiten b. Gehen. Epilepsiforme Zuckungen.	Blindheit. Doppelseitige Neuritis.	Sprache leicht behindert.	Erbrechen. Zuweilen Eiweiss im Urin.

15	Altbutt, Transact. of the path. Soc. 1869. XIX. pag. 20.	9	w.	Von der pia ausgehende Zottengeschwulst, in das linke Kleinhirn, med. obl., pons u. Kleinhirnschenkel hinein- wuchernd.		Rechtsseitige Hemiplegie.	Lähmung des 6. u. 7. Hirn- nerven. Links Hornhaut- geschwüre. Linkes Ohr taub. Keine Neurit. optic.	Sprache erhalten. Dementia.	Erbrechen.
16	Barudel, Rec. de mé- moires de méd. 1868. XXI.	25	m.	Schwerer Tumor am Kleinhirn: Druck auf den linken Kleinhirn- schenkel, den pons links und den Ober- lappen des Grosshirns.	Linksseitiger Hinterhaupts- schmerz. Haut- sensibilität normal.	Verzögerung der willkürlichen Be- wegungen. Körper beim Aufsetzen nach links geneigt. Abnahme der Muskelkraft.		Plötzlicher Tod.	Erbrechen trat erst ganz zuletzt ein.
17	Bartholow, Amer. Journ. of med. sc. 1868. Bd. 110.		m.	Unterhalb u. nach vorn von der rechten Kleinhirnhemisph. ein derber Tumor. Rechts die med. obl. und der vagus comprimirt.	Schmerz im Be- reich des linken Trigem. Linke Ge- sichtshälfte ge- schwollen und ge- röthet. Anästhesie links im Gesicht.	Taumelnder Gang. Epileptische An- fälle, danach maniakalische Aufregung. Dabei Hitze und Hyper- ästhesie d. rechten Rumpfes und der rechten Unter- extremitäten.	Linke Pupille erweitert. Das linke Auge ge- röthet, ebenso d. linke Nasen- loch. Abnahme des Gehörs u. Geschmacks. Retinitis, Pa- pillitis. Ab- nahme des Sehvermögens.	Anfangs freie Intelligenz. Abnahme der geistigen Fähigkeiten. Sprache undeutlich, stotternd.	Trotz rechts- seitigen Sitzes links tic dou- loureux. Erbrechen.

No.	Autor.	Alter.	Geschlecht.	Pathol. anat. Befund.	Störungen der Sensibilität.	Motilität.	Sinnesorgane.	Intelligenz. Sprache.	Verschiedenes.
18	Carpani, Lo Sperimentale. Ottobre 1876.	40	m.	Im rechten Kleinhirnstiel nahe der Brücke ein bohnengrosses Fibrom. Kleine Narbe im l. thal. opt.	Rechtsseitige Kopfschmerzen.	Ataktischer Gang. Hemiparesis dextr. Rechtsseitige Facialislähmung. Neigung nach r. zu fallen. (Eine frühere rechtsseitige Homiplegie war schon geheilt.)	Sehvermögen u. Gehör rechts vernichtet. Rechtsseitige Abducenslähmung. Rechtsseitige ulceröse Hornhautentzündg.		Erbrechen. Tuberculose.
19	Lanzoni, Il Raccoglitore medic. Aprile. 1876.	28	m.	Hühnereigrosser Tumor zwischen den Läppchen d. Unterwurms rechts und den Mandeln, auf den hinteren Theilen der med. oblong. aufruhend. Linke Mandel atrophisch.	Sehr starke intermittirende Hinterhauptsschmerzen. Sensibilität d. Extremitäten intakt.	Motilität der Extremitäten intakt. Taumelnder Gang. Abnorme Kopfhaltung nach vorn. Zunge devirt nach links. Linksseitige Facialislähmung. Andauernde r. Seitenlage.	Strabismus. Sehvermögen intakt. Linke Pupille weiter als die rechte.	Psyche intakt. Stammeln. Erschwertes Schlucken.	Brechneigung. Erschwertes Athmen. Mässiger Eiweissgehalt d. Urins. Unregelmässiger Puls.
20	Steffen, Berlin. klin. Wochenschrift No. 25—28. 1867.	3		Im hinteren Theil der rechten Kleinhirnhälfte ein 1 Zoll langer Tumor (Sarkom).		Allgemeine Convulsionen.	Erweiterung der rechten Pupille. Ptosis des rechten oberen Lides.		Fieber.
21	Brückner, Berlin. klin.	24	w.	Hühnereigrosse Geschwulst links neben	Schwindel bei Bewegungen des	Zickzack-Gang. Unsicherheit in	Gehörsabnahme links.	Besinnung bis zuletzt	Uebelkeit. Erbrechen bei

No.	Quelle	Alter	Geschl.	Anatomischer Befund					
	[Wochenschrift 1867. No. 29.			pons und medulla unterhalb der linken Kleinhirnhälfte. Abplattung am pons und med. Linker nv. acusticus nicht zu finden. Der 6.—10. linke Hirnnerv sehr dünn. (Gliom des linken nv. acusticus.)	Kopfes nach oben. Hinterhaupts-schmerz.	den Händen. Neigung auf die Kniee zu fallen. Schwanken nach links. Schwäche d. U.E., beginnend links. Später Schwäche der Oberextremitäten. Schliesslich linksseitige Facialislähmung. Nie Krämpfe.	Constante Röthung der l. Conjunctiva. Nur wenig vermindertes Sehvermögen. Pupillen normal. Strabism divergens sinistr.	erhalten.	d. anfallsweise auftretenden Kopf-schmerzen.
22	Schüppel, Arch. d. Heilk. p. 357. 1867.	24	m.	Grosses Rundzellen-sarkom in der rechten Kleinhirnhälfte, den hinteren unteren Lappen vollständig, den hinteren oberen in seinen innern Partien einnehmend.	Hinterhaupts-Nackenschmerz.	Kopf nach hinten gebeugt, ohne Nackenstarre. Zittern der Zunge.	Pupillen gleich, gut reagirend.	Schlaflosig-keit. Stereotype Antworten.	Erbrechen beim Kopfwenden. Starke Schweisse in d. letzten Zeit.
23	Blessig, Petersb. med. Zeitschr. I. 1866.	16	m.	Grosses Sarkom im unteren Theil der rechten Kleinhirn-hemisphäre bis an den 4. Ventrikel reichend. Schwund d. rechten crus cerebelli ad pontem. Rechter Trigeminus, trochlea-ris, abducens comprimirt.	Kopfschmerz. Rechtsseitige Trigeminus-anästhesie.	Schwäche der unteren Extremi-täten.	Rechtsseitige trochlearis u. Abducens-lähmung. Neuroretinitis.	Schlafsucht. Ziemlich plötzlicher Tod. Aetiologie: Schlag gegen den Kopf.	Uebelkeiten.

No.	Autor.	Alter.	Geschlecht.	Pathol. anat. Befund.	Störungen der					Verschiedenes.
					Sensibilität.	Motilität.	Sinnesorgane.	Intelligenz. Sprache.		
24	Bitot, Arch. génér. VIII. 513. 1866.		m.	Tuberkel (5 Ctm. gross) in der linken Kleinhirnhemisphäre. Die rechte Hälfte desselben und die med. obl. nach rechts gedrängt u. atrophirt; ebenso die linke Ponshälfte. Nv. vagus atrophisch, nv. abduc. zur Seite gedrängt.	Schmerz an der linken Seite des Hinterhauptes. Hyperästhesie der rechten Armhaut. Schwindel. Schmerz in den oberen Schneidezähnen. Parästhesien in den oberen Extremitäten, später auch in der rechten Unterextremität.	Contractur des linken auf Druck schmerzhaften Sternocleidom. Contractur des linken Facialis. Deviation d. Zunge nach rechts. Neigung d. Körpers nach links, Neigung nach vorn zu fallen.	Doppelsehen.	Abgebrochene Sprache.	Erbrechen. Erschwertes Schlucken.
25	Tiling, Petersb. Medic. Zeitschr. III. 1873.	38	w.	An der Basis der rechten Kleinhirnhälfte ein die Flocke und Mandel ersetzender Tumor; med. obl. nach links gedrängt, rechts atrophisch. Atrophie des olfactorius u. der vorderen Schenkel d. chiasma nv. optic.	Schwindel. Kopfschmerz. Taubheitsgefühl im linken Arm.	Parese des linken Arms.	Ohrensausen. Neuroretinitis. Halbseitige Trockenheit der Zunge.		Erbrechen. Dyspnoë. Gestörtes Hungergefühl.
26	Edes, Boston med.	?	m.	Linkes Felsenbein von verfettetem Spindel-	Kopfschmerz.	Linksseitige Facialislähmung.	Neuritis opt. dupl.	Ungetrübte Intelligenz.	Langer Verlauf (6 Jahre).

Nr.	Autor	Alter	Geschl.	Sectionsbefund	Kopfschmerz	Bewegungs-/Lähmungssymptome	Augen-/Gehörsymptome	Sprache/Psyche	Sonstiges
	and surg. Journ. 1873. January.			zellensarkom erfüllt, ebenso die zum Theil erweichte linke Kleinhirnhälfte. L. nv. fac. und acust. degenerirt, ebenso die optici. Rechter acust. gesund.		Mässige Schwäche des linken Arms. MässigeProminenz des linken Auges.	Amaurose. Taubheit erst links, dann rechts.	Intakte Sprache.	Keine Gleichgewichtsstörungen.
27	Steven und Coats, Glasg. med. Journ. III. Nov. 1870.	37	w.	Weiches Sarkom in der linken Kleinhirnhälfte.	Kopfschmerz von hinten nach vorn ziehend.			Somnolenz. Melancholie.	Erbrechen. Plötzlicher Tod.
28	Nobiling, Journal für Kinderkrankh. 1871. Bd. 29.	8	m	Krebs oberhalb des Oberwurms und der Hemisphären d. Kleinhirns. Taubeneigrosser Tumor in der Mitte d. Kleinhirns.	Kopfschmerz vom Hinterhaupt her über den ganzen Kopf gehend.	Krämpfe. Contractur der Nackenmuskeln.	Pupillenerweiterung. Lichtscheu.	Coma.	Abmagerung. Erbrechen.
9	Malmsten und Blix, Schmidt's Jahrb. 1869. Bd. 155.	29	w.	Medullargliom im linken Kleinhirn, in den IV. Ventr. hineinragend. Med. obl. u. pons platt.	Kopfschmerz rechts vom Scheitel, über Hals und Schulterblatt ausstrahlend. Schwindel. Keine Anästhesie.	Keine Lähmung. Keine Convulsionen.	Neuritis opt. dupl. Strabismus divergens des rechten Auges		Erbrechen. Plötzlicher Tod unter starken Kopfschmerzen.

No.	Autor.	Alter.	Geschlecht.	Pathol. anat. Befund.	Störungen der				
					Sensibilität.	Motilität.	Sinnesorgane.	Intelligenz. Sprache.	Ver-schiedenes.
30	Gjör, ebenda 1869.	51	w.	Hühnereigrosses Spindelzellensarkom unter dem tentorium vor dem rechten Kleinhirnlappen. Compression d. nv. fac. trigem. und trochl. rechts.	Hinterhaupts-schmerzen. Schwindel. Sensibilität an der r. Gesichtshälfte abgestumpft.	Schwankender Gang. Schwäche in den Extremitäten besonders rechts. Zuckungen im rechten Facialis. Lähmung desselben. Zunge nach rechts deviirend. Faradische Contraktilität unverändert.	Rechtes Ohr seit lange schwerhörig. Nichts an den Augen.	Undeutliche Sprache. Abnahme der Intelligenz.	Unfreiwilliger Harnabgang. Plötzlicher Tod.
31	Winge, ebenda 1869.	21	m.	Gliom der l. Kleinhirnhemisphäre. Pons und med. obl. nach links verschoben. Acust. u. fac. mit Geschwulstmasse infiltrirt, chiasma und nv. opt. gallertig und fettig degenerirt.	Hinterhaupts-schmerz. Schwindel auch in d. Rückenlage.	Keine Schwäche und doch Unvermögen zu gehen und zu stehen.	Blindheit. Atrophia nv. opt. Taubheit rechts. Sausen links Pupillen weit und reaktionslos.	Tod im Krampfanfall.	Erbrechen.
32	Casotti, Riv. clin. VIII. Luglio 1873.	20	m.	Zwischen Kleinhirn und med. obl. ein hühnereigr. harter Tumor.	Stirnkopfschmerz.	Schwindelanfälle, Coordinationsstörungen beim Gehen.	Ohrensausen. Verengerung der Pupillen. Augenhintergrund geröthet Schlängelung der Venen.		Erbrechen.

33	Annuske, v. Graefe's Arch. Bd. 19. 1873.	25	m.	Tumor zwischen d. Tonsillen des Kleinhirns, vorn im cerebellum bis in den vierten Ventr. hineinragend und mit dessen Boden verwachsen. Med. obl. nach rechts und vorn verschoben.	Stirn- u. Hinterhauptskopfschmerz. Keine Sensibilitäts-, keine (lähmungsartige) Motilitätsstörung. Schwankender Gang. Bewusstlosigkeit von kurzer Dauer mit Zittern der Oberextremitäten.	Schwindel; stürzt öfter nach rechts hin nieder.	Neuritis opt. duplex. Amaurose. Nystagmus.	Dementia. Mürrisches Wesen. Unerwarteter Tod.	Erbrechen
34	Cordier, Lyon médicale No. 23. 1871.	?	?	Eine tuberkulose Geschwulst von der Grösse einer kleinen Apfelsine hatte 3/4 des linken Kleinhirnlappens zerstört.		Keine Symptome.			Rippencarries. Empyem.
35	Webber, Brit. Med. and surgic. Journ. Vol. V. No. 16. 1870.	21	m.	Zwei wallnussgrosse Abscesse im linken Kleinhirn, die sich aus einem Gliom entwickelten.	Kopfweh. Schwindel beim Gehen u. Stehen. Schmerz in der linken Gesichtshälfte. Anästhesie der linken Wange und des linken Auges.	Lähmung d. linken Facialis. Kauren mögen links aufgehoben. Linksseitige Schwäche. Zuckungen im l. Arm und Bein.	Taubheit des linken Ohres seit 6 Jahren. Amblyopie erst links, dann rechts. Linke Pupille contrahirt.	Stupor.	Schlingbeschwerden. Uebelkeiten. Erbrechen.
36	H. Green, Trans. of the path. soc. Vol. XX. 1870.	1	m.	Orangengrosses Gliom mitten im cerebellum. Hydroc. chron.	Vorderkopfschmerz.	Wenig Macht über Arme und Beine. Steifer Nacken.	Weite Pupillen.	Sopor.	Erbrechen. Krankheitsdauer 1 Jahr.

No.	Autor.	Alter.	(Geschlecht.)	Pathol. anat. Befund.	Störungen der				Verschiedenes.
					Sensibilität.	Motilität.	Sinnesorgane.	Intelligenz. Sprache.	
37	Fox, Lancet. Jan. 6. 1877.	45	w.	Erweichtes Gliom - in der linken Hälfte des Kleinhirns, am vorderen Rand desselben. Pons links comprimirt, ebenso der linke Trigeminus.	Kopfschmerz.	Erschwerter Gang. Schmerzhafte Muskelcontraktionen. Später vollkommene Paraplegie der Beine. Arme frei. Sphinterenlähmung.	Blindheit. Geruch, Gehör, Geschmack links herabgesetzt. Neur. opt. dupl.		Im ganzen Rückenmark Bindegewebswucherung, namentlich in der grauen Substanz nachzuweisen.
38	Couty, Gaz. hebd. 26. 1877.		m.	Nussgrosser Tuberkel an der Verbindung des bulbus med. mit dem cerebellum gelegen. Linker pedunc. cerebelli infor. zerstört. Leichte Hervorwölbung des Bodens des IV. Ventrikels.		Fibrillär-Zuckungen und Contraktionen, besonders rechts im Arm. Schliesslich linksseitige Hemiplegie. Keine Facialislähmung.	Keine sonstigen bemerkenswerthen Symptome.	Häsitirende Sprache.	Erbrechen.
39	Capozzi, Storia clinica di un tuberculo del cervelletto. Morgagni.	11	m.	In der Mitte des Wurms oberhalb des IV. Ventr. ein haselnussgrosser Tuberkel. Mässige Erweichung d. Umgebung.	Stirn- u. Hinterhauptskopfschmerz. Schwindel.	Geht wie ein Betrunkener, meist nach rechts. Fällt oft, Keine Lähmungserscheinungen sonst.	Verminderung des Sehvermögens. Unregelmässigkeit der Augenbewegungen. Schielen (?) r.		Erbrechen.
40	v. Drozda, Wien. med. Wochenschrift 1876. 1, 2, 10.		m.	Sarkom der linken Kleinhirnhemisphäre, den IV. Ventr. ausfüllend.	Kopfschmerz. Schwindel. Ameisenlaufen in der linken Ge-	Schwächegefühl der unteren Extremitäten. Luft-handgriffe wie bei	Sausen im linken Ohr. Amaurose. Neuroretinitis	Delirien.	Erbrechen.

No.	Beobachter	Alter	Geschl.	Sectionsbefund	Allgemeinsymptome	sichts- und Hals-seite. Fersen und volae manus anästhetisch.	Chorea. Paraplegie.	typica.	Sprache	Erbrechen
41	Guénaude Mussy, Gaz. hebd. No. 15. 1872.	17	m.	Cystengeschwulst der linken Kleinhirnhemisphäre in die r. sich forterstreckend mit Compression des bulbus, Erweiterung des rechten Seitenventrikels.	Schwindel beim Hochsehen. Stirnkopfschmerz.	sichts- und Halsseite. Fersen und volae manus anästhetisch.	Gehschwäche, links mehr als rechts. Schwäche des linken Arms Neigung des Kopfes n. rechts.	Augen können nicht nach links hingedreht werden. Ohrensausen. Pupillenerweiterung. Neuritis opt. dupl. Blindheit.	Einige Behinderung in der Sprache.	Erbrechen.
42	Mosler. Virch. Arch. Bd. 43. p. 220. 1868.	20	w.	In der linken Kleinhirnhemisphäre eine hühnereigrosse Höhle, in deren Grunde e. Gallertgeschwulst. Erweiterung aller Ventrikel.	Durch Druck zu steigeruder Kopfschmerz am Hinterhaupt. Keine Sensibilitätsstörungen. Klopfen im Hinterkopf.		Zuckungen der Extremitäten. Bisweilenkrämpfe mit Bewusstlosigkeit. Nirgends Lähmungen, Unsicherer, schwankender Gang, Ataxie beim Gebrauch d. Hände. Neigung n. links zu fallen.		Schwerfällige Sprache.	
43	Luys, Gaz. des hôp. 1867. 105.	45	m.	Zwischen pons, mittlerem Kleinhirnschenkel, Kleinhirn und Hirn eine nussgrosse das cerebellum und den pons comprimirende mit der Dura zusammenhängende Geschwulst. Auch d. linke Vierhügel atrophisch.	Kopfschmerzen im Hinterhaupt.		Bewegungen möglich, aber schwach. Gangschwankend.	Augen fixirten nicht, konnten aber sehen. Pupillen ungleich. Doppelseitige Gehörsabnahme.	Gedächtnissverlust.	Im Alter von 20 Jahren auf den Kopf gefallen Seitdem viel Kopfschmerz. Erbrechen. Tod plötzlich unter Sopor.

No.	Autor.	Alter.	Geschlecht.	Pathol. anat. Befund.	Störungen der				Verschiedenes.
					Sensibilität.	Motilität.	Sinnesorgane.	Sprache. Intelligenz.	
44	Burresi, Lo sperimentale Agosto. 1871.	30	m.	Fibrom der Dura in den vorderen oberen Theil des linken cerebellum hineingewachsen.	Kopfschmerz.	Epilept. Anfälle. Parese d. linken Körperhälfte. Lähmungsartige Muskelschwäche ohne Ataxie.	Sehvermögen verloren. Die übrigen Sinne mehr oder weniger geschwächt.	Intelligenz abnehmend. Plötzlicher Tod während des Essens.	Erbrechen. Respiration oft sehr verlangsamt.
45	Bosisio, Annali univers. Febbraio 1871.	25	m.	Medullarcarcinom an der Unterfläche der linken Kleinhirnhemisphäre.	Kopfschmerz in der linken unteren Hinterhauptsgegend; erstintermittirend, dann anhaltend.	Ein epileptischer Anfall. Ataxie fehlte. Allgemeine Schwäche.	Amblyopie. Myosis. Augenspiegelbefund fehlt.	Intelligenz erhalten. Tod in einem epileptischen Anfall.	Erbrechen.
46	H. Jackson, Med. Times and gaz. Nov. Dec. 1872.	20	w.	Cyste der rechten Kleinhirnhälfte, aussen an der Cyste ein Tumor. Rechte Ponshälfte flach.	Kopfweh. Schwindel. Intakte Sensibilität u. Motilität.		Neuritis opt. dupl. (Erhaltenes gutes Sehvermögen). Lähmung des rechten nv. abd., unvollständige des linken.	Intakte Intelligenz. Tod plötzlich.	Fall auf den Vorderkopf vor 7 Jahren. Erbrechen.
47	Mollière, Lyon méd. No. 13. 1872.	43	m.	Am hinteren, unteren Theil d. linken Kleinhirnhälfte ein nussgrosser, central erweichter Tuberkel.	Kopfschmerz. Schmerz bei Augenbewegungen.	Fortschreitende Lähmung aller Glieder. Beständiges sich Herumwerfen n. rechts. Kieferkrämpfe.	Schwierigkeit Gegenstände zu fixiren. Pupillen weit, bes. die linke.	Delirium.	Phthise. Singultus. Decubitus.

								Sensorium	
48	Curschmann, Berlin. klin. Wochenschrift 1877. S. 237.	?	w.	Die ganze vordere Partie des vermis cerebelli von einem tumor eingenommen, der dem Boden des IV. Ventr. aufliegt. Die Vierhügel bis zu Papierdünne comprimirt.	Schwindel nur beim Stehen. Sensibilität am ganzen Körper intakt.	Gehen, Stehen unmöglich. Ataxie der Unterextrem. Absolute Muskelkraft erhalten. Facialis, Trigeminusgebiet intakt. Schlingbeschwerden.	Doppelseitige Amaurose ohne Augenspiegelbefund. Unbewegliche bulbi, gerade n. vorn stehend gleiche, weite Pupillen. Gehör, Geruch, Geschmack normal.	frei.	
49	Bernhardt, Berlin. klin. Wochenschrift 1872.	72	w.	Tumor am mittleren rechten Kleinhirnschenkel. Pons rechts comprimirt.	Linksseitiger Stirnkopfschmerz.	Neigung sich von rechts nach links zu drehen, fällt beim Stehen nach links. Ataxie beim Gehen, Kopf nach links gedreht und zur linken Schulter geneigt.	Taubheit des rechten Ohres, Schwerhörigkeit des linken. Augen conjugirt nach links u. oben: Nystagmusbewegungen der Augäpfel.	Unbesinnlichkeit.	
50	Jung, Zeitschrift für Psychiatrie. Bd. 27. 1871.	30	w.	Die rechte Kleinhirnhemisph. durch einen hühnereigrossen Tumor (Gliom) verdrängt.	Hinterhauptskopfschmerz.	Gehen erschwert, unsicher und schwankend. Krämpfe.	Schwerhörigkeit. Augen intakt.	Schwermuth.	Kein
51	Wendt, Zeitschrift für Psychiatrie. 1877. Bd. 33.	70	w.	Auf der Oberfläche der rechten Kleinhirnhemisphäre ein Sarkom. Verdrängung der Nachbartheile. Erweiterung des Centralkanals des Halsmarks. Körnchenzellen in den Hintersträngen und Pyramiden.	Kopfschmerz. Erhaltene Sensibilität.	Unsicheres, schwankendes Gehen. Keine Lähmungen.	Schwerhörigkeit. Augen intakt.	Blödsinn. Sprache intakt.	Erbrechen. Herabsetzung der elektrischen Erregbarkeit an der Muskulatur des linken Unterschenkels.

No.	Autor.	Alter.	Geschlecht.	Pathol. anat. Befund.	Störungen der				Verschiedenes.
					Sensibilität.	Motilität.	Sinnesorgane.	Sprache. Intelligenz.	
52	Hughlings Jackson, Br.med.Journ 1871. August-Nov.	5	m.	Tumor d. Kleinhirn-Mittellappens, Druck auf die corp. quadrigemina und die vena magna Galeni. Kleiner Tumor des rechten corp. candic.	Hinterhaupt-schmerzen.	Unsicherer Gang. Starrheit d. Beine. Anfälle von Convulsionen wie bei Tetanus.	Neuritis opt. dupl. Später Blindheit.	Abnahme der Intelligenz.	Vermehrter Kopfumfang. Erbrechen.
53	Simpson, The Br. med. Journ. 1872. March.	?	?	Tumor im Mittel-lappen des Klein-hirns, auf medulla obl. und pons aufruhend und den IV. Ventrikel aus-füllend.	Schwindel. Stirn- u. Hinter-haupt-Kopfschmerz. Taubheitsgefühl in den Unterextre-mitäten.	Unsicherer Gang. Keine Lähmung.	Erweiterte Pupillen. Verlust des Sehvermögens.		Erbrechen. Plötzlicher Tod.
54	Little, The Br. med. Journ. 1872. June.	30	m.	Ein die ganze linke Kleinhirnhälfte und d. linken hinteren Ponstheil einnehmender Tumor. Zwei kleine Tumoren in den linken Grosshirn-hörnern (?)		Rechtsseitige Hemiplegie. Links-seitige Zungen-lähmung.			Schling-beschwerden.
55	Little, The Br. med. Journ. 1872. June.	Kind.		Serophulöser Tumor der rechten Klein-hirnhälfte.	Schmerzen im Hinterhaupt an d. rechten Seite.	Convulsionen nur der rechtsseitigen Extremitäten und Parese derselben.	Amaurosis.	Intelligenz intakt.	Keine Müdig-keit oder Stupor nach den Convul-sionen.
56	H. Jackson, The Br. med.	9	m.	Grosser (tuberkulöser) Tumor im Mittellap-	Unsicherer Gang.	Kopf dauernd nach links gedreht.	Neuritis opt. dupl. Augen	Apathie. Kann singen.	

Nr.	Autor / Quelle	Alter	Geschl.	Sitz und Beschreibung des Tumors	Kopfschmerz	Gang / Bewegung	Augen / weitere Symptome	Verlauf	Bemerkungen
				...pen des Kleinhirns sich in die rechte Hälfte hinein ausdehnend. Starker Hydrocephalus.		Andauernde Bettlage dauernd nach links gedreht.			Erbrechen. Hartnäckige Verstopfung.
57	Morgan, The Br. med. Journ. 1874. Dec.	45	m.	Taubeneigrosser Tumor des linken Kleinhirnlappens sich bis in den IV. Ventrikel ausdehnend.	Kopfschmerz. Schwindel.		Neuritis opt. dupl.		Erbrechen.
58	Bramwell, The Br. med. Journ. 1876. Jan.	64	w.	Tumor von der linken Seite des tentoriums ausgehend mit tiefem Eindruck in die linke Kleinhirnhemisph.	Kopfschmerz.	Unvermögen zu stehen. Keine ausgesprochene Lähmung. Schliesslich rechtsseitige Convulsionen.	Erhaltenes Sehvermögen. Keine Augenabweichung. Rechte Papille etwas röther als die linke.		
59	Jones, The Br. med. Journ. 1878. May.	7	m.	Rechter Kleinhirnlappen durch einen hühnereigrossen Tumor ersetzt.	Kopfschmerzen.	Schwankender Gang. Neigung nach rückwärts zu fallen.	Blindheit. Neuritis optica duplex.	Plötzlicher Tod nach einem convulsivischen Anfall.	
60	Hughlings Jackson, Med. Times and Gaz. 1874. August.	34	m.	Haselnussgr. (syphil.) Tumor im hinteren unteren Theil des Kleinhirnmittellappens.	Hinterhauptsschmerzen.	Ganz geringes Schwanken beim Gehen.	Schmerzen im linken Ohr. Neuritis opt. dupl. Konnte lesen, konnte hören, Geruch, Geschmack intakt.		Erbrechen. Ziemlich plötzl. Tod.
61	Lockhart Clarke, Med. Times and Gaz. 1873. Februar.	47	m.	In dem hinteren unteren Theil des linken Kleinhirnlappens zwei mandel-, resp. wallnussgrosse Cysten.	Hinterhauptsschmerz (anfallsweise).	Schwankender Gang.	Erblindung.	Erschwertes Schlucken.	Kopfverletzung vor 30 Jahren. Erbrechen.

No.	Autor.	Alter.	Geschlecht.	Pathol. anat. Befund.	Störungen der				Ver-schiedenes.
					Sensibilität.	Mobilität.	Sinnesorgane.	Intelligenz. Sprache.	
62	Hughlings Jackson, Med. Times and Gaz. 1875. May.	9	w.	Gliom d. Kleinhirnmittellappens. Alles andere normal.	Kopfschmerzen.	Schwankender Gang in geringem Grade.	Doppelsehen, Schielen. Ohrenklingen. Blindheit. Neuritis optica duplex. Linksseitige Gehörsabnahme.	Reizbarkeit, später Apathie.	Erbrechen. Oft unfreiwilliger Koth- und Urinabgang.
63	Irvine, Med. Times and Gaz. 1878. Nov.	7	w.	Dermoidcyste in beiden Kleinhirnhälften. Cervicaltheil d. med. mit afficirt.		Convulsionen. Paraplegia completa.	Doppelseitiger Strabismus internus.		Trauma im Nacken.
64	Martin, The Lancet. 1878. Dec.	14	m.	Tumor der rechten Kleinhirnhälfte.	Schmerzen am Scheitel u. Hinterhaupt. Eigenthümliche Empfindung im Kopf.	Gang eines Trunkenen.	Störungen des Sehvermögens.	Leichte Erregbarkeit.	
65	Edes, Americ. Journ. of med. scienc. Jan. 1871.	60	w.	Tumor in der linken Kleinhirnhälfte über dem mittleren Schenkel, auf den hinteren und äusseren Enden des pons und der crur. cerebri auf ruhend.	Schwindel.				Tumor der Brustdrüse. Erbrechen.

Nr.	Quelle	Alter	Geschl.	Befund					
66	Simpson, The Br. med. Journ. 1870. Oct.	14	m.	Verschiedene Tuberkel in beiden Kleinhirnlappen.	Hinterhaupts-schmerzen (inter-mittirend).	Taumelnder Gang.	Abnahme der Sehschärfe. Neuritis opt. duplex. Parese der recti int. beiderseits.	Erschwerte Sprache. Gedächtniss-verlust.	Erbrechen.
67	Raymond, Gaz. médicale de Paris 1874. pag. 369.	27	w.	Tumor des Oberwurms, Compression d. Vierhügel, den IV. Ventrikel ausfüllend. (Gliosarkom.)	Reissende, von den Schultern die Arme sich hinaberstreckende Schmerzen beiderseits. Stirn-Scheitelkopfschmerz. Sensibilität intakt.	Schwäche der Beine. Keine Ataxie b. Gehen. Epileptische Anfälle. Rechtsseitige Facialisparalyse, Verlust der elektrischen Erregbarkeit.	Abschwächung des Sehvermögens, Erblindung. Vorübergehender strabismus internus des rechten Auges. Atrophia nv. opt. nach Neuritis. Nystagmus oculorum. Geruchsverlust.		Uebelkeiten. Erbrechen.
68	L. Hémey, Gaz. des hôp. 1866. No. 72.	28	w.	Am unteren Theil des rechten Kleinhirnlappens ein nussgrosser Tumor: bulbus nach links gedrängt, rechter unterer Kleinhirnschenkel comprimirt. VII. und VIII. Hirnnerv comprimirt. Hypertrophie der hypophysis cerebri. Atrophie der rechten Vierhügel.	Rechtsseitige Kopfschmerzen. Ganz leichte Abstumpfung der Sensibilität rechten Seite, bes. der Finger. Geringe Hyperästhesie der rechten Gesichtshälfte.	Kopf dauernd in den Nacken gezogen. Unvermögen zu gehen und zu stehen. Fällt nach links und rückwärts. Keine eigentliche Lähmung.	Zieml. plötzliche Erblindung d. linken Auges. (Katarakt.) Dann Erblindung rechts. (Neuriús opt.) Gehör rechts vernichtet. Links abgeschwächt.		Erbrechen.

No	Autor.	Alter.	Geschlecht.	Pathol. anat. Befund.	Störungen der				Verschiedenes.
					Sensibilität.	Motilität.	Sinnesorgane.	Sprache. Intelligenz.	
69	Balzer, Progrés méd. 1877. 272.	22	m.	Ein Tuberkel im rechten Kleinhirnlappen in den IV. Ventrikel eindringend. Ein zweiter kleinerer Tumor in der äusseren Partie der linken Kleinhirnhemisphäre.	Kopf- u. Nackenschmerzen. Stirnkopfschmerz. Keine Sensibilitätsstörung.	Geht gut; keine Lähmung.	Starkes Blinzeln. Ohrensausen. Mässige Abnahme der Sehschärfe.	Intakte Intelligenz.	Tuberkulose. Erbrechen. Plötzlicher Tod.
70	Banze, Jahrbuch für Kinderheilk. 1876.	6	m.	Colossaler Hydrocephalus. Tumor in der linken hinteren Schädelgrube, gänseeigross.	Kopfschmerzen. Schwindelanfälle.	Taumelnder Gang. Schwäche d. Beine. Gesicht n. rechts verzerrt.	Blindheit. Neuritis opt. duplex. (Geschwüre der linken cornea.	Empfindlichkeit. Undeutliche Sprache, schlusslich Sprachverlust. Gedächtnissabnahme.	Zunahme des Kopfumfangs. Erbrechen. Erschwertes Schlingen.
71	Swan M. Burnett, Knapp's Archiv d. Augenheilkunde. VII. 2.	28	.	Sarkom der rechten unteren Kleinhirnhälfte: Druck auf den pons und alle Hirnnerven rechts von der med. obl. an bis zum 3. Hirnnerven.	Linksseitiger Kopfschmerz. Ischias sinistra.	Hemiplegia sinist. Parese und Anästhesie der rechten Gesichtshälfte. Neigung n. vorn u. links zu fallen. Oefter Anfälle von petit mal.	Herabsetzung des Hörvermögens rechts. Neuritis opt. duplex. Neuroparalytische Augenentzündung rechts.		Uebelkeit, Erbrechen.
72	M. Rosenthal, Erlenmeyer's	48	m.	Die Basis der rechten Kleinhirnhemisphäre (Flocke, Mandel	Kopfschmerzen. Anästhesie der Oberextremitäten.	Lähmung d. Oberextremitäten, Atrophie derselb.	Ptosis links.	Lallende Sprache. Zunge deviirt	Secessus inscii. Erschwertes Schlingen.

Nr.	Quelle	Alter	Gesch.	Sitz des Tumors	Symptome		Augen	Psyche	Bemerkungen
				und lob. semilunaris ausgenommen) durch eine apfelgrosse Geschwulst ersetzt.	geringere der unteren.	Parese der Beine. Lähmung der unteren linksseitigen Facialisäste.		nach links.	Erbrechen.
73	Centralblatt. 1879. No. 6. Idem. Ibidem.	18	w.	Hinten, oben, innen an der rechten Kleinhirnhemisphäre, von da in den Wurm sich hineinerstreckend ein hühnereigrosser Tumor. (Myxogliom). Med. obl. abgeplattet.	Hinterhauptschmerzen. Schwindel.	Facialisparese rechts. Linksseitige Hemiparese. Taumliger, ungeschickter Gang, Neigung nach links hin.	Neuritis opt. dupl. (bes. r.). Rechts Ohrensausen.		
74	Byron Bramwell, Edin. med. Journ. 1879. I.	64	w.	Links vom tentorium aus ein Tumor in die linke Kleinhirnhemisphäre hineingewuchert. Hämorrhagie in den linken Linsenkern.	Kopfschmerz.	Keine ausgesprochene Lähmung. Tod unter Convulsionen	Neuritis opt.? (Venen erweitert und geschlängelt.)	Stumpfheit.	Erbrechen.
75	Idem. Ibidem.	9	w.	Grosser Tumor im rechten Kleinhirnlappen.	Kopfschmerzen 3–4 mal Tags in der Stirn.	Keine Lähmung. Periodische Anfälle tonischer Krämpfe.	Plötzliche eintretende Blind- und Taubheit.	Intelligenz intakt.	Trauma vorausgegangen. Grosser Appetit. Erbrechen.
76	J. Hirschberg, Knapp's Archiv. VIII. 1.	15	m.	Tumor am vorderen Theil des Kleinhirns auf den Pons übergreifend. Multiple Tumoren der med. spinalis.		Keine Lähmung während 2½ Jahr, einige Wochen vor dem Tode Paraplegie.	Gesichtsfeldverdunkelung. Später Blindheit. Neuritis opt. duplex.	Klares Sensorium.	
77	Reich, Aerzl. Mitth. aus Baden. 1878. No. 19.	20	m.	Myxogliom im lob. post. infer. und semilunaris des rechten Kleinhirns. Druck auf pons und med.	Hinterhauptschmerz. Nackenschmerz u.-Steifigkeit.	Krämpfe.			Fall auf den Hinterkopf. Urinverhaltung.

No.	Autor.	Alter.	Geschlecht.	Pathol. anat. Befund.	Störungen der			Intelligenz. Sprache.	Ver-schiedenes.
					Sensibilität.	Motilität.	Sinnesorgane.		
78	Nothnagel, Topische Diagnostik. S. 35.	36	w.	Beiderseits an der oberen, inneren, vorderen Partie des lob. quadrangularis ein Gliosarkom. — Die grösste Geschwulst in der Vorderhälfte d. Wurms.	Schwindel, Taumeln. Hinterhauptsschmerz. Schwanken beim Gehen. Keine Sensibilitätsstörungen.	Keine Lähmungen. Später Convuls.	Ohrensausen beiderseits. Salziger Geschmack im Munde. Rechts venöse Hyperämie der Papille. Später Doppelsehen.	Intelligenz normal.	Erbrechen, Uebelkeit.
79	Henoch, Charité-Annalen. 1879.	1½	m.	Kirschgrosser Tuberkel im oberen Theile des Wurms.		Parese und Contraktur d. rechten Arms. Rechtss. Facialisparese.	Linker Abducens gelähmt. Linke Pupille erweitert.		
80	J. Ross, Brain. Part. VIII. Januar. 1880.	14	m.	Tumor des vorderen Antheils des Kleinhirnmittellappens nach d. erweichten rechten Hälfte der corpora quadrigem. sich ausdehnend. Med. obl. u. IV. Ventrikel frei.	Schwindel. Hinterhauptsschmerz, später Stirnkopfschmerz. Später Anästhesie der unteren Extremitäten.	Taumelnder Gang. Unmöglichkeit zu stehen. Lähmung der Unterextremitäten; Abmagerung, Verlust der elektrischen Erregbarkeit. Linksseitige Facialisparese.	Blindheit des linken Auges; Funktionsunfähigkeit der äusseren rechten Netzhauthälfte zu Anfang. Neuritis opt. dupl. Später Blindheit.	Stupor. Ein das ganze Rückenmark entlang entwickeltes Neugebilde. Atrophie des Marks.	Fall auf den Hinterkopf.
81	Nothnagel, Topische Dia-	?	m.	Erbsengrosser Tuberkel im Mark des lobus		Keine Cerebralsymptome während des Lebens.			[Tod in Folge von eitriger

Nr.	Beobachter	Alter	Geschl.	Sectionsbefund					Todesursache
82	gnostik. Berlin 1879. S. 26.			quadrangularis der rechten Kleinhirnhemisphäre.		Keine Cerebralsymptome während des Lebens.			Pleuritis.
83	Idem. Ibidem.	?	m.	Im lobus semilunaris superior der linken Kleinhirnhemisphäre ein doppelt erbsengrosser Tuberkel.					Meningitis tuberculosa.
84	Hempel (nach Nothnagel). 1871. München. Diss.	17	w.	An der Basis zwischen beiden Hemisphären eine grosse, den ganzen Unterwurm zerstörende Dermoidcyste. Hydrops aller Ventrikel.	Hinterhauptsschmerz.	Unsicherer Gang. Keine Lähmungen.			Erbrechen.
85	Cubasch, Zürich. 1875.	5¾ *	m.	Rechte Kleinhirnhälfte hinten u. aussen von einem tuberkulösen Tumor eingenommen. Wurm frei.	Kopfschmerzen.	Krämpfe. Stehen und Gehen unmöglich. Linksseitige Facialisparese.	Nystagmus. Strabismus convergens. Exophthalmus duplex. Abgelaufene Neuritis optica. Amblyopie.	Intakt.	Erbrechen.
	M. Rosenthal, Klinik der Nervenkrankh. II. Auflage. 1875.	34	m.	Tuberkel der linken Ponshälfte, d. linken Kleinhirnschenkel betheiligend.	Linksseitige Trigeminuslähmung. Zeitweilig Schmerz in den rechten Extrem.	Kopf nach vorn u. links gerichtet. Facialis links, Extremitäten rechts gelähmt.	Gehör, Geruch, Geschmack links vermindert. Abducenslähmung links.	Lallende Sprache.	

No.	Autor.	Alter.	Geschlecht.	Pathol. anat. Befund.	Sensibilität.	Motilität.	Sinnesorgane.	Intelligenz. Sprache.	Verschiedenes.
86	Idem. Ibidem. Wiener Medic. Halle 1863. No. 6—9.		w.	Wallnussgrosser Tumor im linken mittleren Kleinhirnschenkel. Umgebung erweicht. Nr. optici platt.	Kopfschmerz.	Hemiplegia sinist. Gesichtslähmung (links?)	Linksseitige Abducens-parese und Amblyopie.	Lallen. Zeitweiliges völliges Unver-mögen zu sprechen.	Erbrechen.
87	Minchin, Dubl. Hosp. Gaz. 1859. (nach M. Rosenthal).	4½	m.	Mandelgrosser Tuberkel an der Basis der linken Kleinhirn-hemisphäre: Umgebung bis in die Kleinhirnschenkel erweicht.	Kopfschmerz.	Convulsionen. Wälzung um die Längsaxe von links nach rechts. Rechtsseitige Hemiplegie.			Athem- und Schling-beschwerden.
88	Vigla, Gaz. des hôp. 1866. No. 72.	?	w.	Hypophysis vergrössert, derber nussgrosser Tumor rechts, unten und innen am Kleinhirn. Compression der Kleinhirnschenkel u. der med. obl. rechts u. der rechten Vierhügel. Linksseitige Optikusatrophie.	Stirnkopfschmerz	Kopf nach hinten gerichtet. Bewegung nach hinten und links beim Gehen.	Amaurose. Taubheit.		
89	Bilot, Corresp.-Blatt für Psych. 1867. No. 3 u 4.			Tuberkel am linken Kleinhirn; Kleinhirn-schenkel und med. obl. von links nach rechts verschoben und platt.	Hinterhaupts-schmerz. Später Schmerzen an den rechtsseitigen Extremitäten.	Linker Mund-winkel verzogen(?). Linkes Auge kann nicht ganz geöffnet werden. Kopf			Respirations-beschwerden. (Linke Vagus-wurzel comprimirt.)

90	Curschmann, Berlin. klin. Wochenschrift 1877. No. 17.	w.	Papillom der vorderen Partie d. Wurms dem Boden des IV. Ventrikel aufliegend, sich bis unter d. untere Vierhügelpaar erstreckend. Papierdünne d. letzteren.	Schwindel (nicht im Liegen) Keine Sensibilitätsstörungen.	Gehen und Stehen unmöglich, Incoordination der Bewegungen. Grobe Kraft erhalten. Facialis, Trigeminus frei.	nach links und vorn gebeugt. Schwanken beim Gehen. Hängen des Körpers nach rechts.	Amaurose (negativer Augenspiegelbefund). Bulbi unbeweglich, gerade nach vorn gerichtet. Pupillen dilatirt, starr. Gehör, Geruch, Geschmack intakt.	Frei!	Schlingbeschwerden. Störungen bei der Urin- und Stuhlentleerung.

Indem ich zunächst alle diejenigen Fälle unberücksichtigt gelassen habe, in denen die Tumoren nach ihrer Entwickelung in der hinteren Schädelgrube später erst das Kleinhirn selbst ergriffen, gelang es, von eigentlichen Kleinhirnneubildungen 90 Fälle zu sammeln (die vor 1865 publicirten und schon von anderen Autoren verwertheten wurden für diese Betrachtung nicht in Anspruch genommen). — Hiervon wurden zunächst 22 Fälle ausgeschieden, bei welchen sich die Geschwulst in der Kleinhirnmitte resp. im Wurm festgesetzt hatte: denn obgleich auch für diese Beobachtungen die Bemerkungen der Autoren nicht fehlen, dass Nachbargebilde, speciell die Vierhügel, der Pons und die med. obl. durch Druck mitgelitten haben, so verschwinden diese Complicationen geradezu gegenüber den Anführungen von Läsionen der Nachbargebilde, welche sowohl symptomatisch, wie pathologisch-anatomisch zum Ausdruck kamen, sobald der Tumor von der einen oder anderen Hemisphäre des Kleinhirns seinen Ursprung genommen hatte.

16 mal*) bestand in den 22 Fällen, wo die Mitte des Kleinhirns die Geschwulst beherbergte, Kopfschmerz, also in 73 pCt. der Beobachtungen: meist sass er im Hinterhaupt (12 mal, 54 pCt.) und strahlte von dort aus in den Nacken und die Schultern aus, oder er combinirte sich mit Schmerzen in der Stirn (4—5 mal): nur 1 mal wurde Scheitelstirnkopfschmerz angegeben. Einmal ist ausserdem noch von Schmerzen in den Extremitäten die Rede: im Uebrigen finden sich keine Sensibilitätsstörungen: Die Intaktheit derselben wird ausdrücklich mehrmals hervorgehoben. — Im Fall 80, wo von Sensibilitätsstörungen an den Unterextremitäten die Rede ist, fand sich ein das ganze Rückenmark entlang entwickeltes Neugebilde, welches ohne Bedenken ebenso für die notirte Anästhesie, wie für die Paraplegie und die Abmagerung der Beine, sowie für den Verlust der elektrischen Erregbarkeit der Muskulatur verantwortlich gemacht werden kann.

Schwindel wird 8 mal angegeben und 17 mal (77 pCt.) schwankender Gang. Diese Motilitätsstörung, bald wie

---

*) Die dieser Betrachtung zu Grunde gelegten Beobachtungen sind die Fälle: 4, 19, 28, 32, 33, 36, 38, 39, 43. 48, 52, 53, 56, 61, 63. 68, 76. 78, 79, 80, 83, 90.

oben ausgedrückt, bald als Taumeln, Unmöglichkeit zu gehen und
zu stehen, Unsicherheit, Gang eines Betrunkenen, Incoordination etc.
bezeichnet, ist die hauptsächlichste motorische Störung; über
die Paraplegie in Fall 80 habe ich soeben gesprochen; einigemale
wie in Fall 19 und 67 findet sich eine Facialisparese oder paralyse
hervorgehoben (im Fall 67 war die elektrische Erregbarkeit erloschen): hier sass die Geschwulst am Unterwurm und drückte auf
das verlängerte Mark. Im Fall 38, wo sich schliesslich eine Hemiplegie einstellte, hatte ein nussgrosser Tuberkel an der Verbindungs-
stelle des bulbus mit dem Kleinhirn den linken unteren Kleinhirn-
stiel zerstört; der Fall 79, ein 1½jähriges Kind betreffend, stellt
bei dem Symptomencomplex einer alternirenden Hemiplegie (rechtsseitige Hemiplegie und linksseitige Abducenslähmung — kirschgrosser Tuberkel im oberen Theil des Wurms) eine Ausnahme dar,
welche für die Mehrzahl der Fälle von Tumoren des Kleinhirnwurms und deren Würdigung nichts beweisen kann.

Wenige Male (in 3 Fällen) bestand eine Neigung der Kranken, nach der einen oder anderen Seite hin zu fallen: in wie weit
hierbei eine Beeinträchtigung in der Funktion der Kleinhirnstiele,
speciell der mittleren, von Einfluss gewesen, werde ich weiterhin
noch festzustellen versuchen.

Zweimal wird schliesslich noch eine allgemeine Abgeschlagenheit und Muskelschwäche, die in keiner Weise mit einer wirklichen
Lähmung zu verwechseln ist, und zweimal ausserdem eine Contractur der Nackenmuskulatur beschrieben; ausdrücklich aber wird
mehr als einmal neben der Betonung mannigfacher motorischer
Störungen (neben Taumelgang, Incoordination der Bewegungen etc.),
das Nichtvorhandensein einer eigentlichen Lähmung noch
ganz besonders hervorgehoben.

Convulsionen endlich, oder Zustände, welche hierher gehören (tetaniforme Anfälle, plötzliche Muskelstarre, Anfälle von
sogenanntem petit mal) werden 5 mal erwähnt. —

Von den Sinnen findet sich eine Störung des Geruchs und
Geschmacks nur je einmal angegeben: etwas öfter, aber immer
noch spärlich, wird eine Beeinträchtigung des Gehörs beschrieben
(4 mal); am häufigsten trifft man auf Läsionen des Sehvermögens.
Die von den Autoren zur Bezeichnung der hier obwaltenden Verhältnisse gebrauchten Ausdrücke sind: Amblyopie, Amaurose, Er-

blindung: pathologisch-anatomisch werden Hämorrhagien der Netzhaut, abnorme Schlängelung der Retinalvenen, doppelseitige Neuritis optica und schliessliche Atrophie der Sehnervenpapillen beschrieben. Diese Angaben finden sich in mehr als der Hälfte aller
Fälle: einigemale wird von „weiten" (reaktionslosen, blinden Augen
angehörigen?) Pupillen, zweimal von abnormer Lichtscheu geredet.
Gegen diese direkte Beeinträchtigung der Sehfähigkeit treten Störungen in der Beweglichkeit der Augen eher zurück: Schielen
(ohne genauere Bezeichnung) wird etwa 5 mal erwähnt, in dem
schon oben besprochenen Fall 79 eine wirkliche Abducenslähmung
beschrieben, von einer Unbeweglichkeit der Bulbi und von einer
Unmöglichkeit, den Blick zu fixiren, ist je einmal die Rede, Nystagmusbewegungen der Augen werden zweimal verzeichnet. Im
Fall 56 endlich, wo der tuberculöse, im Mittellappen des Kleinhirns sitzende Tumor sich in die rechte Kleinhirnhälfte hinein aus-
dehnte, waren Kopf und Augen dauernd nach links (der entgegengesetzten Seite) hingedreht.

In 13 Beobachtungen wird die Psyche als intakt angegeben:
fraglich ist, ob der stupor und sopor in je einem Falle zu den
Geistesstörungen zu rechnen ist, oder ob diese Erscheinungen nicht
vielmehr der schwereren, zu einem letalen Ende neigenden Allge-
meinkrankheit zugeschrieben werden müssen: nur in 5 Fällen ist
von Apathie, Dementia, Gedächtnissverlust die Rede. Ebenso
selten leidet die Sprache: nur 2 mal wird Stammeln, resp. Häsitiren der Sprache angeführt. Etwas häufiger (4 mal) werden
Schlingbeschwerden hervorgehoben (4. 19. 48. 61): dann sass
die Neubildung meist unten am Wurm und konnte somit leicht einen
Druck auf Brücke und verlängertes Mark ausüben, wie es in einigen Beobachtungen auch direkt angegeben wird. — Diesen selteneren Vorkommnissen gegenüber scheint das „Erbrechen", wenngleich es offenbar auch bei anderswo gelegenen Neubildungen in
grösserer oder geringerer Häufigkeit angetroffen wird, gerade bei
den hier behandelten Geschwülsten der Kleinhirnmittelpartien besonders auffällig hervorzutreten: es findet sich etwa 16 mal, also
in 73 pCt. aller Fälle notirt. —

Das Facit aus allen diesen Betrachtungen ist folgendes:

Tumoren, welche die mittleren Kleinhirnpartien einnehmen, documentiren sich während des Lebens vorwiegend durch

das Vorhandensein heftiger, oft intermittirend auftretender Kopfschmerzen, als deren Sitz Hinterhaupt und Nacken, seltener die
Stirngegend angegeben wird. Andere Sensibilitätsstörungen, die
objectiv am Gesicht oder den Extremitäten nachzuweisen wären,
fehlen. Neben allgemeiner Schwäche und Abgeschlagenheit machen
sich im motorischen Gebiet in auffallender Weise Störungen in der
Gleichgewichtshaltung des Körpers sowohl beim Stehen, wie beim
Gehen bemerklich: die Kranken taumeln, schwanken eventuell nach
vorn, hinten oder zur Seite und bewegen ihre an sich nicht gelähmten Extremitäten in uncoordinirter, ungeschickter Weise nach
Art Ataktischer. Convulsionen treten mehr in den Hintergrund, vor
Allem fehlen ausgesprochene halbseitige Lähmungen. —

Neben diesen Störungen klagen nicht wenige (etwa der dritte
Theil) über Schwindelerscheinungen, welche sich nur gezwungen aus dem Vorhandensein von Augenmuskellähmungen erklären:
es fehlen nicht selten trotz vorhandenen Schwindelgefühls ausgesprochene Störungen in den Bewegungen der bulbi: jedenfalls treten
solche bedeutend gegen die vorhandenen Sehstörungen zurück, welche
letzteren sich meist auf palpable (anfangs entzündliche) Veränderungen des Augenhintergrunds zurückführen lassen.

Läsionen anderer Sinne, Geistesstörungen, Sprach- und Schling-
behinderung kommen wohl zur Beobachtung, vermögen aber dem
Gesammtkrankheitsbilde Charakteristisches nicht zu verleihen;
höchstens kann das Vorkommen von Erbrechen, wenn es neben
den Hinterhauptschmerzen und der schwankenden Körperhaltung
auftritt, die Diagnose auf eine Erkrankung des Kleinhirns noch
mehr wahrscheinlich machen.

Bevor ich jetzt an die Betrachtung der übrigen Fälle gehe,
bei denen die eine oder die andere Kleinhirnhemisphäre als
Sitz der Geschwulst angegeben ist, sei es gestattet, einige Bemerkungen voraus zu schicken, welche sich nach selbst nur flüchtiger
Durchsicht der zahlreichen Einzelbeobachtungen ergeben. Zunächst
findet man hier Symptome wieder, welche wir als charakteristisch
für central im Cerebellum entwickelte Neubildungen kennen gelernt
haben: Kopfschmerzen (speciell im Hinterhaupt), Incoordination
der Bewegungen, Beeinträchtigung des Sehvermögens, Erbrechen etc.
Es kann dies nicht Wunder nehmen, insofern theils direkt, theils
indirekt von nicht wenigen Autoren die Compression der Mittel-

partien des Kleinhirns betont wird, wie das bei der häufig beträcht-
lichen Grösse der Tumoren gleichsam als selbstverständlich in die
Augen fällt. Sodann aber treten Erscheinungen hinzu, welche bei
Geschwülsten der Centraltheile des Kleinhirns vermisst werden
und die offenbar als die Folgen der Compression aufzufassen sind,
welche von den Geschwülsten auf die Brücke, das verlängerte Mark
und einzelne Basalnerven ausgeübt worden ist. (Ich verweise, um
nicht zu weitläufig zu werden, z. B. auf die Fälle 1. 6. 9. 12.
14. 15. 16. 17. 21. 23. 24. 25. 29. 30. 31. 37. 41. 46. 54. 69.
72. 74. 77. etc. etc.) Auf diese Weise erklärt sich das häufigere
Vorkommen von Symptomen, welche bei Geschwülsten innerhalb
der centralen Substanz des Kleinhirns entweder überhaupt vermisst werden, oder nur in einigen wenigen Beobachtungen angedeutet sind. Ich werde bei der Aufzählung der einzelnen Symptome hier und da specieller darauf eingehen: hier mache ich vornehmlich auf die häufigeren Läsionen des Gehörorgans, auf die
mehr hervortretenden Störungen der Sprache und des Schlingens,
auf die Betheiligung des Trigeminus und die häufigeren Fälle halbseitiger, resp. alternirender Lähmungen aufmerksam. —

Kopfschmerz findet sich 50mal, also in der überwiegenden
Mehrzahl der Fälle, angegeben (83 pCt.): Derselbe sass in der
Gegend des Hinterhauptes und des Nackens 23mal und strahlte
häufig nach den Schultern und Armen hin aus. Bemerkenswerth
erscheint hierbei die oft notirte genauere Lokalisation des Occi-
pitalschmerzes, den die Kranken richtig, je nach dem Sitze der
Neubildung, bald nach rechts. bald nach links hin verlegen. Bei
Tumoren der Mittelpartien des Cerebellum findet man dieses Symptom der genauen Lokalisirung meist nicht erwähnt. In der Stirn
sass der Schmerz 6mal, am Scheitel 2mal. Schwindel wird in
28 pCt. der Fälle (etwa 17mal) notirt, also etwas weniger oft,
als bei den Neubildungen der Mittelpartien des Kleinhirns. Von
anderweitigen Sensibilitätsstörungen kamen Anästhesien der Unterextremitäten z. B. zur Beobachtung, welche ungezwungen in der
gleichzeitigen Betheiligung des Rückenmarks (wie ich noch bei der
Besprechung der Motilitätsstörungen zeigen werde) ihre Erklärung
finden. Ebenso wie doppelseitige Anästhesien neben Paraplegien
der Extremitäten angemerkt werden, finden sich neben halbseitigen
Motilitätsstörungen auch halbseitige Anästhesien oder Parästhesien

verzeichnet, hervorgerufen durch den Druck, welchen die Neubildung
auf den pons entweder oder auf die med. oblongata ausübte
(Fälle 5, 25, 37, 51, 64 etc.). Dasselbe gilt für die Sensibilitätsstörungen (Schmerzen, Par- und Anästhesien im Gesicht (23, 30,
35, 40, 68 etc.): in nicht wenigen Fällen wird die Sensibilität
ausdrücklich als intakt angegeben (1, 9, 16, 42, 51 etc.), und in
sehr vielen Beobachtungen, abgesehen von den Kopfschmerzen, einer
anderweitigen Sensibilitätsstörung überhaupt keine Erwähnung gethan.

In Betreff der Motilität tritt als auffallend häufiges Symptom wieder das Schwanken beim Stehen und Gehen, die Unsicherheit, das Taumeln, der Gang des Betrunkenen, die Ataxie und wie
die Bezeichnungen alle heissen, in den Vordergrund: neben der in
11 Fällen notirten allgemeinen Muskelschwäche findet sich die Incoordination der Bewegungen in 41 pCt. (in 25 Fällen) notirt.
Wie schon oben angedeutet treten nun bei den Neubildungen der
Hemisphären sehr viel prägnanter, als bei solchen des Wurms hemiplegische oder paraplegische Erscheinungen in den Vordergrund:
auf die in einigen Fällen direkt hervorgehobene Betheiligung des
Rückenmarks, welches entweder selbst durch Tumormassen comprimirt oder der secundären Degeneration verfallen war, habe ich
schon oben hingewiesen: die halbseitigen Lähmungen (theils als
contralaterale auftretend, wie in den Fällen 1, 15, 84, 25, theils
auf derselben Seite befindlich, wo der Tumor sass, wie in den Fällen
26, 44, 41, 30, theils als alternirende Hemiplegien erscheinend wie
z. B. 54, 71, 79, 73, theils einzelne direkt von der Neubildung
comprimirte, natürlich auf derselben Seite gelegene Nerven betreffend,) erklären sich ungezwungen aus dem Druck, welchem
Theile des pons, der med. oblongata resp. einzelne Nerven der
Basis längere Zeit hindurch von Seiten des Tumors ausgesetzt waren.
Dass in einzelnen Beobachtungen von einer Störung der Motilität
überhaupt nichts berichtet wird, kann nicht Wunder nehmen, nachdem wir durch unzählige Beispiele belehrt sind, eine wie grosse
Verdrängung, Dehnung und Zerrung nervöse Gebilde zu ertragen
vermögen, wenn die Läsion nur langsam und allmälig, wie es ja
zumeist bei dem Wachsthum von Geschwülsten der Fall ist, sich
entwickelt. Jedenfalls findet man mehr als einmal neben dem constatirten Taumeln etc. ausdrücklich die Unversehrtheit der groben,
motorischen Kraft angegeben: die Autoren schieden deutlich zwischen

der Ataxie und der wirklichen Akinese oder Lähmung. — An der
erwähnten Incoordination der Bewegungen der unteren Extremitäten
nahmen in einigen Fällen auch die oberen Antheil, dazu kommen für
25 pCt. der Fälle (in 15 Beobachtungen) krampfhafte Zustände,
welche entweder allein die motorischen Störungen ausmachen oder
sich mit Lähmungserscheinungen resp. der Ataxie combiniren. Sie
treten theils als wirkliche epileptische Convulsionen auf, theils als
petit mal, theils finden sie sich halbseitig und eventuell nur auf
einen Nerven (z. B. facialis) oder eine Extremität resp. Körperhälfte
beschränkt.

Schliesslich sind noch Erscheinungen zu registriren, welche wir
auch bei einigen central in der Kleinhirnmasse sitzenden Tumoren
angegeben fanden, nämlich die Neigung nach vorn, hinten oder der
Seite zu zu fallen, Symptome, welche sich bei der so oft angegebenen Unmöglichkeit, im Stehen oder Gehen das Gleichgewicht zu
halten und bei der Betheiligung der Kleinhirnschenkel, der Seitentheile der Brücke oder der med. obl., bei dem Vorhandensein effek-
tiver, auf einer Körperhälfte ausgebildeter Schwächezustände ohne
besondere Schwierigkeit verstehen lassen.

Von den Sinnen leidet der Geschmack ein mal, (Fall 37:
Compression des linken trigeminus: Geschmacksvermögen der linken
Zungenhälfte vermindert) der Geruch 3 mal; 31 mal dagegen das
Sehvermögen: Amblyopie, Amaurose, meist in Begleitung doppelseitiger Neuroretinitis oder Sehnervenatrophie sind die Befunde.
Dazu kommen theils einfache Aufzeichnungen von Doppelsehen ohne
genauere Angaben, theils die Beschreibungen wirklicher (meist den
nv. abducens betreffender) Lähmungen, abhängig von dem Druck,
welchen die an der Unterfläche der Kleinhirnhemisphären liegenden
Geschwulstmassen auf die basalen Theile ausübten (15, 23, 46,)
dann je einmal die Erwähnung erschwerter Fixation, oder nystag-
musartiger Bewegungen der bulbi und Exophthalmus, einmal auch
eine neuroparalytische Augenentzündung (natürlich auf der Seite,
wo der Tumor nach abwärts hin die ihm entsprechende Ponsseite
und den Trigeminus stark gedrückt hatte, Fall 71,) endlich einmal
eine déviation conjuguée der Augen (die Augen konnten nicht nach
links hin gedreht werden Fall 40) in einer Beobachtung, wo ein
Sarkom der linken Kleinhirnhemisphäre den vierten Ventrikel und
seine Wandungen, damit auch das links gelegene Centrum für die

conjugirte Bewegung der Augen nach links hin zerstört hatte.
(Vgl. unter Ponstumoren.)

In 2 Fällen endlich begegnen wir (20, 72) einer Ptosis, einmal der Tumorseite entsprechend, einmal auf der entgegengesetzten
Seite, ohne dass es möglich ist, diese partielle Lähmung des Oculomotorius durch die vorgefundene Läsion zu erklären.

Auffallend oft im Gegensatz zu den Befunden bei Tumoren in
der Mittelpartie des Kleinhirns finden sich Gehörstörungen, sobald eine der Hemisphären Sitz der Neubildung geworden ist: Ohrensausen, Abnahme des Gehörs sind die häufigsten Erscheinungen.
Dabei ist in den 18 Fällen, welche wir hierbei im Auge haben,
(1, 5, 9, 12, 15, 21, 25, 26, 30, 31, 35, 37, 41, 44, 51, 69, 71,
75) häufig angegeben, dass nur das Ohr einer Seite entweder allein
leidet oder doch längere Zeit vor dem der anderen in seiner Funktion beeinträchtigt wird: es findet sich dann fast immer entweder
eine Infiltration des nv. acusticus der dem Tumor entsprechenden
Seite mit Geschwulstmassen oder eine Compression der der Tumorseite entsprechenden Schädelbasis und der dort gelegenen nervösen
Gebilde.

In dem dritten Theil sämmtlicher Beobachtungen machte sich
eine Betheiligung der Psyche geltend: Abnahme der Intelligenz,
des Gedächtnisses, Apathie wechselnd mit Gereiztheit, Schwermuth,
Schlaflosigkeit resp. abnorme Schlafsucht werden als hauptsächlichste
Störungen hervorgehoben; in $^2/_3$ aller Fälle (40 mal) findet sich
über den Geisteszustand der Kranken entweder nichts angegeben
oder die Unversehrtheit wird ausdrücklich betont. Häufiger als bei
Neubildungen im Wurm, in etwa 17 pCt. der Fälle, (gegenüber
9 pCt. bei Centraltumoren) wird die Sprache als schwerfällig, be-
hindert, lallend, stotternd, abgebrochen, undeutlich geschildert, offenbar Ausdrücke für die im Grunde anarthrischen durch Compression
des pons und der med. oblong. hervorgerufenen Störungen
der Artikulation. Aphasische Zustände kamen nicht zur Beobachtung.

Erbrechen wird 36 mal (etwa in 36 pCt. der Fälle), Schlingbeschwerden 6 mal (10 pCt.) notirt: einmal von gestörtem Hunger-
gefühl, einmal von abnorm grossem Appetit berichtet, secessus inscii
zweimal, diabetes einmal erwähnt und von dem Vorhandensein von
Erectionen in allen 90 Fällen nur einmal gesprochen. — Die in

2 Beobachtungen erwähnten respiratorischen Störungen (Dyspnoe)
mögen wohl mit Grund auf Compression des vagus oder überhaupt
des in der med. obl. gelegenen respiratorischen Centrums zurückgeführt werden.

Werfen wir einen Rückblick auf die hier niedergelegten Auseinandersetzungen, so ergiebt sich zunächst, dass sowohl bei Tumoren,
welche die mittleren Partien des Cerebellum eingenommen haben,
wie bei solchen der Hemisphären die Symptome im Wesentlichen
dieselben sind und nur in Bezug auf die Häufigkeit einiger weniger
wichtigen Erscheinungen von einander abweichen. Gemeinsam werden
Kopfschmerzen, vorzüglich im Hinterhaupt sitzend, oft ganz genau
lokalisirt, angegeben, gemeinsam die eigenthümliche Motilitätsstörung
betont, welche als Taumeln, Schwanken etc. deutlich beschrieben
und zu wiederholten Malen von eigentlichen lähmungsartigen
Zuständen getrennt wird. Eine genauere Kritik hat uns belehrt,
dass mit Berücksichtigung der Befunde im Rückenmark und der
zahlreichen, speciell bei Hemisphärentumoren vermerkten Druckerscheinungen auf die wichtigen Nachbarorgane (speciell die Brücke,
das verlängerte Mark, die basalen Hirnnerven) fast alle anderen
Motilitäts- und Sensibilitätsstörungen (Paraplegien, Hemiplegien, Lähmungen einzelner Hirnnerven, Parästhesien und Anästhesien der mannigfachsten Art) als unabhängig von der
Läsion des Kleinhirns an sich aufgefasst werden müssen.
Neben den Hinterhauptsschmerzen und der eigenthümlichen Motilitätsstörung beanspruchen das Vorkommen von Erbrechen und
Beeinträchtigung des Sehvermögens, sodann die Erscheinung des
Schwindels eine besondere Beachtung. Nirgends fast fehlt, wo
immer auch der Sitz der Neubildung im Hirn sein mag, die Erwähnung des Erbrechens: an sich kann es daher keinesfalls auf
die Bezeichnung eines gerade für Kleinhirntumoren wichtigen Symptoms Anspruch machen: ob es bei dem Druck oder der Reizung,
die gerade bei Cerebellartumoren offenbar häufig auf die med. obl.
und das in ihm gelegene Brechcentrum ausgeübt wird, nicht gerade
besonders häufig auftreten möchte, glaube ich eher in bejahendem
Sinn beantworten zu sollen. Von den Sinnen nimmt das Auge und
seine Läsionen keinen unbedeutenden Platz unter den Symptomen
der Kleinhirnneubildungen ein: die notirten Befunde (Neuroretinitis
mit Ausgang in Atrophie) sind indess in keiner Weise etwa charak-

teristisch und berechtigen nicht zu dem Schluss, dass das Kleinhirn an sich etwa für das Sehvermögen von besonderer und spe-
cifischer Bedeutung sei. Ob es die bei Cerebellartumoren gerade
so häufig stattfindende und auf Compression der venösen Hirnge-
fässe zurückgeführte Blutstauung ist, welche indirekt die normalen
Kreislaufsverhältnisse der Netzhaut und Sehnervenpapille deletär
beeinflusst, erscheint zwar nicht absolut sicher, mindestens aber sehr
wahrscheinlich. — Auch die Schwindelerscheinungen finden sich bei
anderwärts gelagerten Tumoren erwähnt und haben demnach an sich
für Kleinhirnneubildungen nichts absolut charakteristisches. Wenn
man aber überlegt, wie dieser „Schwindel“ bei Cerebellartumoren
relativ häufig beobachtet wird, wie er von Augenmuskellähmungen
unabhängig auftritt, ja wie er oft auch da vorkommt, wo von atak-
tischem Gang nicht geredet wird, er also auch nicht auf die Unsicherheit in der eignen Körperhaltung bezogen werden kann, ja
dass Schwindel öfter notirt wird, wenn die Kranken sich überhaupt
nicht bewegen, sondern ruhig da liegen, so gewinnt man den Ein-
druck, dass dieses Symptom in einem engeren Zusammenhang mit
der Läsion von Kleinhirngebilden steht, ohne dass es uns zur Zeit
möglich wäre, den wahren Sachverhalt klarlegen zu können.

Alle übrigen Erscheinungen, auch die Convulsionen, die Störungen im Bereich der übrigen Sinnesorgane (abgesehen vom Seh-
apparat), die psychischen Anomalien und die Beeinträchtigungen
der Sprache, die Schling- und Respirationsbeschwerden, auch die
Anomalien der Augenbewegungen treten gegen die zuerst hervorgehobenen Symptome so in den Hintergrund oder vielleicht besser
ausgedrückt, lassen sich mit solcher Evidenz von den Läsionen
der Nachbarorgane ableiten, dass wir sie in keiner Weise für die
Charakteristik gerade von Kleinhirntumoren zu verwerthen vermögen. —

Nach dem Mitgetheilten ist es nicht schwer, sich klar zu
werden, in wie weit unsere Schlussfolgerungen über die wesentlichen und nebensächlichen Symptome der Kleinhirntumoren mit
denen anderer Autoren übereinstimmen oder von ihnen differiren.
Die Resultate der Lebert'schen [36]) Untersuchungen (es sind 5 Fälle
benutzt worden) sind nicht klar genug ausgesprochen, als dass ich
länger dabei verweilen sollte; von Friedreich [37]) bleibt die nach
meiner Ansicht am meisten charakteristische Eigenthümlichkeit des

ataktischen Ganges ganz unerwähnt; ebenso sind nach ihm Sinnesstörungen bei Kleinhirngeschwülsten viel seltener, als bei Tumoren
in anderen Theilen; dass dies jedenfalls für das Auge, ja auch
für das Ohr sicher nicht richtig ist, glaube ich durch meine Zusammenstellung bewiesen zu haben. Gegen diesen Ausspruch F r i e d -
reichs ist auch schon Ladame[5]) aufgetreten, der als hauptsächlichste Kennzeichen der Cerebellartumoren Hinterhauptsschmerz,
Schwierigkeit beim Gehen und Stehen, Convulsionen, convergirendes
Schielen und Amblyopie angiebt. Was das Schielen betrifft, so
glaube ich oben gezeigt zu haben, dass es als Symptom einer
Kleinhirnläsion aufgefasst zu werden keine Berechtigung hat; auch
die Convulsionen nehmen nach meiner Zusammenstellung durchaus
keine hervorragende Stellung unter den Symptomen der Kleinhirntumoren ein. Als negative Symptome führt Ladame den Mangel
an Sensibilitätsstörungen und Lähmungen an, womit ich vollkommen
übereinstimme, sowie das Fehlen von Geistesstörungen und von
Läsionen anderer Sinne als des Gesichts. Hierüber habe ich mich
in Betreff der Hörstörungen, wie sie bei Hemisphärenneubildungen
angetroffen werden, schon oben ausgesprochen; der Kleinhirnläsion
als solcher gehören sie in der That offenbar nicht an; hinsichtlich
der Diagnose kann man aber nur sagen, dass, wenn sie sich neben
den anderen Hauptsymptomen (Hinterhauptsschmerz, Schwindel,
Incoordination der Bewegung und Amblyopie) angegeben finden,
die Vermuthung nahe gelegt wird, den Sitz des Tumors in einer
Kleinhirnhemisphäre und zwar eher am unteren Abschnitt einer
solchen zu suchen.

Wenn ich andererseits zugebe, dass Geistesstörungen keine
wesentliche Bedeutung in Bezug auf die Diagnose haben, so halte
ich es doch der Erwähnung werth, dass sie bei dem dritten Theil
aller Fälle nicht vermisst wurden. — Dasselbe gilt für den
„Schwindel", dessen von Ladame nicht besonders Erwähnung
gethan wird; sein Zusammenvorkommen mit den Störungen des
Gehens und Stehens gehört zu den charakteristischen Zeichen der
Kleinhirnneubildungen.

Auf die Nothwendigkeit, das Rückenmark zu untersuchen,
ehe man etwaige paraplegische Erscheinungen mit Kleinhirnläsionen
in Zusammenhang bringt, wird ebenfalls von Ladame schon aufmerksam gemacht. — Nach ihm haben auch andere Autoren, wie

z. B. Ferber[65]), Rosenthal[29]). Nothnagel[4]) die Nothwendigkeit der Rückenmarksuntersuchung in das nöthige Licht gesetzt;
vor ihnen allen aber ist, wie ich des historischen Interesses wegen
dies hier hervorhebe, dieses Postulat schon (1829) von Abercrombie[66]) aufgestellt worden: „Finden sich", sagt dieser Autor,
„bei Anwesenheit von Hirngeschwülsten paraplegische Erscheinungen
unter den Symptomen, so findet man den Tumor im kleinen Gehirn
oder in der Brücke. Ich muss indessen bemerken", fährt er fort,
„dass die Fälle dieser Klasse, die mit Paraplegie verbunden vorkommen, keine ganz befriedigenden Aufschlüsse liefern, da man
den Zustand des Rückenmarks nicht gehörig untersuchte. Man
wird in verschiedenen der später zu erzählenden Fälle finden, dass,
obgleich eine Krankheit des Gehirns vorhanden war, die eigentliche
Ursache der Paraplegie im Rückenmark zu sein schien, und vielleicht darf man es als noch nicht gehörig ausgemittelt ansehen, ob die Paraplegie überhaupt jemals von einer
Krankheit, die sich allein auf das Hirn beschränkt, abhängig ist." —

Von den neueren Autoren, welche theils ihre eignen Erfahrungen über die Symptomatologie der Kleinhirntumoren mitgetheilt,
theils eine solche mit Benutzung des vorhandenen litterarischen
Materials aufgebaut haben, stimmen Ferber, Rosenthal, Obernier, Petrina im Wesentlichen mit den Schlussfolgerungen überein, welche sich mir aus der Bearbeitung der neueren Litteratur
ergeben; speciell schliesse ich mich in fast allen wesentlichen
Punkten an Ferber[65]) an, auch darin, dass ich mit ihm im
Gegensatz zu Ladame nicht zu der Ueberzeugung der Abhängig-
keit der Hemiplegien von den Kleinhirnneubildungen gekommen bin,
dass ich die krampfhaften Zustände für ein nicht wesentliches
Symptom der in Frage stehenden Läsionen halte und einen specifi-
schen und in der Struktur des Organs gelegenen und durch ihn
erklärten Einfluss auf das Sehvermögen nicht bestätigt gefunden
habe. Schliesslich glaube ich auch das von verschiedenen Autoren
als charakteristisch erwähnte „convergirende Schielen" auf Compression des basal gelegenen nv. abducens, also auf eine ausserhalb
des Kleinhirns gelegene Noxe zurückführen zu sollen.

Bekanntlich ist Nothnagel durch seine Studien zu der Anschauung gekommen, dass als Charakteristikum eines Cerebellar-

leidens und als unmittelbar von ihm abhängig nur Coordinations-
störungen, namentlich der Taumelgang und Schwindel anzusehen
seien und dass, wo diese Symptome sich fänden, stets der Mittellappen direkt durch die Läsion oder funktionell betheiligt sei:
Ausfallserkrankungen einer Hemisphäre bleiben nach ihm immer
latent. Indem ich mir speciell die Aufgabe gestellt hatte, die
Symptomatologie der Tumoren des Kleinhirns zu studiren, kann
ich über diese Frage Entscheidendes nicht beibringen: für jeden
einzelnen Fall, in welchem beim Sitz der Neubildung in einer
Hemisphäre die charakteristischen Erscheinungen sich finden, kann
die Kritik auf die raumbeschränkende Eigenschaft der Neubildungen
und damit auf die Fernwirkung recurriren, welche die Funktion
des Kleinhirnwurms sehr zu beeinträchtigen vermag, ohne dass
pathologisch-anatomisch seine Betheiligung nachgewiesen zu werden
braucht. Nur das geht, die Anschauungen Nothnagels eher
bestätigend, auch aus den bei dieser Studie verwertheten Beobachtungen hervor, dass die Incoordination der Bewegung und der
Schwindel sich bei Tumoren des Wurms in 77 pCt. resp. 36 pCt.
aller Fälle finden, bei Neubildungen in den Hemisphären nur in
41 pCt. resp. 28 pCt. der Fälle. Dass schliesslich auch Geschwülste
der Kleinhirnmittelpartien eine Zeit lang oder bis zuletzt hin symptomenlos verlaufen können, haben wir schon oben hervorgehoben
und auf die bekannte Eigenthümlichkeit der Nervengebilde (Re-
sistenz gegen langsam einwirkende Schädlichkeiten) zurückgeführt.

Schliesslich erlaube ich mir noch auf eine Erscheinung hinzuweisen, welche gerade bei Kleinhirntumoren von den Autoren öfter
erwähnt wird. auf welche indess, soweit ich sehe, nur Ferber
schon mit kurzen Worten hingewiesen hat, d. i. die relativ häufige Erwähnung des **plötzlich** eintretenden Todes gerade
bei Kleinhirntumoren. Unter den von mir zusammengestellten
Fällen findet sich dieses Vorkommniss 18 mal (also in 22 pCt.)
erwähnt.

In den Beobachtungen 33, 43, 53, 60 sass der Tumor in der
Mittelregion des Cerebellum: in den übrigen 14 Fällen (2, 6, 8,
9, 16, 23, 27, 29, 30, 44, 45, 46, 59, 69) in einer der Hemisphären: 13 mal wird hervorgehoben, dass der Tumor entweder
unten am Kleinhirn sass, oder es wird ausdrücklich die Compression des verlängerten Marks erwähnt.

Bei den 21 Fällen von Neubildungen des „verlängerten
Marks" trat das besprochene Ereigniss 5 mal, also in **24** pCt. ein;
den Tumoren dieser Gegend reihen sich, was die Frequenz der
plötzlichen Todesfälle betrifft, die Neubildungen innerhalb der
grossen Hirnganglien an (4 mal unter 26 Beobachtungen) in 15 pCt.,
es folgen sodann Tumoren der Grosshirnlappen (9 mal unter 115
Fällen) mit 7,8 pCt., Tumoren der Vierhügel und Zirbel (1 mal
unter 13 Fällen) mit 7 pCt, der Schädelbasis (3 mal unter 42
Fällen) mit 7 pCt., der Brücke (2 mal unter 29 Fällen) mit 6,8 pCt.,
der Grosshirnoberfläche (2 mal unter 52 Fällen) mit 3,8 pCt., die
multiplen Tumoren (1 mal unter 68 Fällen) mit 1,4 pCt: bei den
Beobachtungen der Neubildungen des Hirnanhangs (5) und der
Hirnschenkel (3) wird das Vorkommen plötzlichen Todes nicht
erwähnt.

Hierzu ist nun zunächst noch Folgendes zu bemerken: im
Fall 48 der Oberflächengeschwülste des Hirns befand sich ein
zweiter Tumor noch unten an der rechten Kleinhirnhemisphäre;
der Fall 4 der Vierhügeltumoren kann (siehe die Besprechung dort)
ebenso gut zu den Neubildungen des Kleinhirns gerechnet werden;
von den Fällen der Kategorie „basis cranii" gehört der eine (27)
zu denen, bei welchen ein direkter Druck auf med. oblongata und
spinalis ausgeübt wurde, während im Fall 36 sich neben dem
Tumor in der sella turcica noch der Boden des 4. Ventrikels pathologisch verändert fand. In drei Beobachtungen endlich (Fall 28
der multiplen Tumoren, Fall 57 von den Geschwülsten der Grosshirnlappen, Fall 7 von den Brückenneubildungen) waren es Cysticerken, die entweder durch ihre Zahl, ihren Sitz innerhalb eines
Ventrikels (plötzlich fortgeleitete Drucksteigerung innerhalb der
Höhle des 4. Ventrikels bei Sitz der Blase im aditus ad infundibulum) oder ihr plötzliches Platzen (Fall 7 der Ponstumoren) das
schnelle letale Ende herbeigeführt haben.

Die Häufigkeit des Eintritts des plötzlichen Todes bei Tumoren
des verlängerten Marks und den Kleinhirnneubildungen, wenn ihre
Lage so war, dass sie einen Druck auf die med. obl. ausüben
konnten, sowie überhaupt die oben aufgestellte Häufigkeitsscala
scheinen, wie dies auch Ferber annimmt, darauf hinzuweisen, dass
plötzliche Druckschwankungen in der Nähe der das Respirations-
centrum enthaltenden med. obl. und acute Lähmungen dieses Cen-

trums es sind, wodurch die Häufigkeit und Plötzlichkeit des Todes
sich erklärt. Da der intracranielle Druck meist vermehrt ist,
gleichviel wo der Sitz des Tumors innerhalb der Schädelkapsel ist,
so kann es nicht Wunder nehmen, dass auch bei anders lokalisirten
Tumoren dieses Ereigniss gelegentlich eintritt, zumal in nicht wenigen Beobachtungen das gleichzeitige Bestehen von Krämpfen
und ein „ungemein heftiger Kopfschmerz" als die unmittelbar dem plötzlichen Tode voraufgehenden Erscheinungen erwähnt
werden. Durch erstere wird offenbar ein an sich schon erheblich gesteigerter Hirndruck bei der meist vorhandenen Behinderung der venösen Cirkulation noch in excessiver Weise gesteigert:
der letztere, der Kopfschmerz, so kann man sich vorstellen, wird
zumeist dann eine erhebliche Steigerung erfahren, wenn ein mit
Gefässen versehenes, oft sehr blutreiches Gebilde, als welche viele
der Neubildungen sich darstellen, aus irgend einer Ursache an-
schwillt und damit zu gleicher Zeit mit der Vermehrung der Kopfschmerzen auch den Druck sowohl im Allgemeinen innerhalb der
Schädelhöhle als besonders den auf die med. obl. und das respi-
ratorische Centrum ausgeübten plötzlich zu einer Höhe bringt,
welche mit der normalen Funktion des so wichtigen Organs nicht
mehr verträglich ist.

Wende ich mich schliesslich noch zu den Beobachtungen
über die Tumoren in den Kleinhirnstielen, so ist es zunächst
nothwendig hervorzuheben, dass von den sieben von mir benutzten
Beobachtungen nicht alle in dem Sinne der Kritik Stand halten,
dass sie als ausschliesslich der in Frage stehenden Gegend angehörige Neubildungen betrachtet werden können. Viele der beobachteten Erscheinungen sind, wie aus dem hervorgeht, was ich über
Tumoren des Pons und des Kleinhirns selbst mitgetheilt habe, den
Läsionen dieser eben erwähnten Hirntheile zuzuschreiben und offenbar für Kleinhirnschenkeltumoren nicht charakteristisch. Um bei
der Aufzählung der Symptome in den einzelnen Fällen (18, 49, 85,
86, 87, 88, 89) nicht zu weitläufig zu werden, sei hier erwähnt,
wie die einseitigen Störungen der Sinnesorgane z. B. in den Beobachtungen 18, 49, 85 (Taubheit auf einer Seite, Geschmackverlust
auf der Seite des Tumors, ulceröse Keratitis auf der gleichnamigen
Seite, gleichseitige Trigeminus- und Abducenslähmung) ebenso wie
Compressionen des Facialis einerseits (auf der Tumorseite), hemi-

paretische Erscheinungen auf der entgegengesetzten Körperhälfte offenbar auf die Compression zu beziehen sind, welcher die basalen Hirnnerven auf der Seite, wo die Geschwulst sass, und die für die Motilität so wichtigen Organe (Pons, med. obl.) ausgesetzt gewesen waren. Ebenso kann es nicht Wunder nehmen, wenn bei den oft weithin sich erstreckenden Tumoren das zunächst betheiligte Organ, das Kleinhirn und speciell sein centraler Theil in Mitleidenschaft gezogen wird und uns dann das schon bekannte Symptom des ataktischen, schwankenden Ganges (18, 49, 89) wieder entgegentritt. — So bleiben nur noch wenige Erscheinungen übrig, welche als besonders charakteristisch aufgefast werden dürften und auch diese nehmen nach meiner Ansicht hinsichtlich ihrer Wichtigkeit wieder verschiedene Rangstufen ein. Hierzu gehört als minder charakteristisch (weil auch bei Tumoren anderer Hirnregionen beobachtet) die einigemale hervorgehobene Neigung nach rechts oder links oder nach vorn oder nach hinten hin zufallen. Gesellt sich der Incoordination und Ataxie der Bewegungen noch eine offenbare Schwäche der einen oder der anderen Körperhälfte hinzu, so werden derartige Ereignisse eben nichts seltenes sein und mit Läsionen der Kleinhirnschenkel als solcher nicht direkt in Zusammenhang gebracht werden dürfen. Auffallender vielleicht könnte schon das Symptom einer andauernd nach einer Seite und nach einer Richtung hin innegehaltenen Kopfhaltung sein: in Fall 85 (Tumor links) stand der Kopf nach links und vorn, ebenso in Fall 89: beide male neigte sich der Kopf also nach der Seite des Tumors zu: in Fall 88 sass die Neubildung rechts: der Kopf war nach hinten gerichtet und bei Bewegungen herrschte die Richtung nach hinten und links vor.

Zweimal endlich, in dem von mir beobachteten Fall (49) und und in Fall 87 bestand eine Neigung der Kranken sich um die eigene Längsaxe und zwar von der Seite, wo der Tumor sass auf die unversehrte Körperseite hin zu drehen. — Es ist hier nicht der Ort, auf die viel besprochene Frage der semiotischen Bedeutung dieser „Zwangslagen und Zwangsstellungen" einzugehen: es würde einmal viel zu weit von dem vorliegenden Thema abführen, ohne dass nach meiner Meinung, die ich hier gleich aussprechen will, sich zur Zeit eine befriedigende und mit den Ergebnissen der Experimentalphysiologie übereinstimmende Erklärung finden liesse (vgl. meine Arbeit[23]) in Virchow's Archiv, Bd. 69). Fast das Gleiche gilt von dem letzten, vielleicht besonders charakteristischen Symptom: der abnormen Augeneinstellung bei Kleinhirnschenkelläsionen. In dem von mir beobachteten Fall (49) standen bei am rechten mittleren Kleinhirnschenkel sitzendem Tumor die Augen der Kranken conjugirt nach links und oben und machten nystagmusartige Bewegungen. — Wie beim Blick nach rechts unten und aussen standen die Augen in einem Falle, den ich schon früher[23]) mitgetheilt habe: es bestand neben der erwähnten Augenabweichung eine rechtsseitige Lähmung und Anästhesie der Extremitäten, eine linksseitige Facialis- und Trigeminusparalyse und eine Neigung nach rechts zufallen: bei der Obduction fand man einen Bluterguss in der linken Hälfte der med. obl., der sich in den linken mittleren Kleinhirnschenkel und den unteren Theil der Brücke fortsetzte. In einem Falle Olliviers[67]) endlich bestand bei einem 70jährigen Manne nach einem apoplectischen Insult eine nur angedeutete rechtsseitige Hemiplegie und eine conjugirte Augenabweichnng nach rechts und oben. Die untere Abtheilung der linken Kleinhirnhemisphäre war in einem Blutherd verwandelt: Die Blutung erstreckte sich bis zu den Seitentheilen der Brücke und des verlängerten Marks (der vierte Ventrikel enthielt kein Blut.)

Schon in dem oben erwähnten Aufsatz[23]) habe ich mich nachzuweisen bemüht, dass das von Prévost in seiner bekannten Arbeit ausgesprochene Gesetz (betreffend die conjugirte Abweichung der Augen bei Hirnläsionen) nicht für alle Fälle stichhaltig sei. Prévost[22]) hatte behauptet, dass bei Läsionen einer Grosshirnhemisphäre (gleich viel in welchem Theil derselben gelegen) die Deviation der Augen und des Kopfes stets nach der gesunden Körper- und nach der kranken Hirnhälfte hin gerichtet sei; bei Krankheitsherden im Hirnisthmus dagegen könnten Augen und Kopf nach der kranken Körperhälfte hin (also nach der gesunden Hirnhälfte hin) abweichen. — So weit ich die Literatur übersehe betonte ich in meiner eben erwähnten Arbeit als der erste den Unterschied, welcher zwischen reizenden und lähmenden Läsionen gemacht werden müsste: gerade in der Vernachlässigung dieses Moments fand ich die Lücke in der Prévost'schen Arbeit. — Nach mir sind besonders Landouzy[25]) und Grasset[24]) denselben Weg verfolgend zu ähnlichen, nur noch klarer und bestimmter ausgedrückten Resultaten gekommen, wie es z. B. Grasset in seiner Arbeit

ausspricht: Bei Erregungszuständen (der Sitz der Läsion in einer
Hemisphäre vorausgesetzt) blickt der Kranke seine zuckenden Glieder
und die gesunde Hirnhälfte an, bei Lähmungszuständen dagegen
von den gelähmten Gliedern fort und nach der kranken Hirnseite hin.
Diese von Landouzy zuerst bestrittenen Sätze wurden später von
ihm acceptirt und in folgender Weise für Läsionen im „Hirnisthmus"
vervollständigt: ein Kranker, der Kopf und Augen seinen gelähmten
Gliedern zudreht, leidet an einer Lähmungszustände bedingenden
Läsion der Brücke; wendet er dagegen Augen und Kopf von seinen
convulsionirten Gliedern fort, so leidet er an einer Reizungszustände
bedingenden Läsion des Pons; wendet er schliesslich seine Augen
allein den gelähmten Gliedern zu, so besteht eine Lähmung des
Foville-Féréol'schen[27]) Augenbewegungscentrums in der unteren
Brückenabtheilung.

In der schon oben bei der Besprechung der Neubildungen der
Brücke hervorgehobenen Arbeit Wernicke's[17]) verwirft dieser
Autor die meisten der von Prévost und auch von anderen an-
gezogenen und zu Schlussfolgerungen benutzten Krankengeschichten
als von zu kurzer Dauer, und auch deshalb, weil in ihnen, wie
von vorn herein zugegeben werden muss, promiscue Reizungs- und
Ausfallssymptome zusammengeworfen würden. Wernike's Bestreben ging dahin, das Centrum für die associirten Seitwärtsbewegungen
der Augen festzustellen: er lässt daher, als für diese Frage wichtig,
nur wenige Fälle gelten (Foville, Féréol). Mit Recht. — Die
andere Seite der Frage aber, nicht die anatomische oder physiologische, sondern die klinische wird dadurch in so fern nicht gefördert, als eben die mannigfachen Beobachtungen über
die conjugirte Augenabweichung bei den verschiedensten, die verschiedenen Hirntheile betreffenden Läsionen,
in Bezug auf Besprechung und Erklärung leer ausgingen.
Wenn ich meinerseits zugebe, dass Wernike's Studie nicht wenig
zur weiteren Beleuchtung der übrigens Jahre lang vor ihm schon
besprochenen und in demselben Sinne von Foville, Féréol,
Gubler etc. erklärten Erscheinungen beigetragen, so muss ich
doch, abgesehen von dem, was ich selbst zu erstreben versuchte,
namentlich Grasset und Landouzy ein nicht unbedeutendes Verdienst bei der Aufhellung der in dieser Frage noch so vielfachen
dunklen Punkte zuerkennen. — Ausserdem möchte ich[23]) an dieser

Stelle noch einmal die Worte wiederholen, welche ich schon vor
drei Jahren (1877) in einer Entgegnung auf Angriffe Prévost's
ausgesprochen habe: Aus einigen Andeutungen in der seit meiner
Publikation erschienenen und dieselbe Frage betreffenden Literatur
kann ich entnehmen, dass ich auch von anderen Autoren als
Prévost missverstanden worden bin. Dass sich meine Kritik der
P.'schen Ansichten nicht gegen solche Fälle richten konnte, bei
denen die Obduktion eine Zerstörung eines oder des anderen
Ursprungskernes eines Augenmuskelnerven nachwies,
wodurch wirkliche Augenmuskellähmung, Schielen, Doppeltsehen hervorgerufen wurde, und dass diese Erscheinungen
natürlich anders aufgefasst werden müssen, als das P.'sche
Symptom, dessen durée, wie er selbst in seiner conclusion No. 8
sagt, est généralément passagère et qui (conclusion 1) n'offre pas
de rapport avec le strabisme, hat, wie man sieht, schon Prévost
selbst und ich meinerseits am Anfang meiner Arbeit deutlich genug ausgesprochen. (Vgl. im Schlusssatz dieser Abhandlung meine
Auffassung des Schmidt'schen Falles.)

Als ich im Jahre 1873 den von Féréol publicirten Fall im
Centralblatt für die medicinischen Wissenschaften (1873, No. 29)
referirte, machte ich folgende an demselben Ort abgedruckte Bemerkung: ich glaubte, dass der Tumor (vgl. die Beschreibung des
Falles 6 bei den Neubildungen im Pons) nach zwei Richtungen
hin die Augenbewegungen pathologisch beeinflusst habe. Indem
er die Ursprungsfasern des linken nv. abducens lähmte, entstand
die Abweichung des linken Auges nach innen hin und die Doppelbilder; in so fern er nach der Beschreibung auch die Einstrahlungen
des linken mittleren Kleinhirnschenkels in die Brücke betheiligte,
afficirte er das Centrum für die conjugirte Bewegung beider Augen
nach links und aussen hin. Nach dem, was ich im Verlaufe dieser
Arbeit und speciell in der Besprechung dieser Erscheinung bei den
Neubildungen der Brücke mitgetheilt habe, stehe ich nicht
an auszusprechen, dass ich diese eben referirte, damals von
mir vertheidigte Ansicht dahin berichtige, dass ich zur Zeit
vom Vorhandensein eines die Seitwärtsbewegungen der
Augen beherrschenden Centrum im Pons an der von Foville, Féréol, Wernike, Graux angegebenen Stelle überzeugt bin. Ist die beiderseitige Augenabweichung so beschaffen,

dass auf der einen Seite eine vollkommene Lähmung des abducens besteht, auf der anderen nur eine Parese des rectus internus (so dass dieses Auge willkürlich noch mehr nach innen bewegt werden kann), ist ohne oder mit besonderen Vorrichtungen das Vorhandensein von Doppelbildern nachzuweisen, ist das Phänomen kein vorübergehendes, sondern speciell für das im Bereich des abducens -gelähmte Auge durch Tage und Wochen hindurch in stets derselben Intensität nachweisbares, so halte ich es für im höchsten Grade wahrscheinlich, dass der Abducenskern der einen Seite (von dem der Ast des gegenüberliegenden m. rectus internus ebenfalls Ursprungsfasern herleitet) der Sitz der Läsion sei.

Nur eine Bemerkung muss ich nothwendiger Weise an dieser Stelle noch einschalten: „Die von Prévost in seiner diese ganze Frage in Fluss bringenden Arbeit betonte conjugirte Abweichung der Augen soll doch offenbar besagen, dass die Abweichung des einen Auges ganz genau auch dem Grade nach von dem zweiten Auge in correspondirender Weise getheilt werde. Der gerade äussere Muskel des einen und der gerade innere des andern Auges haben von der Norm abweichende, aber durchaus parallele Stellungen eingenommen. — Bei der Augenabweichung aber, wie sie zu Stande kommt, wenn der Abducenskern der einen Seite im Pons zerstört wird, ist die Abweichung des andern Auges (durch die Schwäche des m. internus bedingt) kaum je so erheblich, dass sie mit der des nach innen abgelenkten, der erkrankten Seite angehörigen Auges (da, wo der nv. abducens gelähmt ist) gleichen Schritt hält. Ja es wird sogar von vielen Autoren ausdrücklich von der constanten „bleibenden Paralyse“ des abducens, und von der „vorübergehenden Parese“ des internus der anderen Seite geredet (vgl. die unter „Ponstumoren“ mitgetheilten Beobachtungen). Offenbar verdienen daher in vielen Fällen die hierher gehörigen Abweichungen der Augen den Namen der conjugirten nicht in dem Sinne, dass die beiden Augenachsen in der neuen pathologischen Stellung vollkommen parallel stehen; doch glaube ich, dass es sich hier vielleicht nur um eine Differenz in Worten handelt: durch die Zerstörung des Abducenskerns in einer Seitenhälfte der Brücke wird öfter zugleich der m. internus der anderen Seite paretisch, es combinirt sich die Abducenslähmung mit der Internusparese: die associirte Bewegung beider Augenmuskeln wird gestört. Den

Ausdruck conjugirt mag man dann allein für die eventuell vorübergehenden Zustände aufbewahren, welche, wie Prévost zuerst
ausführlicher betont hat, die verschiedensten Reiz- und Lähmungszustände des Hirns begleiten können.

Nach diesen, meiner Meinung nach durchaus nothwendigen
Auseinandersetzungen wende ich mich jetzt zur Beantwortung der
Frage: Haben auch die mittleren Kleinhirnschenkel, wie die Phy-.
siologen es behaupten, einen Einfluss auf die combinirten Augenbewegungen? Nach Magendie[68]) rollt sich ein Kaninchen nach
Durchtrennung eines mittleren Kleinhirnschenkels von der gesunden
nach der kranken Seite hin: das Auge der verletzten Seite stellt
sich nach unten und vorn, das der gesunden nach oben und hinten:
beide Augen kehren aus ihren abnormen Stellungen zurück, wenn
auch der mittlere Kleinhirnschenkel der bisher gesunden Seite noch
durchschnitten wird. Longet[69]) und Schiff[1]) bestätigten diese
Angaben Magendie's. — In der Literatur existirt ein im Jahre 1861
von Nonat[70]) veröffentlicher Fall, der hierher gehört: Eine 60jährige
apoplektische Frau lag bewusstlos auf der rechten Seite im Bette
mit nach rechts geneigtem Kopf; die Augen standen unbeweglich und
schief: das rechte nach unten und aussen, das linke nach oben und
innen. Ein frischer Bluterguss von der Grösse einer kleinen Kastanie
sass im rechten Hirnschenkel und drang noch etwas in die entsprechende Kleinhirnhemisphäre ein. Alles übrige im Hirn war gesund.

Es ist dies die einzige derartige Beobachtung in der Literatur.
Vgl. übrigens den Fall von Arnold (siehe die Tabelle: Tumoren
der Schädelbasis, Fall 14). Die den Kleinhirnschenkeln benachbarten Hemisphärengebilde waren mit verletzt, der ganze Symptomencomplex trägt bei der Kürze der Beobachtungsdauer kaum
den Charakter der allein beweisenden Ausfallserscheinung an sich.
Leyden[71]) sah in dem von ihm und mir beobachteten Fall
(Krankheitsdauer über 3 Wochen) von Blutung in die linke Hälfte
der med. obl., des pons und den linken mittleren Kleinhirnschenkel
die Augen nach rechts gewandt (nach meinen Privatnotizen, die ich
mir als Assistent der Klinik angefertigt und bis heute aufbewahrt
habe) nach rechts und unten: das linke stand ganz still, nur das
rechte gelangt mit Anstrengung etwa bis zur Mitte.

Nach Ollivier[67]) standen bei seinem Kranken mit einer Blutung
in die untere Abtheilung der linken Kleinhirnhemisphäre (Betheili-

gung der benachbarten Partien des Pons und der med. obl.) die Augen andauernd nach rechts und oben: freilich währte hier die Beobachtung nur kurze Zeit.

In dem 3. endlich von mir[72]) auf der Westphal'schen Klinik beobachteten Fall rechtsseitigen Kleinhirnschenkeltumors standen die Augen nach oben und links: in allen 3 Fällen also waren sie nicht allein in Bezug auf die Horizontalebene nach rechts oder links von der Norm abgewichen, sondern auch in der Vertikalebene. Mit dem Hervorheben dieser Thatsache beabsichtige ich nur die Aufmerksamkeit künftiger Beobachter auf dieses Faktum zu lenken, ohne bei der geringen Anzahl der zu Gebote stehenden Fälle und der verschiedenen Dignität derselben ein bestimmtes Urtheil aussprechen zu wollen. In allen 3 Fällen, auch in dem Nonat'schen waren Brückentheile und Gebilde des verlängerten Marks mit lädirt und ein lähmender Einfluss auf das in der Brücke nachgewiesene Centrum für die associirten Seitwärtsbewegungen mehr als wahrscheinlich: ob den Kleinhirnschenkeln selbst oder der benachbarten Kleinhirnhemisphärenpartie oder den Seitentheilen der Brücke ein Einfluss auf die Vertikalstellung der Augen zuzuschreiben sei, vermag ich zur Zeit weder zu behaupten noch zu bestreiten.

Zum Schluss scheint mir übrigens die Bemerkung nicht überflüssig, dass Alles bisher Auseinandergesetzte sich auf den mittleren Kleinhirnschenkel bezog: über die Funktionen der proc. cerebelli ad corp. quadrigemina oder ad med. obl. finden sich in der Litteratur nur spärliche Angaben, speciell was die Läsion dieser Theile durch Neugebilde betrifft.

Ausgesprochene Drehbewegungen um die Längsachse, die oben charakterisirte Augenstellung, Ataxie der Bewegungen (vergl. Fall Carpani und den von mir mitgetheilten) können die Diagnose einer Kleinhirnschenkelneubildung begründen helfen.

Anhang:

Obgleich ich oben meine Stellung zu der Frage von der conjugirten Augenabweichung ausführlich dargelegt habe, glaube ich doch mit kurzen Worten noch einer in neuester Zeit publicirten Beobachtung gedenken zu müssen, in welcher meine[23]) oben citirte Arbeit in einer Weise zur Stütze einer Beweisführung verwendet wird, welcher ich nicht zustimmen kann. Es handelt sich um den von

Meinhardt Schmidt[73]) neuerdings veröffentlichten Fall von „Aneurysma der Basilararterie." Ein an der linken Körperhälfte (mit Einschluss des facialis) gelähmter 57jähriger Mann hielt beide bulbi sammt dem Kopfe dauernd nach links gewendet. Beim Versuch nach rechts zu sehen muss, da die bulbi nach links gewendet verharren, der Kopf gedreht werden. Die Sensibilität der linken Seite schien erhalten zu sein: das Sensorium war frei, die Sprache „mühsam". — Dies war der status Ende Januar 1877 (1878?) — Noch am 27. April bestand die Anomalie in der Augenstellung in ganz derselben Weise, wie im Januar. Am 5. Juli heisst es: der linke bulbus kann nach beiden Seiten gewendet werden, der rechte nur nach links: derselbe schielt beständig nach innen. — Bei der Section fand sich ein Aneurysma der Basilararterie, welches in die rechte Seite der Brücke eine Druckrinne gepresst hatte; im Rückenmark bestand eine deutliche graue Degeneration des linken Seitenstranges und der medianen Bündel des rechten Vorderstrangs. Trotz der für eine Isthmusläsion sprechenden Augenabweichung, trotz des durch eine Grosshirnaffektion nicht erklärten paralytischen strabismus convergens des rechten Auges, welcher bestehen blieb, als die anfangs am linken Auge zu beobachtende Deviation schon verschwunden war, nahm Verf. eine Grosshirnaffektion an. Mit Bezug auf meine oben citirte Arbeit sagt Verf. (pag. 295 I. Spalte): „Indessen ist sowohl bei Erkrankungen des Grosshirns Zwangsrotation von Kopf und Augen nach der gelähmten Seite, als auch bei Erkrankungen des Hirnisthmus Rotation derselben nach der gesunden Seite so häufig zuverlässig beobachtet, dass die sichere Verwerthbarkeit dieses Symptoms für eine lokale Gehirndiagnostik geleugnet werden musste" etc. Hier muss ich nun den Verf. auf die Worte verweisen, die ich pag. 256 aus meiner Entgegnung auf den Prévost'schen Angriff angeführt habe: seinen Fall von offenbarer |paralysie alterne, rechtsseitige Abducens-, linksseitige Extremitätenlähmung, anfangs combinirt mit einer, wie mehrfach auch bei den französischen Autoren (siehe bei „Tumoren des pons") angegeben ist, später sich ausgleichenden Parese des rectus internus der anderen Seite, hätte ich nie für eine Grosshirnläsion, sondern für eine Affektion der rechten Brückenhälfte erklärt und eine Läsion des rechten Abducenscentrum als höchst wahrscheinlich angenommen.

VIII. Tumoren der Medulla oblongata (21 Fälle).

No.	Autor.	Alter.	Geschlecht.	Pathol. anat. Befund.	Störungen der Sensibilität.	Motilität.	Sinnesorgane.	Intelligenz. Sprache.	Verschiedenes.
1	Verron, Thèse de Paris. 1874.	42	w.	Tumor (1 Ctm.) im IV. Ventrikel, an der unteren Kleinhirnfläche angelöthet. Granulationen am Boden des IV. Ventrikels.	Seit lange Gesichtsneuralgie.	Rechtsseitige Facialislähmung (verminderte Erregbarkeit). Steifigkeit und Contractur im linken Ellenbogen u. Knie.	Taubheit. Sehstörung, besonders links. Unbewegliche linke Pupille.	Abnahme der Intelligenz. Aufregungszustände.	Erbrechen. Im Urin weder Eiweiss noch Zucker.
2	Verron, l. c.	38	m.	Im hinteren Winkel des IV. Ventrikels ein nussgrosser Tumor. Hyperämie der grauen Substanz.	Stirnkopfschmerz. Normale Sensibilität.	Choreabewegungen, Zittern der Beine während des Gehens. Chorea auch im Gesicht u. an der Zunge und den Augen. Bewahrung des Gleichgewichts auch bei Augenschluss.	Das linke Auge nach aussen abgelenkt.	Erschwerte Sprache. Gedächtnissabnahme. Schliesslich Tobsucht.	Im Urin weder Eiweiss noch Zucker. Excesse in Baccho et Venere. Vorangegangene Intermittenz und Syphilis.
3	Verron, l. c.	10	m.	Tumor, den ganzen Boden des IV. Ventrikels einnehmend. Vierhügel und thal. opt. mit ergriffen, ebenso das Centrum d. linken Kleinhirnhemisphäre.	Kopfschmerz.	Anfälle von petit mal. Linksseitige Facialisparese.	Amaurose beider Augen.		Erbrechen.

No.	Autor.	Alter.	Geschlecht.	Pathol. anat. Befund.	Störungen der				Verschiedenes.
					Sensibilität.	Motilität.	Sinnesorgane.	Intelligenz. Sprache.	
4	Edwards, Br.Med.Journ. 1870. Febr.	24	m.	Derber, $\frac{1}{2}''$ langer Tumor (fibrocellulärer Struktur) im Centrum der med. obl.	Keine Kopfschmerzen.	Schwäche der Beine. Unvermögen zu stehen. Zuletzt gänzliche Lähmung erst der Beine, dann der Arme.	Strabismus convergens.	Einfältiges Wesen. Unruhe. Schlingbeschwerden. Unverständliche Sprache. Abdominelle Athmung.	Erbrechen. Singultus.
5	Erichsen, Petersb. med. Zeitschr. 1870. S. 105.	18	m.	Mandelgrosser Tuberkel längs der med obl, in den IV.Ventrikel hineinragend.	Kopfschmerz. Schwindel. Anästhesie des rechten Arms und der rechten Gesichtshälfte.	Contraktur des rechten Arms. Heiserkeit; Aphonie. Lähmung beider, besonders d. rechten Stimmbandes. Parese d. rechten Gaumensegelhälfte.	Mässige Pupillenerweiterung. Gehör. Geruch. Geschmack normal.		Träger Stuhl. Blasenparese. Langsamer Puls. Uebelkeit. Erbrechen. Singultus.
6	Broadbent, Lancet. Jan. Febr. 1874.	45	m	Am Boden des IV. Ventrikels nahe der Mittellinie zwei gelbe, harte, erbsengrosse Tumoren.	Schwindel. Kopfschmerz. Stumpfheit und Schwäche im rechten Arm und (r.) Gesicht.	Unsicherer Gang.	Doppelsehen. Augen nach rechts (?) gestellt.	Verwirrung. Erschwerte Artikulation. Besserung auf Jodkalium. Dann plötzlicher Tod.	Syphilis. Schlingen behindert.

		Alter	Geschl.						
7	Marot, Bullet. de la société anat. Mars-Avril 1875	40	w.	1) Tumor in d. rechten Hälfte d. Brücke, am Boden d. IV. Ventrikels an die Oberfläche tretend. Rechts Compression des crus cerebelli ad med. obl., crus ad pontem intakt. Rechts crus cerebri erweicht. — 2) Kleiner Tumor der Convexität (Tuberkel) im unteren Theil der rechten hinteren Centralwindung.	Stirn-, Schläfenkopfschmerz. Schwindel. Anästhesie d. linken Gesichtshälfte u. der linken Extremitäten (mehr am Unter- als an Oberarm; ebenso am Fuss). Schmerzen in der linken Oberextremität.	Parese d. linken Extremitäten und des linken Facialis. Schwerbewglichkeit des Unterkiefers.	Vorübergehende Schwerhörigkeit. Diplopie. Schielen des rechten Auges nach innen. Sehvermögen intakt. (Keine neuroparalytische Keratitis.) Schliesslich Lähmung des levator palpebrae superioris dextr.	Depression. Schlaflosigkeit.	Uebelkeiten. Erbrechen.
8	Dompeling, Nederl. Arch. voor Geneesk. 1868. IV. S. 179.	25	m.	Wallnussgrosser Tumor d. ganze rechte Hälfte der obl. einnehmend. (Spindelzellensarkom.) Raphe nach links verdrängt. N. accessor u. vagus atrophisch.	Kopf-, Nackenschmerzen. Herabgesetztes Tast-, erhöhtes Temperaturgefühl rechts.	Schwäche der Beine. Rechtsseitige Hemiparese.	Vorübergehende Doppelsehen. Lähmung des rechten abducens u. Parese der übrigen (?) Augenmuskeln.	Aetiologie: Fall auf den Hinterkopf. Diabetes mellitus. Plötzlicher Tod 10 Jahre nach Beginn des Leidens.	
9	Garrod, Lancet. 1873. IX. S. 303.	11	m.	1½" breiter papillomatöser Tumor im IV. Ventrikel. Verdrängung des velum und beider Kleinhirnhälften nach oben. An der Basis wurde der Tumor an der linken Seite der med. obl. sichtbar.	Hinterhaupt-, Nackenschmerzen.	Unsicherer schwankender Gang. Ungeschicktes Greifen mit den Händen; die Kraft unversehrt. Später Lähmung des rechten Facialis und der Unterkieferöffner.	Pupillenerweiterung. Strabismus convergens auf dem rechten Auge. Spät-Neuroretinitis duplex.	Einsilbige Antworten. Schlechter Schlaf.	Erbrechen.

No.	Autor.	Alter.	Geschlecht.	Pathol. anat. Befund.	Störungen der				Ver-schiedenes.
					Sensibilität.	Motilität.	Sinnesorgane.	Intelligenz. Sprache.	
10	Tiling, Petersb. med. Zeitschr. 1873. III.	?	?	Taubneigr. Geschwulst unter der Rautengrube, die ganze rechte Brückenhälfte einnehmend. Crura cerebelli ad pontem zerstört.	Schwindel. Kopfschmerz. Taubheitsgefühl im Gesicht.	Parese der linken Extremitäten. Parese des rechten Arms.	Schwerhörigkeit auf dem linken Ohr.		Erbrechen.
11	Little, Dubl. Journ. Bd. 54. 1872.	30	m.	Im Mark der linken Hemisphäre zwei halberbsengrosse Geschwülste; Hauptgeschwulst (wallnussgross) in der linken Hälfte der med. obl. und dem benachbarten Brückentheil. Boden des erweiterten IV. Ventrikels nach oben gedrängt (Myxom).	Anästhesie der Unterextremitäten.	Parese des linken Facialis, des rechten Arms, der rese d. linken Unterextremitäten. Zunge nach rechts hin abweichend. Auch die linke Unterextremität paretisch.	Vorübergehende Parese d. linken Oculomotorius.	Langsame, schwere Sprache.	Schlingbeschwerden. Husten. Behinderte Respiration. Blasen-, Mastdarminsufficienz.
12	Mosler, Virch. Arch. Bd. 43. 1868.	22	w.	Im IV. Ventrikel ein wallnussgrosses, grosszelliges Gliosarkom.	Drückendes Gefühl im Kopf. Schwindel. Hinterhauptskopfschmerz.	Nackencontraktur.	Diabetes insipidus in den letzten Jahren.		Im 3. Lebensjahre nach Convulsionen rechtsseitige Lähmung. Grosse Nervosität. Brechneigung. Erbrechen.

Nr.	Quelle	Alter	Geschl.	Befund	Symptome	Motorisch/Facialis	Augen	Sprache	Verlauf
13	Broadbent, Cl. Societ. Trans. 1872.	46	m.	Zwei kleine (syphil.) Tumoren, einer im pons, der andere in der med. oblong., nahe am Boden des IV. Ventrikels. There were two small tumours just beneath the floor of the IV. ventr., near the median line, one in the lower half of the pons, the other near the lower end of the ventricle.	Anästhesie der rechten Gesichtsseite. Taubheitsgefühl der rechten Hand. Schwindel. Kopfschmerz.	Plötzliche, linksseitige Facialislähmung. (Orbicularis oculi frei.) Stolpernder Gang, Rechtes Bein besonders unbeholfen. Parese der rechten Körperhälfte.	Beide Augen weichen nach rechts ab, das linke konnte nicht nach aussen gebracht werden. Doppelsehen, dann Blindheit.	Näselnde Sprache.	Keine Albuminurie. Erschwertes Kauen und Schlucken. Unerwarteter Tod 3 Wochen nach Beginn.
14	Malmsten, Blix, Hygien. May. 1869.		w.	3 Ctm. im Durchmesser haltendes Gliom am IV. Ventrikel, nach oben und hinten mit d. cerebellum zusammenhängend. Ausdehnung des IV. Ventrikels. Compression der Umgebung.	Schwindel. Kopfschmerz.		Ohrensausen. Diplopie.		Brechneigung. Plötzlicher Tod.
15	Zenker, Zeitschrift für Psychiatrie. 1872. Bd. 28.	53		Ein hohnengrosser Tumor im calamus scriptorius des IV. Ventrikels.		Neigung nach rechts zu fallen. Während des Lebens die Zeichen der progressiven Paralyse.		Stumpfsinn. Verkehrtheit.	
16	Kelly, The Br. Med. Journ. 1873. March.		Knabe.	An der rechten Seite der med. obl. ein mit Epithel bedecktes, die Lappen d. Kleinhirns auseinanderdrängendes Papillom.		Unmöglichkeit zu gehen. Ataxie bei Bewegungen der Unterextremitäten. Rechtsseitige Facialisparese.	Neuritis opt. duplex Erweiterte Pupille. Rechtsseitiges Schielen.	Schwerfälligkeit.	

No.	Autor.	Alter.	Geschlecht.	Pathol. anat. Befund.	Störungen der				Verschiedenes.
					Sensibilität.	Motilität.	Sinnesorgane.	Sprache. Intelligenz.	
17	Roger, refer. Journ. f. Kinderkrankh. 1869. S. 367.	6	w.	Die erweiterte IV. Hirnhöhle enthält einen haselnussgrossen Cysticerkus.	Keine Erscheinungen während des Lebens.				Lähmung des Gaumensegels nach Diphtheritis. Kein Eiweiss im Harn. Auf Zucker nicht geprüft.
18	Manning, The Lancet. 1871. Sept.	57	m.	Die hintere Abtheilung des Bodens des IV. Ventrikels durch ein Carcinom eingenommen, das durch die Markmassen hindurch mit der rechten pars petrosa zusammenhängt.		TaumelnderGang.	Blindheit. Weite Pupillen. Strab. extern. rechts. Taubheit beiderseits.	Lethargie. Tod im apoplektiformen Anfall.	
19	Wilks, Diseases of the nerv. syst. 1878.		w.	Gliom in der med. obl, Hydrops d. vierten Ventrikels.	Hinterhauptsschmerzen.	Krankheit scheinbar seit wenigen Tagen bestehend.		Plötzlicher Tod. Athemsuspension.	
20	Schulz, Arch. d.Heilk. 1877. S. 352. und Deutsch. Arch f. klin. Med. Bd. 23. S. 346	29	m.	Haselnussgrosse Cyste der linken Olive, im Grunde eine Geschwulst (Gliom), welche die ganze Dicke der med. obl durchsetzt.	Kriebeln in den Beinen.	Parese d. Beine, später der Arme. Bild der paralysis spastica spinalis.			Der Tumor reichte vom ea-lamus script. bis in den vorderen Pyramidenabschnitt d. obersten Rückenmarktheils. Sekundäre beiderseitige Seitenstrangsklerose des Marks.

| 21 | R. Virchow, Onkologie. Bd. II. S. 135. 1864—65. | 39 | m. | Alle Ventrikel ausgedehnt durch Flüssigkeit. Ependym des IV. Ventrikels stark verdickt; 4 Linien grosses Gliom des Ependyms über dem Ansatz der med. obl. an dem pons. Ausserdem noch andere verdickte Ausstülpungen des Ependyms des IV. Ventrikels. | Kopfschmerz. Schwindel. | Doppelsehen. | Verstimmung. Abnahme des Gedächtnisses. Schliesslich Sprachbehinderung. Langsamer Puls. | Aetiologie wahrscheinlich ein Trauma. Häufiges Harnlassen. Erbrechen. |

Von den 21 in den Tabellen verzeichneten Tumoren der
medulla oblongata gehören 3 (die Fälle 7, 11 und 13) den
Ponsgeschwülsten zu (siehe Seite 191). Es bleiben somit für die
folgenden Betrachtungen 18 Beobachtungen übrig. Ich glaube
keinen Fehler begangen zu haben, wenn ich einige wenige Beobachtungen, die pathologische Zustände innerhalb des vierten Ventrikels betreffen (Ependymwucherungen des Bodens, Ausfüllung der
Höhle durch eine Cysticerkusblase etc.) hierher gerechnet habe, in
so fern ja doch immerhin der med. obl. zugehörige Theile durch
derartige Bildungen in Mitleidenschaft gezogen werden. Losgelöst
von den eigentlichen Oblongatageschwülsten sind alle diejenigen
Fälle, bei denen dieses Gebilde von aussen her in Mitleidenschaft
gezogen, gedrückt, verschoben oder gezerrt worden ist: ich werde
diese Beobachtungen unter der Rubrik „Geschwülste der hinteren
Schädelgrube" in einer selbständigen Abtheilung vereinigen und
einer besonderen Besprechung unterziehen.

Elf mal unter den 18 Beobachtungen, also in mehr als der
Hälfte der Fälle, finden sich Kopfschmerzen angegeben, welche
1 mal in der Stirn, 4 mal in der Hinterhaupt- und Nackengegend
lokalisirt werden. Ausdrücklich erwähnt ist das Nichtvorhandensein des Kopfschmerzes nur 1 mal. 6 mal wird von „Schwindel"
berichtet; dabei bestand in 3 Fällen Doppelsehen.

Von Seiten der Motilität sind die mannigfaltigsten Erscheinungen notirt. Um einigermassen Klarheit in die beim blossen
Durchblick der Tabellen so verschiedenartigen Abnormitäten zu
bringen, scheint es zweckmässig, einige gesonderte Kategorien aufzustellen.

Schon der erste der Fälle stellt eine derartige Sonderabthei-
lung für sich dar: er allein von den 18 zu Grunde gelegten Beobachtungen erinnert an die hémiplegie alterne der Ponsläsionen, in
so fern das Facialisgebiet der einen Seite gelähmt ist (verminderte elektrische Erregbarkeit) und die Glieder der entgegengesetzten Körperhälfte als steif und contrakturirt beschrieben werden.

Taumelnder Gang, Unsicherheit im Stehen, Ataxie der Bewegungen, ungeschickte, an Chorea erinnernde Bewegungen werden
sodann für einige Fälle hervorgehoben, bei denen übrigens nicht
jedesmal ein auf das Kleinhirn ausgeübter Druck für die Erscheinungen verantwortlich gemacht werden kann: es werden derartige

ataktische Bewegungsstörungen bekanntlich auch bei anderen Läsionen der med. obl., z. B. Erweichungszuständen nach Embolien (Leyden[82)]) beschrieben. Uebrigens wird für die Fälle 3 und 16 die Betheiligung des Kleinhirns in der That ausdrücklich erwähnt.

Die Fälle 5, 6, 8 repräsentiren wieder eine besondere Art von Störungen in so fern, als in allen Mittheilungen Lähmungszustände, Contrakturen, Sensibilitätsverminderung stets an **einer** Seite des Körpers sich finden; zwar ist für Beobachtung 5 und 6 aus den mitgetheilten Obduktionsberichten nicht zu ersehen, ob auch die Läsion der med. obl. derselben Körperhälfte angehört: dies ist für die 8. Beobachtung sicher gestellt. Zweimal (6 und 8) werden zugleich Augenmuskellähmungen erwähnt, in unbestimmter Weise bei Fall 6, als Abducenslähmung bei Fall 8.

Hält man übrigens diesen Fall 8 mit dem Fall 18 der Ponstumoren zusammen (beide male nahm die Geschwulst die rechte Hälfte des Pons bis zum Kleinhirn hin, resp. die ganze rechte Hälfte der med. obl. ein), so findet man in der Gleichseitigkeit der paralytischen Erscheinungen am Gesicht, den Extremitäten, den Augenmuskeln, endlich in der übereinstimmenden Angabe ganz eigenthümlicher Sensibilitätsverhältnisse eine interessante Gleichartigkeit. Beide mal war nämlich das Tastgefühl an den paretischen Extremitäten herabgesetzt, während das Temperaturgefühl erhöht war; ja diese Verhältnisse sind für Fall 18 (Ponstumor) noch in so fern genauer specialisirt, als hier die Sensibilitätsverminderung am Oberarm und Oberschenkel, die calorische Hyperästhesie an Vorderarm, Hand, Unterschenkel und Fuss bestand. In wie weit derartige Eigenthümlichkeiten einer späteren Zeit eine Handhabe für die Diagnose bieten können, lasse ich zunächst dahingestellt: vorläufig halte ich weitergehende Schlüsse für verfrüht.

In einer anderen Weise aber scheint Fall 5 noch interessant, in so fern allein bei dieser Beobachtung von der Lähmung einiger Nerven die Rede ist, welche für die Läsion gerade dieses Theils des Hirns charakteristisch zu erachten ist, d. i. die Lähmung beider Stimmbänder, besonders des rechten und Parese der rechten Gaumensegelhälfte. Offenbar handelt es sich um Lähmungszustände im Vagus-Accessoriusgebiet (resp. des Glossopharyngeus), also um solche Nerven, welche in der That aus dem verlängerten

Mark ihren Ursprung nehmen und deren Läsionen bei anderen Hirnaffektionen kaum je beobachtet werden.

Ganz besonders beachtenswerth erscheint nun aber die Thatsache, dass grobe Veränderungen in einem so wichtigen Theil des Centralnervensystems, wie die med. obl. ist, sich entwickeln und lange Zeit bestehen können, ohne dass während des Lebens irgend welche pathologischen Erscheinungen zu Tage treten. So ergaben sich in Fall 17 keine Krankheitssymptome während des Lebens, das Gleiche war in der Mittheilung 19 der Fall; im Fall 14 bestand zwar Schwindel, Kopfschmerz, Ohrensausen, Doppelsehen und Brechneigung, indess sind das offenbar Erscheinungen, die überhaupt nur auf einen krankhaften Process innerhalb der Schädelhöhle, keineswegs aber auf das Ergriffensein gerade der med. obl. hinweisen.

Im Fall 15 waren neben der Neigung nach rechts hin zu fallen die Symptome einer allgemeinen progressiven Paralyse vorhanden, der Fall 20 galt sogar während des Lebens als der Typus einer spastischen, spinalen Lähmung (also einer reinen, durch keinerlei Hirnsymptome complicirten Rückenmarksaffektion), und ebenso wenig konnte es in Fall 18 oder 21 gelingen, aus den zu Tage tretenden Symptomen die Läsion eines so wichtigen Hirntheils zu erkennen. — Es ist klar, dass bei so bewandten Umständen es mehr als fraglich wird, ob man überhaupt je im Stande sein wird, langsam sich entwickelnde Störungen, speciell Tumoren in der med. obl. mit Sicherheit zu erkennen. Vielleicht, dass uns die Durchsicht der übrigen beobachteten Störungen eine bessere Handhabe zur Diagnose liefert, als gerade die Störungen der Motilität und Sensibilität!

(Nachzutragen wäre noch die Seltenheit von epileptischen und überhaupt von Krampfzuständen, welche für unsere Beobachtungen nur einmal in Fall 3 als petit mal Erwähnung finden.)

Was zunächst die Störungen im Bereiche der Sinnesorgane betrifft, so fehlen Angaben über Beeinträchtigungen des Geruchs und Geschmacks überhaupt. — Hörstörungen werden unter den 18 Beobachtungen 4 mal erwähnt, als Taubheit, Schwerhörigkeit, Ohrensausen: etwas charakteristisches für die Diagnose bieten sie offenbar nicht dar.

Läsionen des Sehvermögens werden 5 mal hervorgehoben:

zweimal bestand Blindheit, zweimal Amblyopie mit neuritis optica
duplex, einseitige Sehstörung einmal: auch diese Läsionen treten
also, wie man sieht, kaum in den Vordergrund; sie unterscheiden
sich nicht von denen, die bei anders gelagerten Neubildungen beobachtet werden.

Augenmuskellähmungen finden sich häufiger, in der Hälfte
der Fälle; indessen fehlen leider genaue Angaben: oft wird nur
von Diplopie überhaupt berichtet, oft strabismus convergens oder
divergens erwähnt, ohne das beschrieben wäre, welches Auge oder
ob beide in dieser Weise afficirt waren: jedenfalls war aber der
nv. abducens der relativ am häufigsten betheiligte: vielleicht ergeben
weitere Zusammenstellungen einer reicheren Casuistik, ob das gleichseitige Vorkommen der motorischen wie sensiblen Lähmung einer Körperhälfte und des abducens gerade für einseitige und langsam sich entwickelnde Läsionen des verlängerten
Marks etwas charakteristisches haben. (Dies würde nach unserer
Ansicht sicher der Fall sein, wenn, wie in Fall 5, noch einseitige
Stimmbandlähmung sich hinzugesellte.)

Relativ oft, 5 mal unter den 18 Beobachtungen, wird von
einer doppelseitigen Pupillenerweiterung gesprochen; freilich bestand
in vieren dieser Fälle Amblyopie oder Amaurose, so dass dadurch
vielleicht dieses Symptom seine hinreichende Erklärung findet.

Sechsmal sind auffälligere Störungen der Psyche, bestehend
in Gedächtnissabnahme, Stumpfheit, Verwirrung, einigemal in Aufregungszuständen, erwähnt, wozu dreimal noch die Angabe von Ein-
silbigkeit, Schwerfälligkeit, Lethargie kommt: jedenfalls finden sich
also Andeutungen in fast der Hälfte der Fälle, ohne dass etwas
bestimmtes für die Diagnose aus diesen Angaben entnommen
werden könnte.

Erschwerung, Unverständlichkeit der Sprache, speciell
der Artikulation wird nur 4 mal bemerkt, tritt also in Bezug auf
Häufigkeit nicht so in den Vordergund, wie bei den Neubildungen
der Brücke; das Gleiche gilt für die Erschwerung des Schlingens, welche nur einmal hervorgehoben wird. Verlangsamung des
Pulses, singultus wird je 2 mal, das Symptom vermehrter Harn-
secretion (einmal ausdrücklich als diabetes insipidus, einmal als
diabetes mellitus bezeichnet) 3 mal erwähnt. Wo dieses Symptom
sich findet wird man alle Veranlassung haben, noch nach anderen

Zeichen einer Affektion der med. obl. zu forschen: allein für sich
kann es bekanntlich bestehen, ohne dass wenigstens gröbere Läsionen der med. obl. durch die gewöhnlichen Mittel der Untersuchung jedesmal nachzuweisen wären. In der Hälfte der Fälle
endlich wird das Vorhandensein von Erbrechen mitgetheilt: tritt
dieses mit Schlingbeschwerden, singultus, abnorm langsamem Puls
und erschwerter Athmung (deren zweimal Erwähnung geschieht)
combinirt auf, so ist es offenbar schon eher erlaubt, an die med.
obl. als Sitz des vermutheten Tumors zu denken.

Schliesslich will ich. noch erwähnen, dass, wie es z. B. in der
Beobachtung 4 der Fall war, durch eine in der Mitte des verlängerten Marks sich entwickelnde Neubildung auch eine allmälig
sämmtliche Extremitäten ergreifende Lähmung zu Stande kommen
kann: wenn sich dann, wie in dem erwähnten Falle, dazu Augenmuskellähmungen, Schlingbeschwerden, Artikulationsstörungen, er-
schwerte Athmung, singultus und Erbrechen gesellen, so mag es
gestattet sein, an eine Affektion des verlängerten Marks zu denken;
fehlen aber derartige Erscheinungen, wie es z. B. in der von Schulz
(No. 20) bekannt gegebenen Mittheilung der Fall war, so ist es
eben nicht möglich, die so allmälig im verlängerten Mark sich
entwickelnde Störung von einer chronisch fortschreitenden Rückenmarksaffektion zu unterscheiden.

Unter Umständen kann es natürlich auch vorkommen, dass
eine langsam in der med. obl. sich entwickelnde Neubildung als
klassische Duchenne'sche paralysie labio-glosso-laryngée aufgefasst wird. Der Fall von Bälz, in dem ein freilich nicht in der
med. obl. selbst, sondern in ihrer Umgebung entstandener Tumor
diesen Symptomencomplex mit sich brachte, ist für unsere Behauptung ein passendes Beispiel (vgl. unter Tumoren der hinteren
Schädelbasis, Fall 38).

Bedenkt man, dass selbst grosse Tumoren in der med. obl.
zur Entwicklung kommen, ohne dass ausser ganz allgemeinen, für
die Lokalisation in keiner Weise zu verwerthenden Symptomen
(Kopfschmerz, Schwindel, Uebelkeiten etc.) sich sonst charakteristische Erscheinungen nach aussen hin bemerkbar zu machen
brauchen, oder dass sich Symptomenbilder herausbilden können
(spastische spinale Paralyse [Fall 20], progressive Paralyse [Fall 15],
paralysie labio-glosso-laryngée [der oben erwähnte Bälz'sche Fall]),

welche an alles andere eher, als an eine Neubildung in der med. obl.
erinnern, so wird man von vorn herein die Schwierigkeit der Tumor-
diagnose für diese Hirnregion zugestehen. Nur die Combination
bestimmter Symptome, die fast alle (die Stimmbandlähmung vielleicht
ausgenommen) für sich allein auch bei Tumoren anderer Hirnregionen
(namentlich der Brücke) sich finden, ist es, was die Stellung der
Diagnose auf Oblongataneubildung erlaubt und die Annahme eines
dort entstandenen Neoplasma wahrscheinlich machen kann.

Finden sich Artikulations-, Schling- und Athembeschwerden,
Aphonie, vielleicht noch diabetes mellitus zusammen neben anderen
Erscheinungen, welche auf eine Neubildung innerhalb der Schädelkapsel hinweisen, so mag man an einen Tumor der med. obl. denken.
Immerhin wird es schwierig sein, einen solchen der Substanz von
einem zu unterscheiden, der von der Umgebung her das verlängerte
Mark bedrückend heranwächst: in wie fern einseitige Motilitäts-
und Sensibilitätslähmung in Verbindung mit gleichseitiger Lähmung
einzelner Hirnnerven (speciell des abducens und des vago-accesso-
rius) für die Diagnose von Tumoren des verlängerten Marks zu
verwerthen sind, wird die Zukunft erst lehren müssen.

Wenn schliesslich Ladame [3]) bei der Besprechung der Tumoren
der med. obl. Convulsionen und Krämpfe viel häufiger als Lähmungszustände gefunden hat (l. c. Seite 48), so mag das daher
rühren, dass er in seiner Tabelle (9 Fälle enthaltend) 5 Fälle
(1, 5, 6, 7, 8) aufgeführt hat, welche als eigentliche Neubildungen
der med. obl. nicht betrachtet werden können, sondern Tumoren
der Umgebung betreffen, welche auf die Nachbarorgane einen mehr
oder weniger intensiven Druck ausgeübt haben. — In dreien dieser
Fälle ist eben von „Convulsionen" die Rede: in einem anderen
Fall (3), wo zwei Tuberkel, der eine von der Grösse einer kleinen
Nuss, der andere von Haselnussgrösse sich mitten im Bulbus entwickelt hatten, bestand eine Epilepsie seit 12 Jahren; es scheint
mir mehr als fraglich, diese Krämpfe von den Tumoren in der
med. obl. abhängig sein zu lassen.

IX. Tumoren der Hypophysis cerebri (5 Fälle).

No.	Autor.	Alter.	Geschlecht.	Pathol. anat. Befund.	Störungen der				Verschiedenes.
					Sensibilität.	Motilität.	Sinnesorgane.	Intelligenz. Sprache.	
1	Petrina, l. c.	66	w.	Sarkom der gl. pituitaria. Rechter ped. cerebri comprimirt. Der rechte mittlere Kleinhirnschenkel zeigt eine vertiefte Stelle. Kleine Cysten im Grosshirn.		Linksseitige Convulsionen, zuerst am Bein. Gang schlecht. Contractur der linken Extremitäten.	Amblyopie (bes. rechts). Leichte Ptosis rechts. Pupillen eng, gleich. Augen und Kopf nach rechts gedreht.	Verlangsamte Sprache. Schlafsucht. Heisshunger nach dem Erwachen.	Blasenschwäche. Herabgesetzte Körpertemperatur.
2	Habershon, Med. Times and Gaz. Oct. 1864.	25	w.	Cystenkrebs der hypophysis, des infundibulum, d. dritte und der rechte Seitenventrikel betheiligt. Thal. opt. und corp. str. rechts comprimirt, ebenso die nv. olf. u. opt.	Kopf- u. Rückenschmerzen. Zeitweilige Schmerzen im linken Arm und Bein. Hinterhauptschmerz.	Linksseitige Parese. Zeitweise schmerzhafte Zuckungen der rechten Gesichtshälfte. Epileptische Krämpfe.	Blindheit. Geruch vernichtet. Pupillen weit, starr. Prominente, kaum bewegliche bulbi.	Gehör, Sprache, Intelligenz intakt.	Erbrechen. Eiweisshaltiger Urin.
3	Eisenlohr, Virch. Archiv. Bd. 68. 1876. S. 461.	23	w.	Tumor der hypophysis cerebri (Hypertrophie).	Kopfschmerz.	Spannung und Contractur der Muskeln d. rechten später auch der linken Oberextremität.	Starre Pupillen. Stauungspapillen.	Auch in gesunden Tagen etwas dement. Benommenheit.	Fieber. Erbrechen.
4	Loeb und Arnold, Virch. Archiv. Bd. 57. 1873.	32	m.	Taubeneigrosse Geschwulst der hypophysis, Compression des chiasma nv. optic.	Kopfschmerz.	Keine Lähmung.	Ptosis d. rechten oberen Lides.		Erbrechen. Hohe terminale Temperatur.

| 5 | Rosenthal, Lehrbuch der Nervenkrankheiten. 1870. S. 66. | 34 | m. | Wallnussgrosses Sarkom der Hypophyse: in die Orbitalfissur vordringend. Keine Veränderung d. IV. Ventrikels. Verletzung der optici. | Kopfschmerz. | Schwäche der Beine. | Progressive Eineugung des Gesichtsfeldes von der Peripherie her, erst rechts, dann links. Schliesslich Blindheit. Atrophie der Sehnerven. Ciliarneuralgien. | Freies Sensorium. | Diabetes mellitus; zuletzt aufhörend. |

a. Tumoren der Schädelbasis (39 Fälle).

No.	Autor.	Alter.	Geschlecht.	Pathol. anat. Befund.	Störungen der				Verschiedenes.
					Sensibilität.	Motilität.	Sinnesorgane.	Intelligenz. Sprache.	
1	Knörlein, Wiener allgem. med. Zeitschr. 1864. No. 45.	20	m.	Die ganze rechte mittlere Schädelgrube von einer Geschwulst eingenommen; der Trigeminus ging ganz darin auf.	Schmerzen auf dem rechten Scheitelbein anfallsweise enorm heftig. Zahnschmerz (rechter Oberkiefer).	Lähmung der rechten Gesichtshälfte und der Zunge. — Zittern. Schwerbeweglichkeit des linken Arms.	Lähmung des rechten oberen Lides. Schielen des rechten Auges. Pupillenerweiterung (rechts). Rechtsseitige Amblyopie.	Schwerfällige näselnde Sprache.	Erbrechen. Trauma die Ursache des Leidens.
2	Knörlein, Wiener allgem. med. Zeitung. 1865. 32.	20	m.	Plattrundliche sulzige Neubildung auf dem rechten Augenhöhlendache, in einer Nische des Vorderlappens gelegen. Die Neubildung zieht sich nach der sella ture. hin. Chiasma, hypophysis untergegangen. Verwachsungen mit Sehnerv, Augenmuskelnerven und sinus.		KlonischeKrämpfe in der Augen-, Gesichts- und Kiefermuskeln.	Abnahme des Sehvermögens. Blindheit.	Tobsucht. Schliesslich Stumpfsinn. Eigenthümliches Benehmen. Grimassiren.	
3	M. Rosenthal. Oesterr. medic. Jahrb. 1870. XIX. S. 163.	50	m.	Von der Dura ausgehendes Carcinom an der rechten (?) Schädelbasis mit Läsion des gangl. Gasseri.	Kopfschmerz. Schwindel. Anästhesia dolorosa rechts.	Schwere Lähmung des rechten Facialis. Leichte Ermüdbarkeit des linken Beins.	Diplopie. Keratomalacie rechts.		
4	Hawkes, Trans. of the path. soc. XXIII. 1872.	48	m.	Orangegrosses Spindelzellensarkom an der sella turcica.	Kopfweh. Schwindel.	Mattigkeit.	Blindheit.	Kindisches Benehmen. Unzusammenhängende Sprache.	

5	Russel, Med. Times and Gaz. 1873. July.	36	m.	Vor der Brücke an der basis cranii eine blutig schwammige Masse alle in die orbita gehenden Nerven umfassend, das chiasma durchtrennend. Zerstörung des Keil- und Siebbeins. Affection des rechten thal. opt.	Rechtsseitige Kopfschmerzen.	Blutig jauchiger Ausfluss aus dem rechten Nasenloch.	Unbeweglichkeit d. rechten Bulbus. Ptosis des rechten oberen Lides. Rechtsseitige horizontale Hemiopie (nach oben). Lähmung des linken m. rect. externus.	Amaurosis rechts, dann links, ohne deutlichen Augenspiegelbefund.	Tod nach einem mehrmonatlichen soporösen Zustand.
6	Russel, eodem loco.	24	m.	Sarkom in d. rechten Schläfengegend von der Dura ausgehend. Compression d. mittleren und hinteren Lappens.	Kopfschmerz. Frostgefühl.	Keine Krämpfe. Rechtsseitige Hemiparese.	Neuritis optic. duplex. Blindheit.	Unbesinnlichkeit. Harndrang.	Erbrechen.
7	Immermann, Berlin. klin. Wochenschrift 1865.	24	m.	Weiche Geschwulst zu beiden Seiten der medulla obl., sich in die beiden Kleinhirnhälften und den pons hineinerstreckend. 7., 8., 9., 11., 12. Hirnnerv in die Geschwulst aufgegangen.	Hinterhaupts- u. Nackenschmerz. Schwindelanfälle. Pelziges und Kältegefühl in den Gliedern.	Keine Lähmung. Kein Halt des Rückgrats. Parese des linken nv. facialis.	Ohrensausen. Geruch intakt. Geschmack abgestumpft. Linkes Ohr hört schlechter als das rechte; linksseitiger Exophthalm. Beschränkung der Augenbewegungen. Neuritis opt.	Lallende Sprache. Albernes Wesen.	Erbrechen. Häufige Erektionen. Schlingen beeinträchtigt.

No.	Autor.	Alter.	Geschlecht.	Pathol. anat. Befund.	Störungen der				Ver-schiedenes.
					Sensibilität.	Motilität.	Sinnesorgane.	Sprache. Intelligenz.	
8	Leber, v. Gräfe's Arch. Bd. XIV. 1867.	43	m.	Geschwulst zwischen dem rechten Kleinhirn- und dem hinteren Felsenbeinrand. Atrophie d. rechten Kleinhirnhälfte.	Hinterhauptsschmerzen. Sensibilität intakt.	Unsicherer, nach links hin abweichender Gang. Rückwärtslaufen. Kopf nach hinten und links geneigt. Gesicht nach links gedreht.	Neuritis opt. duplex. Erblindung. Pupillen weit, unbeweglich, die linke weiter als die rechte. Parese des. linken rect. int. Aeltere Taubheit rechts.	Stumpfheit. Hallucinationen.	Erbrechen (des Morgens).
9	Arbuckle, Glasg. med. Journ. July. 1876	44	w.	Cystisches Carcinom an der basis des rechten Schläfenlappens mit Knochen und Dura verwachsen. Substanz des Schläfenlappens und gyrus hippoc. mit ergriffen. Der Tumor drang auch in die orbitae vor, der rechte tract. opt. umwachsen. Die rechte Inselgegend durch Druck atrophisch.	Kopfschmerz.	Parese d. rechten Gesichtshälfte. Zunge rach links deviirend.	Ausfluss aus dem rechten Ohre. Auswärtsstellung des rechten Auges. Augenhintergrund ohne besondere Anomalie	Plötzlicher Tod.	Seit vielen Jahren (nach Verf. unabhängig v. Tumor). Geisteskrank.
10	Petrina, l. c.	34	w.	Grosses Psammom der Dura der Basis vom linken Seitentheil der sella turcica ausgehend. Der Tumor lag im gyrus	Stirnkopfschmerz, Schwindel. An den rechten Extremitäten war Druck- u. Schmerzgefühl, sowie faradische	Schwäche der rechten Extremitäten. Convulsionen zuerst rechts, dann allgemeine. Schmerzen rechts	Linksseitige Ptosis. Sehschwäche.	Psychische Depression. Schlaflosigkeit. Später unhaltende Schlafsucht.	Auffallende Cyanose im Gesicht u. am rechten Arm.

Nr.	Autor	Alter	Geschl.					
11	Hulke, Med. Times. Jan. 20. 1877.	39	m.	Von der Spitze des linken Felsenbeins ausgehendes Sarkom. Zerstörung des gangl. Gasseri, des sinus cavern. und der Augenmuskelnerven. Perforation der Schädelbasis vorn durch das obere Orbitaldach. Facialis, acusticus, hypoglossus mit ergriffen.	fornicatus; Compression des linken tractus opt., des linken pedunc. cerebri und des linken nv. oculomotorius.	Schmerzen in der Schläfe.	Erregbarkeit vermindert in den Extremitäten.	Parese des linken abduc. und oculomot. Linke Pupille verengert. Sensibilität der linken Gesichts- und Zungenhälfte abgestumpft, ebenso der Geschmack links. Kaumuskeln links atrophisch und contrakturirt. Später links Neuroretinitis. Exophthalmos. Hörvermögen links vermindert. Linksseitige neuroparalytische Keratitis.
12	Steiner, Wiener med. Wochenschrift XX. 1870.	37	w.	Drei (krebsige) Tumoren in der hinteren Schädelgrube, theilweise im Kleinhirn eingebettet.		Schmerzen im rechten Arm. Ameisenlaufen in den r. Fingern. Hinterhauptsschmerzen.	Deviation der Zunge nach links. Zuckungen im linken Facialis. Zuletzt Schlingbeschwerden.	Manie, Hallucinationen. Erotische Aufregung. Brustdrüsenkrebs. Erbrechen.
13	Hallopeau, Gaz. méd. No. 9. 1874.	50	w.	Oberer Theil der med. obl., unterer Theil der Brücke durch ein Sarkom comprimirt, das von der basis cranii aus ins Hinterhauptloch eindringt.		Schmerzen der contrakturirten Glieder. Sensibilität während der ganzen Krankheit intakt.	Plötzlicher Eintritt von Lähmung beider Oberextremitäten, welche nachlässt und nur für die Finger zurückbleibt. Contraktur d. Vorderarme. Streckcontraktur der Unterextremitäten.	Symmetrische graue Degeneration im mittleren Theil der Seitenstränge des Marks.

No.	Autor.	Alter.	Geschlecht.	Pathol. anat. Befund.	Störungen der				Verschiedenes.
					Sensibilität.	Motilität.	Sinnesorgane.	Intelligenz. Sprache.	
14	Arnold, Würt. medic. Correspondbl. Bd. 40. 1870.	17	m.	Zwischen dem rechten Felsenbein und der eminentia cruciata ein Psammom. Compression des pons, der med. obl. und des Kleinhirns.	Kopfschmerz. Schwindel.	Trägheit. Schwankender Gang. Ohnmachtanfälle. Kopf nach rechts gedreht. Zunge nach rechts deviirend. Muskelunruhe der Arme. Linke Schulter höher als d. rechte.	Das rechte Auge schielte nach aussen u. oben, das linke nach innen u. unten. Rumpf nach rechts gedreht, nach rechts. Anstemmen der Schulter an eine Mauer.	Schläfrigkeit.	Gehen immer der rechten
15	Blessig, Petersb. med. Zeitschr. 1866. I. 65—80.	32	m.	Wallnussgr. Cystosarkom an der Hinterwand des rechten Felsenbeins den pons und unteren vorderen Theil des rechten cerebellum comprimirend. Hinterfläche des Felsenbeins usurirt.	Kopfschmerz. Schwindel. Anästhesie des r. Trigeminus. Oefter Bewusstseinsverlust.	Lähmung d. rechten Facialis. Schwankender Gang, Schwäche des rechten Beins. Nackencontraktur.	Neuroretinitis. Amblyopie. Beide recti externi paretisch. Parese des m. rectus super. et infer. dextr.	Gedächtnissmangel.	Syphilis.
16	Blessig, l. c.	18	m.	Taubeneigrosse Geschwulst der sella turcica, mit dem vorderen Theil des chiasma zusammenhängend.	Schwindel. Kopfschmerz.	Apoplektischer Anfall.	Atrophie erst der rechten, dann d. linken papillan.v. opt. ohne vorausgegangene Schwellung.	Centrale Schschärfe normal; Gesichtsfeldbeschränkung nach aussen, später nach innen fortschreitend.	Uebelkeit.

Nr.	Beobachter	Alter	Geschl.	Sitz der Geschwulst	Symptome	Symptome (Auge/Gehör)	Symptome	Symptome	Ausgang
17	R. Fischer, Kl. Monatsbl. f. Augenheilk. 1866. 164.	35	w.	Geschwulst am r. porus acust. intern. nach vorn sich gegen den clivus, nach hinten in die fossa occip. infer. sich ausbreitend.	Schwindel. Empfindlichkeit im rechten Trigeminusgebiet. Ameisenlaufen dort. Dumpfer Hinterhauptsschmerz. Hautempfindung rechts vermindert.	Rauschen im Kopf. Gehör u. Geschmack rechts vermindert. Neuroretinitis, dann Atrophia nrv. optici. Lähmung aller Augenmuskeln, mit Ausnahme des levator palp. super. Beiderseits Exophthalmos.		Schlafsucht. Thränen des rechten Auges. Verminderter Geruch rechts.	Hartnäckiges Erbrechen.
18	A. v. Graefe, Arch. f. Ophth. 1867. XII.	6	w.	Grosse, in Abtheilungen getheilte Geschwulst, von Eiterherden durchsetzte Geschwulst an der Basis des linken Schädels. Verdrängung der Hirnsubstanz links. Gliosarkom über der hypophysis; sella turcica nicht mehr zu erkennen. Chiasma, nerv. opt. dextr. in der Geschwulst untergegangen. Ebenso fast der ganze linke nv. opt.	Die geistig, wie körperlich normale Kranke leidet nur an Protrusion des linken Auges. — Neuroretinitis, Schwellung der linken Papille, Amblyopie des linken, Intaktheit des rechten Auges. — Kein Kopfschmerz. — Erst nach der Geschwulstoperation: Mattigkeit, Erbrechen, Empfindlichkeit der linken Kopfhälfte, retardirter Puls, Convulsionen des rechten Arms, partielle Wangenschweisse, Paralyse des rechten abducens, Contractur des r. internus. Trismus. Tod.			
19	Christmann, Würd. Correspondenzblatt. No. 39. 1869.	57	w.	Mandelkerngrosser Markschwamm auf dem clivus Blumenb. Knochen mit afficirt.	Kopfschmerz (hinten) Hyperästhesie d. Kopfhaut; Schwindel. Schlaflosigkeit.	Parese beider levatores palpebr. Lähmung beider 'rect. externi. Licht- und Gehörseindrücke schmerzhaft empfunden.		Abnahme der Intelligenz.	Beschwerden im Schlunde Dauer 7 Monate.
20	F. Orsi, Gaz. med. Ital. Lomb. 1869. No. 33–36.	34	m.	Fibrom der Dura am os petrosum, das linken gangl. Gasseri drückend.	Gefühl von Kälte u. Ameisenlaufen in der linken Gesichtshälfte.	Krämpfe im linken Facialisgebiet. Schwanken beim Gehen u. Stehen. Lähmung d. portio minor des trigem. Rechtsseitige Facialislähmung. (unerklärt).	Ohrensausen links ohne Abschwächung des Gehörs. Linksseitige Oculomotoriuslähmung.	Neigung nach vorn zu fallen.	Erbrechen.

No.	Autor.	Alter.	Geschlecht.	Pathol. anat. Befund.	Störungen der — Sensibilität.	Motilität.	Sinnesorgane.	Sprache. Intelligenz.	Verschiedenes.
21	Lawrence, Edinb. med. Journ. 1874. March.	21	m.	Fluktuirender Tumor an der Basis vom chiasma bis zur medulla oblong. hineingewuchert in den vierten Ventrikel.	Kopfschmerz. Später Schwindel. Später epileptische Anfälle.				Beginn der Erkrankung mit Kopfschmerz, Erbrechen, Augenmuskellähmung, stupor. — Heilung nach 8 Wochen. 2jähriger freier Zwischenraum. Neue Erkrankung von 2jähriger Dauer mit Amblyopie. Später Schwäche der Beine und Parese der linken Oberextremität. Erbrechen.
22	Huguenin, Schweizer Correspondenzbl. V. 1875.	35	m.	Hinter der sella turcica auf d. gangl. Gasseri ein bohnengrosses Gumma.	Tic douloureux des linken Trigeminus, Anästhesie in allen linken Aesten. Neuroparalytische Hyperämie im Gebiet aller drei Aeste.		Kein Kopfweh.		Lues. Tod an Phthise.
23	Banze, Jahrbuch für Kinderheilk. IX. 4. 1870.	6	m.	Gänseeigrosser Tumor in der linken hinteren Schädelgrube.	Kopfschmerz.	Taumliger Gang.	Atrophia nv. opt. utr.	Empfindlichkeit. Heftigkeit. Stottern. Sprachverlust.	Erbrechen. Zunehmender Kopfumfang.
24	Klett, Würt. medic. Correspondbl. 1866. No. 28.			In der Mitte der sella turcica ein hühnereigrosser Tumor.	Kopfschmerz.	Convulsionen. Gehstörungen.		Aufregungszustände. Schwere Sprache. Zeitweise Remissionen aller Symptome. Tod unter Convulsionen.	Erbrechen.

25	Dreschfeld, The Br. Med. Journ. 1875. April.	?	m.	Kleiner Tumor der Basis unmittelbar unter dem pons.	Schwindel.	Schwäche d. Arme und Beine. Später Neigung zu fallen.	Undeutliches Sehen. Später Sehen. Norma- lor Augen- spiegelbefund. Später Doppel- sehen. Erblin- dung.	Aufregungs- zustände. Vor dem Ende er- schwerte Sprache, er- schwertes Schlucken.	Athem- beschwerden.
26	Shann, The Br. Med. Journ. 1878. May.	13	m.	Tumor am chiasma nv. opt, Abplattung d. Sehnerven, d. hypophysis. Usur der sella turcica.	Zeitweilig Kopf- schmerz.	Seltene epilepti- forme Anfälle. Eine Lähmung des rechten Arms ver- schwand wieder.	Blindheit.	Zuletzt Schläfrigkeit.	
27	Footner, The Br. Med. Journ. 1878. June.	38	m.	Tumor unter der Dura am vorderen Theil des linken Randes des foram. magnum. Druck auf med. obl. und spinalis.	Hinterhaupts- u. Nackenschmerzen.	Lähmung der Zunge. Parese des rechten Arms.	Lähmung des l. nv abducens. Leichte Ptosis links.	Erschwertes Sprechen. Abnorme Speichelsecre- tion. Ziemlich plötzl. Tod.	
28	Hughlings Jackson, Medical Times and Gaz. 1865 June.	47	m.	Basaler Tumor an der linken Seite des pons, Zurückdrängung des Kleinhirns, Druck auf das crus cerebelli.	Schwindel, Nei- gung nach vorn zu fallen.	Spasmen auf der rechten Gesichts- hälfte. Gehen schlecht.	Neuritis opt. duplex. Seh- vermögen zu- nächst erhal- ten. Taubheit des linken Ohres. Später Erblindung.		

No.	Autor.	Alter.	Geschlecht.	Pathol. anat. Befund.	Sensibilität.	Mobilität.	Sinnesorgane.	Sprache. Intelligenz.	Verschiedenes.
					Störungen der				
29	Heslop, Medic. Times and Gaz. 1868 April.	52	m.	Tumor in der linken mittleren Schädelgrube: Erweichung der Wandungen des linken Mittellappens. Zerstörung der sella turcica links. Linkes ganglion Gasseri und die linken Augennerven in den Tumor aufgegangen.	Linksseitiger Stirnkopfschmerz. Taubheit d. linken Wange, überhaupt der ganzen linken Gesichtshälfte.	Keine Extremitätenlähmung.	Prominenz des linken Auges. Anästhesie des linken Auges. Leichte linksseitige Ptosis. Zuletzt Blindheit und linksseitige Taubheit. Geschmack d. linken Zungenhälfte erhalten	Zuletzt Abschwächung d. Gedächtnisses. Zuletzt auch Sprachstörungen. Wortverwechslung.	
30	Cossy et Lorreyte, Progrès méd. 1874. S. 171.	57	m.	Ein Tumor in der hinteren Schädelgrube am for. acust. internum unter der Dura, eingebettet in den vorderen, oberen Theil der rechten Kleinhirnhemisphäre, welche, wie die rechte Ponshälfte, atrophisch ist. Vagus, glossoph., facialis u. acusticus rechts sind atrophisch. — Rückenmark intakt.	Kopfschmerz, Schwindel. Wiederholte Anfälle. Schmerzen im rechten Auge und in der rechten Wange. Keine Sensibilitätsstörungen.	Schwäche d. rechten Arms und Zittern desselben. Mässige rechtsseitige Facialisparalyse. Schwäche d. rechten Beins. Schwankender Gang. Anfälle klonischer Zuckungen ohne Bewusstseinsverlust.	Schwerhörigkeit rechts. Ohrensausen. Empfindlichkeit gegen Licht. Regenbogensehen nur mit dem rechten Auge.	Schlecht artikulirte Sprache. Geringe Gedächtnissabnahme.	Schlafsucht. Speichelfluss.

No.	Autor	—	Alter	Befund		Pupille		
31	Howden, Journ. of mental scienc. 1876. S. 66.	w.	28	Tumor von der Dura ausgehend in der linken fovea occipitalis. Compression des anliegenden Hinterhauptlappens.		Rechte Pupille erweitert.	Verrücktheit. Verfolgungswahn.	Tuberkulose.
32	Roger, refer. im Journ. für Kinderkrankh. 1869. S. 364.	m.	13½	Hydatideneyste an der Basis (sella turcica), ebenso an vorderen inneren Ende des linken Sphenoidallappens; dritte Cyste vor dem linken corp. striatum.	Kopfschmerzen. Schmerzhafte Steifigkeit des Halses.	Linke Pupille stark erweitert. Später Amaurose (ohne Augenspiegelbefund).	Comatöser Zustand.	Erbrechen.
33	Hoffmann, Henle und Pfeiffer, 1869. 185.	w.	67	Erweiterung der Seitenventrikel. Tumor der Basis, über die ganze linke Hälfte ausgedehnt, am meisten zur Seite der linken Ponshälfte und des linken crus cerebri gewuchert.	Linker Mundwinkel tiefer stehend. Schwankender Gang, mühsamer Gang. Zeitweilig epileptische Anfälle.	Taubheit. Linkes oberes Lid ptotisch.	Dementia. Unverständliche Sprache.	Säuferin. Krebs der Unterlippe. Erbrechen.
34	Leyden, Klinik der Rückenmarkskrankh. II. 155.	w.	28	Tumor am clivus sich gegen pons und med. obl. vorscheiebend. Abducens, vagus rechts atrophisch. Med. obl. erweicht.	Schwindelanfall. Schmerzen in den paretischen Gliedern. Kopfschmerzen.	Hemiparesis links. Abmagerung links.	Sprache und Schlucken behindert. Lallende Sprache. Erschwertes Husten.	
35	Kleudgen, Bresl. ärztl. Zeitschrift. 1879. No. 7.	m.	62	Weitgehendste Zerstörung der basis cranii durch carcinom. Zerstörung der Schnerven, Augenmuskelnerven und der beiden ersten Trigeminusäste.	Zuletzt Anästhesie des Gesichts.	Schwankender Gang.	Linksseitige Ptosis. Amaurose beiders. (erst links). Zuletzt Starrheit der bulbi.	Linke Gesichtshälfte u. Conjunctiva ödematös. Oft starkes Nasenbluten. Idiotie.

No.	Autor.	Alter.	Geschlecht.	Pathol. anat. Befund.	Störungen der				Verschiedenes.
					Sensibilität.	Motilität.	Sinnesorgane.	Intelligenz. Sprache.	
36	Grossmann, Berlin. klin. Wochenschrift 1879. No. 10.	31	w.	Wallnussgrosser Tumor der sella turcica. Ausgedehnte Zerstörung basaler Hirntheile. Pseudomembran im vierten Ventrikel.	Schwindelanfälle.	Oft Anfälle von Zuckungen im Gesicht, Ohrenklingen.	Neuritis opt. dupl. Taubheit rechts. Später Amaurosis duplex.	Tod plötzlich.	Diabetes mellitus. Eiweiss im Urin. Erbrechen.
37	Field, The Lancet. 1879. 13. Dez.	49	m.	Taubeneigrosses Carcinom in der rechten mittleren Schädelgrube, die Vorderfläche der pars petrosa usurirt. Druck auf die Umgebung.	Kopfschmerzen.	Allmälig eintretende linksseitige Hemiplegie.		Verworrenheit. Kein Orientirungsvermögen. Sprache intakt.	
38	E. Bälz, Arch. d. Heilk. 1872. Bd. XIII	58	w.	Von rechts nach links zum Hinterhauptsloch wucherndes Enchondroma, Compression der med. obl. und des cerebellum. Facialis, Glossoph., vagus, accessorius und hypogl., auch der trigeminus von d. Geschwulst comprimirt, theilweise atrophisch.	Zuletzt Verlust der Sensibilität der Gesichts- und Kopfhaut.	Krampfhafte Zuckungen an Lippen u. Zunge.		Undeutliche Sprache.	Schlingbeschwerden.

Während des Lebens das Bild der Duchenne'schen Krankheit (progressive Bulbärparalyse).

| 39 | Krauss, (Allgem. med. Centralztg. 1867. Sept.) | 4 | m. | Hühnereigrosser Tumor der Basis, zu beiden Seiten des pons, in das Kleinhirn, besonders links hineinwuchernd, die Kleinhirnschenkel ersetzend und den Unterwurm und die med. obl. zerstörend. Ausserdem Cyste der linken Kleinhirn-hemisphäre. Hydrops der Ventrikel. | Unsicherer Gang, Schwäche und Zittern der linken Extremitäten. Später Verlust des Gehvermögens. | Amaurose. Strabismus. |

b. Tumoren der Hirnnerven (5 Fälle).

No.	Autor.	Alter.	Geschlecht.	Pathol. anat. Befund.	Störungen der			Intelligenz. Sprache.	Verschiedenes.
					Sensibilität.	Motilität.	Sinnesorgane.		
a	Petrina, l. c.	46	m.	Neurom des linken Trigeminus. Erweichung der linken Kleinhirnhälfte, des linken crus cerebelli ad pontem. Compression der linken Ponshälfte.	Schwindel. Anfallsweise Röthung d. Gesichts mit Kopfschmerz (Scheitel). Zug nach rechts. Cutane Sensibilität erhalten.	Schwäch d. Beine. Die linke Gesichtshälfte schlaff, die rechte krampfhaft gespannt. Unsicherer, breitbeiniger, taumeliger Gang, Linke Extremitäten schwächer als die rechten. Schwerbeweglichkeit der Zunge. Zittern. Ataxie. Abweichen beim Gehen nach rechts hin.	Rechtsseitiger Strab converg Pupillen gleich. Retinitis apopl. rechts. Linkes Ohr schwerhörig. Geruch, Geschmack unverändert. Nystagmus. Mässiger Exophthalmus (rechts).		Herabsetzung der faradischen, Erhöhung der galvanischen Erregbarkeit am linken Facialis. Herabsetzung der Erregbarkeit an den rechtsseitigen Extremitäten. Intelligenz intakt.
b	Petrina, l. c.	25	m.	Taubeneigr. Neurom des rechten nv. acousticus. Erweichung der rechten Kleinhirnhemisphäre, rechten crus cerebelli ad pontem, der rechten Brückenhälfte; Abplattung des rechten ped. cerebri.	Stirnkopfschmerz. Cyanose des Gesichts Sensibilität rechts an Gesicht und Extremitäten vermindert.	Parese d. rechten Körper- und Gesichtshälfte. Schwerbeweglichkeit der Zunge.	Exophthalmos dupl. Atroph. nerv. optic. Schwerhörigkeit rechts. Trübung der rechten cornea. Geruch und Geschmack	Undeutliche Sprache.	Elektrische Erregbarkeit rechts am Facialis u. den Extremitäten herabgesetzt.

c	Petrina, l. c.	60	w.	Nussgrosses Sarkom des linken Trigeminus. Druck auf die linke Kleinhirnhälfte, das linke crus cerebelli ad pontem und die linke Brückenhälfte.	Stirnkopfschmerz. Schmerzhaftigkeit der paretischen Körperhälfte (besonders d. rechten ad oberen Extrem.).	Schwäche beider Körperhälften, erst der rechten, dann der linken. Beugecontraktur der Beine. Zuckungen der Arme. Nackencontraktur. Kopf nach rechts gelagert.	rechts schwächer. Doppelseitiger Strabism. convergens. Getrübtes Bewusstsein.	Zittern und Schwäche immer rechts zuerst und stärker als links.
d	Blessig, Petersb. med. Zeitschrift. 1866. I.	26	m.	Gallertsarkom vom gangl. Gasseri aus nach hinten gewuchert. Druck auf den linken pons, linke untere Kleinhirnfläche, Usur d. Felsenbeins und Keilbeins. Nv. acust. und facialis frei, der nv. oculom trochl. abduc. und trigeminus mit der Geschwulst verwachsen.	Kopfschmerz erst in der rechten Stirnhälfte, dann im Hinterhaupt. Schwindel.	Parese der unteren Extremitäten. Unsicherer Gang	Schwerhörigkeit. Klein Strabismus. Ohrensausen. Parese des linken rect. int. Neuroretinitis. Linksseitige Oculomotoriuslähmung. Amblyopie. Linksseitige Taubheit. Geistige Trägheit.	Frassgier. Erbrechen. Syphilis.
e	Virchow, Krankhafte Geschw. S. 296.	36	m.	Neurom des linken nv. acust., unterhalb des linken Kleinhirns; Abplattung desselben, d pons u. des trigeminus. Atrophie des Felsenbeins am meat. audit. intern.	Supraorbital- und Occipitalneuralgie. Schwindel.	Ohnmachtsanfälle. Keine Zuckungen oder Lähmungen.	Chronische Chorioiditis. Netzhautablösung. Blindheit. Linksseitige Gehörsschwäche. Stammeln. Geistesschwäche.	Erbrechen.

Von nur auf die hypophysis cerebri (glandula pituitaria) beschränkten Tumoren habe ich in der neueren Literatur seit 1865 nicht mehr als 5 Fälle auffinden können und auch diese zeigen sich durchaus nicht so exakt lokalisirt, dass nicht noch immer mehr oder weniger wichtige Nachbartheile mit betroffen wären. Dem Beispiele Ladame's folgend habe ich daher aus der Rubrik der „Tumoren der Schädelbasis" 10 Fälle ausgeschieden, welche als Tumoren der vordersten Abtheilung der basis cranii meist die hypophysis in sich haben aufgehen lassen und mit eben so grossem Rechte als Neubildungen des Hirnanhangs aufgefasst werden können, wie die unter diesem speciellen Titel publizirten Fälle. Es sind das von den von mir gesammelten Tumoren der Schädelbasis die Fälle 2, 4, 5, 10, 16, 18, 24, 26, 32 und 36.*)

Was nun zunächst die unter der Ueberschrift „Hypophysentumoren" verzeichneten 5 Fälle angeht, so wird bei 4 derselben Kopfschmerz hervorgehoben und einmal in die Hinterhaupt-Nackengegend hin verlegt. Einmal sind Ciliarneuralgien notirt. Nur einmal noch werden Schmerzen in den Extremitäten einer Körperhälfte erwähnt, in einem Falle, wo noch verschiedene den schmerzenden Extremitäten entgegengesetzte Hirntheile durch den vom Tumor ausgeübten Druck beeinträchtigt waren.

Die mannigfachen Störungen der Motilität (Convulsionen der linksseitigen Extremitäten, deren Contraktur, die abnorme Kopf- und Augenhaltung, déviation conjuguée nach rechts hin) im ersten Fall sind nach den Erläuterungen des Autors selbst (Petrina) nicht auf die Veränderungen an der Hypophyse, sondern auf die Läsion des rechten crus cerebelli ad pontem, der rechten Ponshälfte und auf die bedeutende Quetschung des rechten gyrus fornicatus zurückzuführen: für die Symptomatologie der Hirnanhangstumoren sind es keine wesentlichen Erscheinungen.

Dasselbe gilt von der linksseitigen Parese im zweiten Falle, welche in der starken Compression der rechten Grosshirnganglien eine genügende Erklärung findet.

Einmal noch ist sodann von Spannung und Contraktur erst der rechten, dann der linken Oberextremität die Rede, einmal

---

*) Diese Nummern sind in der Tabelle, welche die Ueberschrift trägt: „Tumoren der Schädelbasis", gewöhnlich gedruckt.

ausserdem noch von allgemeinen epileptischen Krämpfen und allgemeiner Mattigkeit.

In allen 5 Fällen dagegen finden wir Störungen der Sinnesorgane, besonders des Sehvermögens. Stauungspapille (mit
Pupillenstarrheit) wird nur einmal erwähnt, dreimal amblyopische
resp. amaurotische Zustände, wobei namentlich in Fall 1 und 5
schon eine Eigenthümlihhkeit angedeutet wird, auf die ich weiterhin noch besonders eingehen werde, nämlich das ungleichzeitige
Befallenwerden der beiden Augen. Einmal wird von einer
Protrusion der Augäpfel und ihrer Starrheit, zweimal von Ptosis
berichtet und zwar war diese isolirte Lähmung eines Oculomotorius-
astes im Fall 4 das einzige pathologische Symptom von Seiten der
Augen, obgleich das Chiasma vollständig comprimirt und der rechte
nv. opticus zu einem bandartigen Streifen umgewandelt war: Der
Patient war nur 3 Tage krank gewesen, obgleich die Geschwulst
offenbar schon Wochen oder Monate bestanden haben musste.

Im Fall 18 von den Tumoren der vorderen Abtheilung der
Schädelbasis werden wir einer ähnlichen, nach dem, was ich schon
wiederholentlich bemerkt habe, nicht mehr auffälligen Toleranz
selbst sehr empfindlicher Nervengebilde gegen langsam sich stei-
gernden Druck begegnen.

Einmal nur wird das Erloschensein des Geruchsvermögens
hervorgehoben.

Im Bereiche der Psyche findet man bei drei Beobachtungen
(2 und 4) nichts besonderes, bei einer (1) eine abnorme Schlafsucht und eine auffallend langsame Sprache, bei der andern (3)
nur eine gewisse Benommenheit erwähnt.

Dreimal ist „Erbrechen" notirt: Herabsetzung der Körper-
temperatur, abnorm hohe Temperatur je einmal, Blasenschwäche
und das Vorkommen von Eiweiss im Urin ebenfalls je einmal,
diabetes mellitus endlich gleichfalls einmal. Die Symptome in
diesen 5 Fällen sind bei der geringen Anzahl der Beobachtungen
so wenig beweisend, dass ich darauf verzichte, aus ihnen allein
ein Resumé herzuleiten. Mit mehr Recht und grösserem Nutzen
wird dies vielleicht möglich sein, wenn man die Symptomatologie
der Tumoren des vordersten Schädelbasisabschnitts kennen gelernt
haben wird.

7 mal ist in den 10 mir zur Disposition stehenden Fällen Kopf

schmerz angegeben; einmal wird derselbe in die Stirn, einmal
nach der Hinterhauptsgegend, einmal ganz allgemein in die rechte
Kopfhälfte verlegt. Andere Sensibilitätsstörungen werden nur einmal (Fall 10 Petrina) erwähnt: nämlich subjective Schmerzen in
den rechtsseitigen Extremitäten, sowie objectiv vermindertes Schmerz-
und Druckgefühl: es erinnert dies an den zweiten Fall (Haber-
shon) der Hypophysentumoren, in dem bei rechtsseitig compri-
mirten Grosshirnganglien Schmerzen in den linken Extremitäten
erwähnt werden, welche in diesem Fall (10 Petrina) ebenfalls in
denjenigen Extremitäten (den rechten) vorhanden waren, die dem
durch die Compression betroffenen linken Grosshirnschenkel entgegengesetzt waren.

Ausserdem werden in 4 Fällen noch Schwindelerscheinungen angegeben.

8 mal finden sich wenig charakteristische Störungen der Motilität notirt. Der einzige Fall rechtsseitiger Parese und Convulsion (Fall 10) erklärt sich, wie wir schon sahen, aus der auf
den linken pedunc. cerebri ausgeübten Compression; einmal wird
allgemeine Mattigkeit, einmal Zuckungen im Gesicht, einmal das
Auftreten eines apoplektiformen Anfalls erwähnt, zweimal epileptische Anfälle, die mit einer Gehstörung resp. einer vorübergehenden
rechtsseitigen Lähmung verbunden waren, einmal endlich klonische
Kiefer-, Augen- und Gesichtsmuskelkrämpfe.

In 9 von den 16 Fällen ist Blindheit oder wenigstens bedeutende Herabsetzung der Sehschärfe ausdrücklich hervorgehoben.
Zweimal nur handelt es sich um Sehnervenschwellungen oder
Stauungserscheinungen an den Papillen, in den 7 übrigen Beobachtungen ist von Blindheit schlechtweg oder, wenn ein Augenspiegelbefund angegeben ist, von Atrophie der Papillen oder von
einem irrelevanten ophthalmoscopischen Befunde die Rede. — Diese
Thatsache, zusammengehalten mit dem ausdrücklich einigemal hervorgehobenen Factum des Nacheinanderbefallenwerdens der Augen
scheint eins der pathognomonischen Zeichen nicht sowohl gerade von
Neubildungen der Hypophyse, als im Allgemeinen von raumbeschränkenden Zuständen zu sein, welche direkt und unmittelbar
auf das Chiasma und die Sehnerven deletär einwirken. Es bedarf hier keines Mittelgliedes, wie eines allgemein gesteigerten
Hirndrucks, einer Wasseransammlung in den Ventrikeln oder einer

Stauung in den Lymphbahnen: Der direkt auf die die Lichtempfindung leitenden Nervengebilde ausgeübte Druck führt auch
direkt zur Atrophie derselben und zwar je nach der zufällig zuerst
oder intensiver betroffenen Seite, bald auf der einen Seite eher,
bald auf der anderen. In bestimmter Weise werden die Formen
der centralen Sehstörungen nur 2 mal angegeben: in Fall 5 wird
eine rechtsseitige horizontale Hemianopsie (nach oben), in Fall 16
eine erst nach aussen, später nach innen vorschreitende Gesichtsfeldbeschränkung beschrieben. Es wird dies je nach der Art, wie
der Tumor entweder zuerst die mediansten Partien des Chiasma's
oder seine äusseren Theile zerstört, jedesmal verschieden ausfallen.

Nicht Wunder kann es nehmen, wenn bei Processen, welche
in der vorderen Schädelgrube lokalisirt das Orbitaldach durchboh-
rend oder durch die fissura orbitalis superior fortwuchernd in die
Augenhöhlen selbst eindringen, einigemale von einer Protrusion
des einen oder anderen Augapfels, von einer Starre desselben, oder
von einer Lähmung einiger oder aller, oder wenn es der Zufall so
fügt, auch wohl nur eines Augenmuskels die Rede ist. Nur einmal wird bei sehr ausgedehnter basaler Zerstörung Taubheit angegeben: Geruchsinnstörung, wie man sie neben der Affection
des Gesichts am ehesten bei Tumoren der vorderen Schädelgrube
erwarten dürfte, fehlen merkwürdiger Weise in den 10 uns zu
Gebote stehenden Fällen.

Von psychischen Anomalien wird 4 mal gar nichts erwähnt,
einmal handelt es sich um ein (vielleicht terminales?) Coma. In
den übrigen 5 Fällen machen sich 2 Dinge besonders bemerklich,
welche sich von den sonst bei Hirntumoren häufiger beobachteten
Schwäche- und den selteneren Aufregungszuständen in, wie uns
scheint, nicht unbedeutenden Zügen unterscheiden. Das Benehmen
der Kranken wird „kindisch“: sie grimassiren, sprechen unzu-
sammenhängend und sehr langsam und verfallen, allein gelassen, in eine auffallende Schlafsucht. Nur selten stören
vorübergehende Aufregungen dieses sehr eigenthümliche Verhalten.

Uebelkeiten, Erbrechen werden 4 mal, diabetes mellitus (bei
offenbaren Läsionen des Bodens des 4. Ventrikels) einmal, Cyanose
des Gesichts und des rechten Arms (bei Compression des linken
pedunculus cerebri) einmal hervorgehoben.

Während also die Störungen der Sensibilität und der Motilität (namentlich hemiplegische Erscheinungen und halbseitige Krämpfe, ja sogar allgemeine epileptische Zustände) in den Hintergrund treten, Kopfschmerz und Erbrechen in keiner Weise mehr als bei anders wo im Hirn gelegenen Neubildungen sich geltend machen, beanspruchen die eigenthümlichen Störungen des Sehvermögens und der Psyche mehr Beachtung für die Diagnose der in der vorderen Schädelgrube und der Hypophysengegend sich entwickelnden Geschwülste.

Indem Lebert[36]) die Arbeit Rayer's[74]) über die Geschwülse der Schleimdrüse in seiner eignen, schon öfter citirten Abhandlung erwähnt, meinte er, dass dieser Autor die Symptomatologie derselben genauer bestimmt habe, als die Natur: nach Lebert muss man mit dem Urtheil über die Diagnose der Geschwülste der Pituitar-Gegend viel zurückhaltender sein. Nach dem, was ich selbst gefunden zu haben glaube, hat aber Rayer in der That die wesentlichsten Symptome der Hypothysentumoren schon so aufgestellt, dass wir heute kaum Besseres darüber auszusagen haben. Schmerz und Schwere am vorderen Theile des Kopfes, Apathie, Verringerung des Gedächtnisses, tiefe Abspannung, Schläfrigkeit mit Blindheit gewöhnlich beider Augen, Abwesenheit von Lähmungen und Convulsionen sind nach diesem Autor die hauptsächlichsten Symptome der Hypophysenneubildungen. — Nach Friedreich[37]) lassen folgende Erscheinungen mit Wahrscheinlichkeit auf eine Geschwulst der glandula pituitaria schliessen: Stirnkopfschmerz (wozu sich Schmerz in der Tiefe der orbita gesellen kann), doppelseitige Amaurose, Seltenheit der Motilitätsstörungen; erreicht die Geschwulst den gemeinschaftlichen Augenbewegungsnerven, so kann Schielen und Ptosis, übt sie bei weiterem Wachsthum einen Druck auf das ganze Gehirn aus, allgemeine Lähmung hinzutreten. Wie wir oben schon gesehen haben, benutzt Ladame[5]) in seiner Besprechung der Hypophysentumoren ebenfalls solche Fälle, welche von anderen Punkten an der Basis des vorderen Schädelabschnittes ausgegangen die Hypophyse und andere benachbarte Gebilde in sich aufgenommen hatten (vgl. z. B. Fall 130, 132, 135, 139 und andere). Auch überschreibt er folgerichtig diese Fälle nicht mit der Bezeichnung Tumoren der glandula pituitaria, sondern der Pituitargegend. Wenn ich, wie oben schon ausgesprochen, seinem Beispiel gefolgt bin, so hat das seinen Grund hauptsächlich darin, dass bei unserer noch heute bestehenden Unkenntniss über die eigentlichen physiologischen Funktionen der Hypophysis kaum leicht eine Kenntniss derjenigen Erscheinungen vorausgesetzt werden darf, welche sich bei pathologischen Veränderungen eben dieses Gebildes zeigen könnten. Gerade so, wie man heute von Sympathicusgalvanisation nur in dem Sinne spricht, dass damit die Region am Halse z. B. bezeichnet wird, wo die Elektroden angesetzt werden, nicht aber wie früher glaubt, nun auch bei dieser Art der Elektrodenapplication nur den Grenzstrang allein zu galvanisiren, so bedeuten für uns Geschwülste der Zirbeldrüse, des Hirnanhangs eher die Stellen, an denen die Neubildungen sitzen und ihren deletären Einfluss auf die umgebenden (wichtigen) Theile ausüben, als gerade eben nur Neubildungen dieser Theile selbst: nur in diesem Sinne erlangen sie Bedeutung und Wichtigkeit. Wenn ich selbst dann Geschwülste, welche von der vordersten Partie der Schädelbasis ihren Ausgangspunkt gnommen hatten, zu solchen der „Pituitargegend" gerechnet habe, so bin ich mir wohl bewusst, dass die sella turcica eigentlich mit grösserem resp. aussschliesslichem Recht der Region der mittleren Schädelgruben angehört und nicht der vorderen: ich betone dies hier ausdrücklich, weil ich später unter der Rubrik: „Tumoren der mittleren Schädelgruben" nur die seitlich vom Türkensattel an der Basis entwickelten Neubildungen aufgenommen habe. Nach Ladame nun sind für Tumoren der Pituitargegend folgende Erscheinungen charakteristisch: heftige Stirnkopfschmerzen, keine wohl ausgesprochenen Sensibilitäts- und Motilitätsstörungen. — Doppelte Amblyopie oder Amaurose, in beiden Augen ungleich entwickelt. — Absolutes Fehlen der Sprachstörungen.

Nach Rosenthal[29]) sind frontale oder temporale oft bis in die Augenhöhlen vordringende Kopfschmerzen, Amblyopie und Amaurose des einen, häufiger beider Augen (als Atrophie des Sehnerven), Seltenheit von Sensibilitäts- und Motilitätsstörungen, Gedächtnissschwäche und Apathie die charakteristischen Symptome von Tumoren der Pituitargegend. Nach Petrina[21]) sind die Symptome von Neubildungen der Hypophyse: Auffallende Schlafsucht, bedeutende Gedächtnissschwäche und geistige Apathie. — Auffallende Sprachverlangsamung, Amblyopie und Amaurose und häufig Stö-

rungen der anderen Sinnesorgane. Oculomotorius-Paralyse und
Cephalalgie.

Obernier[51]) scheidet die Tumoren der Basis in der Umgebung des chiasma nerv. opt. in drei Unterabtheilungen: Liegen
sie vor dem chiasma, so fänden sich: Störungen des Geruchsinns,
Beeinträchtigung der Optikusfasern, die sich nach der inneren Hälfte
der Retina begeben, also Hemianopsien, bei denen der Defekt
beiderseits nach aussen liegt. Liegt die Neubildung seitwärts vom
Chiasma, so machen sich beim Vordringen des Tumors gegen das
Chiasma Leitungsstörungen an denjenigen Optikusfasern bemerklich,
die auf der Seite des Tumors die äussere Hälfte, auf der andern
Seite die innere Hälfte der Retina versorgen, also rechts- oder
linksseitige Hemianopsien. Ist die Geschwulst endlich hinter dem
Chiasma gelegen, so seien die zu den äusseren Hälften der Retina
ziehenden Optikusfasern beeinträchtigt und es fände sich Hemianopsie mit beiderseits nach innen liegendem Defekt. Zunächst
scheint mir die letztere Angabe an sich anfechtbar: es werden bei
hinter dem Chiasma gelagerten Neubildungen doch die innersten
medialen Theile der Netzhaut in ihrer Funktion beeinträchtigt, der
resultirende Defekt läge somit beiderseits nach aussen, ebenso wie
bei vor dem Chiasma liegenden Tumoren. Die Ansicht Obernier's hat offenbar nur dann ihre Berechtigung, wenn man keine
Semidekussation der Optikusfasern, sondern eine totale Kreuzung
derselben annimmt. Letztere Ansicht wird aber von der Mehrzahl
unserer besten Ophthalmologen durchaus nicht getheilt. (Vergl.
Leber[75]), Handb. der Augenheilk.) Nach Förster[76]) kommt es
sogar überhaupt nicht vor, dass die beiden medialen Hälften fehlen,
während die lateralen vorhanden sind. Ich glaube daher, dass,
was Lebert nach unserer Meinung mit Unrecht von Rayer ausgesagt hat, dass dieser Autor in der Bestimmung der Symptomatologie genauer gewesen sei, als die Natur, man dies mit etwas
grösserem Rechte von den Obernier'schen Bestimmungen sagen
kann: Es wäre ganz ausgezeichnet, wenn man in diesen relativ
einfachen Resultaten einer Gesichtsfelduntersuchung bestimmte Anhaltspunkte für die Lokalisation von Neubildungen dieser Gegend
gewinnen könnte. — Nun ist aber in allen den von mir gesammelten Fällen eine genauere Untersuchung des Gesichtsfeldes mit
Ausnahme der Fälle 5 und 16 und des Falles 5 der Hypophysen-

tumoren (Rosenthal) nicht unternommen, wenigstens nicht in den Publikationen vermerkt worden und ebensowenig findet sich bei La - dame Näheres darüber angegeben: überall heisst es, dass Amblyopie oder Amaurose oder Blindheit erst des einen, dann des andern Auges vorhanden gewesen sei.

Nach Förster finden sich bei basalen, von der Hypophysis ausgehenden oder allgemeiner ausgedrückt das Chiasma beein- trächtigenden Processen 1) mediale Hemianopsien (in beiden Gesichtsfeldern fehlen die lateralen Hälften): das meist langsam vorschreitende Leiden kann am vorderen oder hinteren Chiasma- winkel seinen Sitz haben, 2) Homonyme oder gleichseitige Hemi- anopsien. Hierbei kann 1) ein tractus opticus betroffen sein, 2) die Fortsetzung desselben in der entsprechenden Hemisphäre leiden, 3) der Endpunkt jenes Marklagers in einem Hirnrinden- bezirk zerstört sein. Wir haben nach den neuesten Mittheilungen Munk's[22]) die Rinde der Hinterhauptlappen als solche centralen Endpunkte anzusehen und es folgt daher unmittelbar aus diesen Thatsachen für die vorliegende Frage, dass man aus dem Vor- handensein einer gleichseitigen (homonymen) Hemianopsie allein keineswegs berechtigt ist, auf einen basalen das Chiasma oder einen Tractus selbst involvirenden Process zu schliessen und dass dies mit Sicherheit nur bei constatirter medialer (nach Förster'schem Sinne) Hemianopsie möglich ist. Fälle endlich, wo die beiden nasalen Gesichtsfeldhälften fehlten, während die lateralen vorhanden waren, sind überhaupt nicht mit Sicherheit als durch eine einzige Läsion bedingt, beobachtet worden.

In den meisten als nasale Hemianopsie angeführten Fällen, sagt Leber[75]), handelt es sich um doppelseitige Neuritis oder Schnervenatrophie, wo schon die Veränderungen des intraocularen Sehnervenendes oder der Sehnervenstämme eine Erklärung für die doppelseitige Gesichtsfeldbeschränkung nach innen liefern. Auch wo dies nicht der Fall ist, muss wohl eine symmetrische Erkran- kung des Chiasma oder beider Optici vermuthet werden, doch sind Fälle ohne ophthalmoscopische Veränderung kaum beobachtet. Von Sectionsbefunden scheint bisher nur ein einziger Fall vorzuliegen.

Knapp (Arch. of sc. and pract. med. 1873. No. 4) fand bei einem älteren Manne, der mit einem Zwischenraum von 8 Tagen zuerst am einen und dann am andern Auge von hochgradiger Seh-

störung befallen worden war, nasale Hemianopsie mit hochgradiger
Amblyopie und ophthalmoscopisch Papilloretinitis; ausserdem klagte
der Patient über Anfälle von Schwindel, Kopfschmerz und Erbrechen.
Bei der Sektion fand sich nur ein hochgradiges Atherom des cir-
culus Willisii, und es schien, dass die stark rigiden Arterien auf
die beiden Seiten des Chiasma und auf die Abgangsstellen der
Optici einen Druck ausgeübt und partielle Atrophie dieser Theile
hervorgebracht hatten.

So bleibt denn in Bezug auf das für die besprochene Gegend
so überaus wichtige Symptom der Gesichtssinnstörung folgendes zu
sagen übrig:

Charakteristisch für Geschwülste, welche in der Pituitargegend
sich entwickeln, ist eine meist zeitlich nach einander auftretende
Amblyopie, deren feinere Merkmale in Bezug auf die Gesichtsfeld-
beschränkungen zwar noch nicht hinreichend gewürdigt sind, welche
aber einen progressiven Charakter hat und zu vollkommner Blindheit beider Augen führt.   Da diese Störungen nicht sowohl von
allgemeinen Hirndruckerscheinungen abhängen, als vielmehr von
einer direkt auf die Sehnervenfasern, sei es in den nv. opt. oder
im Chiasma, oder im tractus opt. ausgeübten Compression, so **fehlt**
ophthalmoscopisch in den meisten Fällen das Bild der
Stauungspapille: es handelt sich um diese nur in Ausnahme-
fällen; die Regel ist eine primäre Atrophie der Sehnervenpapillen.
Diese Sehstörung zusammengenommen mit der eigenthümlichen
Apathie, dem kindischen, desorientirten Wesen der Kranken und
ihrer auffallend verlangsamten Sprache scheinen die hauptsächlichsten positiven Zeichen von Neubildungen in der Hypophysengegend zu sein: dazu kommen dann heftige Kopfschmerzen, der
Mangel ausgesprochener anderweitiger Sensibilitäts- und charakteristischer Motilitätsstörungen, um das Bild abzurunden und dem
gleichzumachen, wie es im Wesentlichen schon von Rayer, Petrina, weniger deutlich von Ladame, der mir die psychischen
Symptome weniger berücksichtigt zu haben scheint, ausgeführt
worden ist.

Zum Schluss seien mir noch zwei Bemerkungen gestattet:
Rosenthal[29]) erwähnt in seiner Besprechung der Tumoren der
Pituitargegend eines Falles, bei dem neben allmählich bis zur
Blindheit sich ausdehnenden Sehstörungen Schwäche der Beine und

die Symptome und der Harnbefund eines diabetes mellitus sich zeigten; letzteres wird von R. als ein für Hypophysentumoren bedeutungsvolles Zeichen hervorgehoben. Auch in Fall 36 (Grossmann) unserer zu den Tumoren der vorderen Schädelbasis gerechneten Aufzeichnungen bestand Melliturie neben Albuminurie, dabei wird aber freilich auch nicht verschwiegen, dass sich neben dem wallnussgrossen Tumor der sella turcica eine ausgedehnte Zerstörung basaler Hirntheile und eine den Boden des vierten Ventrikels bedeckende Pseudomembran vorfand. — In Rosenthal's Fall war zwar bei macroscopischer Betrachtung des vierten Ventrikels nichts Auffälliges zu bemerken: (eine genauere histologische Untersuchung wurde nicht angestellt) trotzdem glaube ich, dass gerade dieses Symptom, wenigstens noch bis jetzt keine Bedeutung für die Diagnose von Hypophysentumoren beanspruchen darf und, so viel wir bis jetzt wissen, eben nur auf eine direkte Betheiligung der Gegend des Ventrikelbodens in der med. obl. hinweist, deren Läsion nach den klassischen Versuchen Bernard's die bekannten Veränderungen der Harnexcretion resp. des Harnexcretes bedingen.

Noch ein anderes Symptom ist von Ladame in einem von ihm auf der Biermer'schen Klinik beobachteten Fall von Hypophysentumor bemerkt worden: d. i. die abnorm hohe terminale Temperatur, welche von ihm auf eine schliessliche Lähmung des verlängerten Marks bezogen wurde: auch in einem der von mir gesammelten Fälle (4. von Loeb und Arnold) findet sich diese Erscheinung erwähnt: hier hatte aber der Kranke schon Monate lang seinen Hypophysentumor mit sich herumgetragen, ohne je durch ein Krankheitssymptom belästigt worden zu sein. Erst kurz vor dem letalen Ausgange wurde der Mann überhaupt krank; eine pathognomonische Bedeutung, welche übrigens auch Ladame diesem Phänomen nicht beigelegt hat, hat dieses Symptom terminaler abnormer Temperaturerhöhung für Tumoren der Hypophysengegend nicht.

Anhangsweise will ich hier einen von Cunningham[77]) beschriebenen Fall kurz mittheilen. Vf. hatte Gelegenheit; einen sehr grossen, starken Mann zu seciren, welcher neben einer abnorm grossen Leber, Niere, Milz und einer im rechten Scheitellappen sitzenden hühnereiergrossen Cyste auch eine ungemein hypertrophirte glandula pituitaria darbot. Die sella turcica war tief aus-

gehöhlt, die Nachbargebilde comprimirt: für uns aber beansprucht
wohl das Faktum an diesem Orte das hauptsächlichste Interesse,
dass dieser Mann während des Lebens an „diabetes mellitus" gelitten hatte. Nähere Angaben fehlen: über die Beschaffenheit der
med. obl. oder des Bodens der Rautengrube wird nichts, wenigstens
nichts, was auf eine pathologische Veränderung hindeutet, ausgesagt.

X. Tumoren der mittleren Schädelgruben.

Von Geschwülsten der mittleren Schädelgruben (mit Ausnahme derer, die in der sella turcica ihren Sitz haben) habe ich
9 Fälle sammeln können und zwar sind dies die Fälle: 1. 3. 6.
9. 11. 20. 22. 29. 37.*)

7 mal bestand Kopfschmerz, welcher 3 mal genauer lokalisirt
war: einmal in der Stirn und je einmal in der Schläfe und am
Scheitel. In einem Falle wird seine Abwesenheit ausdrücklich
betont.

Von anderen Sensibilitätsstörungen nehmen die im Bereiche der Trigeminusäste eine hervorragende, ja man kann
sagen eine pathognomonische Stellung ein. Sie finden sich 7 mal
in den Fällen 1. 3. 6. 11. 20. 22 und 29. Es handelt sich
entweder um Abschwächung der Empfindlichkeit im Bereich eines
oder sämmtlicher sensiblen Trigeminuszweige, oder um schmerzhafte Zustände in jenen Gebieten und zwar stets auf derjenigen
Seite des Gesichts, auf welcher der Tumor an der Basis seinen
Sitz hat. Dabei leiden dann aber auch gemäss dem Antheil, welchen der erste und dritte Ast des Trigeminus an dem normalen
Verhalten der betreffenden Theile haben, zwei Sinnesorgane, das
Auge und die Zunge (als geschmackempfindendes Organ). Diese
Theile verlieren nicht allein, wie die Haut am Gesichte ihre All-
gemeinempfindlichkeit, sondern es leidet der Geschmack und die

---

*) Diese Nummern sind in der Tabelle mit der Ueberschrift: „Tumoren
der Schädelbasis" fett gedruckt.

regelmässige Blutvertheilung resp. Ernährung einzelner Abschnitte
des Auges, soweit dies in abnormen hyperämischen Zuständen resp.
entzündlichen Erscheinungen (neuroparalytischer Keratitis) zum Ausdruck kommt. Neben wirklichen anästhetischen Zuständen finden
sich natürlich auch blosse Parästhesien, die sich in abnormen
Sensationen von Frost, Kälte, Kriebeln etc. in der betroffenen
Gesichtshälfte kenntlich machen.

Ausser diesen Erscheinungen im Bereiche der Sensibilität treten
nun auch motorische Störungen, ebenfalls in 7 Fällen, in der
Art auf, dass zumeist das Facialisgebiet derselben Seite leidet,
auf welcher an der Basis der Tumor sitzt: es ist dieselbe Seite
des Gesichts, an der auch die Symptome von Seiten des in seiner
Funktion beeinträchtigten Trigeminus sich finden. Die Lähmungen
sind (auch im elektrodiagnostischen Sinne) schwere oder wenigstens
mittelschwere: die Erregbarkeit der gelähmten Nerven und Muskeln
ist vermindert oder aufgehoben, und die Prüfung mit dem gal-
vanischen Strom zeigt Entartungsreaktion (bei direkter galvanischer
Muskelreizung).

Neben diesen Lähmungszuständsn des nv. facialis finden sich
zweimal (11 und 20) auch Zuckungen der Gesichtsmuskulatur erwähnt: zu gleicher Zeit können sich dann noch Lähmungszustände
zweier anderer Nerven zugesellen: des nv. hypoglossus und der
(motorischen) portio minor des Trigeminus derselben Seite, was
sich in charakteristischer Deviation der Zunge und einseitiger
Schwäche der Kaumuskulatur kundgiebt. Lähmungen der Körper-
muskulatur finden sich zunächst 2 mal: in Fall 37 sass ein Carcinom in der rechten mittleren Schädelgrube: es trat allmählich
eine linksseitige Hemiplegie ein. Weniger klar ist der Fall 6, wo
sich bei einem in der rechten Schläfengegend sitzenden Sarkom eine
gleichseitige (rechtsseitige) Hemiplegie vorfand. Interessant sind
dann noch die Andeutungen von Hémiplégie alterne in Fall 1 u. 3:
bei rechtsseitiger Facialislähmung ist hier eine Parese des
linken Arms, und ebenfalls bei schwerer rechtsseitiger Gesichts-
nervenlähmung in Fall 3 eine leichtere Ermüdbarkeit des linken
Beins notirt: es liegt auf der Hand, dass die an der basis cranii
wuchernden Tumoren neben Zerstörung von am Schädelgrunde derselben Seite gelegenen Nerven auch bei einer gewissen Grösse einen
Druck auf die oberhalb gelegene Hirnsubstanz und damit eine Ab-

schwächung in der motorischen Innervation der contralateralen Extremitäten hervorbringen können. — In keinem Falle wird einer Veränderung der Sensibilität der Extremitäten Erwähnung gethan, auch nicht der motorisch betheiligten.

Ebenso wie die Sensibilität und die Motilität des Gesichts findet sich auch das Auge in 7 Fällen (1. 3. 6. 9. 11. 20. 29) in Mitleidenschaft gezogen.

Blindheit (24), Neuroretinitis (11), Neuritis opt. duplex (6), Amblyopie (1), also Störungen des Sehvermögens resp. der Licht empfindenden Apparate sind 4 mal verzeichnet, wobei 2 mal in charakteristischer Weise die Störung als einseitig (1 und 11) und zwar auf der Seite angegeben wird, auf welcher an der Basis der Tumor lag und auf welcher sich auch die Störungen von Seiten des nv. trigeminus und facialis notirt fanden. Die 2 mal erwähnte Protrusion des Augapfels (11 und 29), die Anästhesie des Auges (29) und die neuroparalytische Hornhautentzündung befand sich stets auf der Seite, auf welcher auch die anderen charakteristischen Symptome als auf den Sitz des Tumors hinwiesen. Dem gleichen Gesetz der Einseitigkeit folgen schliesslich auch die Lähmungen der Augenmuskeln, welche, wenn auch nicht durchgehend, so doch vorwiegend Oculomotoriusäste betreffen, in's Besondere die für den m. rectus internus und levator palpebrae superioris.

Dass in einem Falle auch der Geschmack und zwar wiederum einseitig auf einer Zungenhälfte gelitten (11), habe ich oben schon hervorgehoben: es handelt sich hierbei um die im ramus lingualis zu den vorderen seitlichen Zungenpartien laufenden Fäden oder um Chordafasern, welche nach Allem, was wir heute wissen, mit höchster Wahrscheinlichkeit im Trigeminusstamm ihr centrales Ende finden.

Ausserdem war in 4 Fällen das Gehör betheiligt (9. 11. 20. 29): Sausen, Hörverminderung, Taubheit, Ohrenfluss werden angegeben und zwar wiederum einseitig und zwar an der Seite, an welcher sich auch die anderen, nun schon öfter erwähnten Hirnnerven in ihrer Funktion beeinträchtigt zeigten. Ohne Schädigung blieb das Geruchsvermögen.

Die Psyche endlich war nur 4 mal betheiligt: Im Falle 6 wird Unbesinnlichkeit, Gedankenschwäche und Verworrenheit in Fall 29 und 37 angegeben: Sprachstörungen, sich äussernd in nä-

selnder, schwerer Sprache und in Wortverwechslung finden sich
2 mal notirt: nur im letzten Falle (29) lag der Tumor links: die
Möglichkeit eines Druckes auf die im Stirnhirn gelegenen, für die
Wortbildung so wichtigen Theile, ist mehr als wahrscheinlich.
Andere Symptome, wie Erbrechen und Schlingbeschwerden, treten
entschieden mehr in den Hintergrund: ersteres findet sich nur
3 mal, Schlingbeschwerden sogar nur einmal angegeben.

Wirft man einen Blick auf die Basis eines Schädels, so wird
man keine Schwierigkeit darin finden, bei Tumoren der mittleren
Gruben den nv. opticus, die Augenmuskelnerven und vor Allem
die Aeste des nv. trigeminus beschädigt zu sehen; wohl aber mag
es Bedenken erregen, dass unter 9 Fällen der nv. facialis 5 mal,
der nv. acusticus 4 mal betheiligt war. Da beide letztgenannten
Nerven durch den porus acusticus internus in das Felsenbein eintreten und die Hinterseite des letzteren offenbar der Region der
hinteren Schädelgruben zugetheilt werden muss, so könnte die so
häufige Affection von Nerven, welche durch eine feste Knochen-
wand von dem eigentlichen Tumor getrennt und dadurch gleichsam
vor ihm geschützt sind, wunderbar erscheinen, — Einmal aber darf
man nie vergessen, dass man es bei Neubildungen kaum je mit eng
umgrenzten Läsionen zu thun hat und daher ein Hinübergreifen
der Geschwulst an der Spitze des Felsenbeins und den proc. clinoidei
poster. vorbei auf die zunächst liegenden Nerven leicht stattfinden
kann. (Die einmal vermerkte Betheiligung des nv. abducens bedarf
dieser Erklärung nicht, da ja durch die fissura orb. superior dieser
Nerv mit den übrigen in die Orbita eintreten muss.) Andererseits
ist aber 2 mal (in Fall 11 u. 20) und zwar in Fällen, wo neben
dem nv. facialis auch der nv. acusticus derselben Seite afficirt war,
ausdrücklich die pars petrosa des Schläfenbeins als Ausgangspunkt
der Neubildung angegeben, und bei der zerstörenden, auch das
Knochengefüge durchbrechenden Kraft langsam wachsender Tumoren
verliert die Annahme eines etwa auf die Nerven direkt ausgeübten
Druckes entschieden von ihrer Unwahrscheinlichkeit. — Uebrigens ist
in Fall 9 nur von einem Ausfluss aus dem rechten Ohre die Rede,
ohne dass eine Schädigung der Gehörfunktion selbst angegeben
wird. Charakteristisch für die Symptomatologie der Tumoren der
mittleren Schädelgrube bleibt demnach vor Allem die einseitige
Affektion aller oder einiger Trigeminusäste. Die an einer Ge-

sichtshälfte zu findende An- oder Parästhesie fehlt an den Extremitäten sowohl derselben, wie der gegenüberliegenden Seite. Die Extremitäten selbst sind nur selten, dann nur motorisch und auf der Seite ergriffen, auf welcher die Trigeminusaffektion sich nicht findet. Epileptische Zustände kommen nur selten oder gar nicht vor. Der nv. facialis leidet öfter und dann stets auf derselben Seite wie der Trigeminus: die elektrische Untersuchung zeigt die Reaktion der gelähmten Theile vermindert und weist Entartungsreaktion nach. Einseitig und mit den leidenden Trigeminusästen auf derselben Seite erkranken die Augenmuskelnerven, speciell Oculomotoriusäste: einseitig und mit den Hauptläsionen gleichseitig finden sich event. Gehörsstörungen und Störungen des Sehvermögens, welche, wenn sie auch später doppelseitig werden, doch das Auge meistens zuerst befallen, welches der in ihrer Sensibilität leidenden Gesichtshälfte angehört. Finden sich Entzündungen am Auge, besteht eine Schwäche der Kiefermuskulatur, so nehmen sie stets die Seite ein, an der die Symptome der Anästhesie beobachtet werden. Die negativen Symptome oder besser ausgedrückt alle die Erscheinungen, welche sich bei rein basalen Tumoren der mittleren Gruben nicht finden und durch ihr Fehlen zur besseren Charakteristik wesentlich beitragen, sind bei der Besprechung der Neubildungen in der Brücke und im verlängerten Mark erwähnt und hervorgehoben worden.

XI. Tumoren der hinteren Schädelgruben.

Unter der Ueberschrift: „Tumoren der hinteren Schädelgruben" habe ich 20 Beobachtungen zusammengestellt*) (die Fälle 7, 8, 12, 13, 14, 15, 17, 19, 21, 23, 25, 27, 28, 30, 31, 33, 34, 35, 38, 39), wozu noch 5 Mittheilungen kommen, 3 von Petrina, je eine von Blessig und Virchow, die ich als a, b, c, d, e besonders notirt habe, da die Geschwülste von einem der Hirn-

---

*) Diese Nummern sind in der Tabelle mit der Ueberschrift: „Tumoren der Schädelbasis" cursiv gedruckt.

nerven ihren Ausgangspunkt genommen hatten. Von diesen 20
(resp. 25) Fällen werde ich 3 (21, 33, 35) als eine Sonderstellung
einnehmend später kurz zusammen besprechen. Die übrigen 17
(oder 22) bieten, um von vorn herein das wesentliche Ergebniss
der Untersuchung klar zu stellen, durchaus die Symptome dar,
wie wir sie für die Tumoren speciell der Kleinhirnhemisphären
charakteristisch kennen gelernt haben. Es ergiebt sich dies sowohl
aus den Notizen über die Störungen der Sensibilität und Motilität,
wie auch aus den Aufzeichnungen über die Läsionen der Sinnesorgane. —

Kopfschmerz findet sich bei 75 pCt. der Fälle erwähnt:
vorwiegend (6 Mal) wird als sein Sitz das Hinterhaupt angegeben,
3 Mal die Stirn, einmal nur die Scheitelgegend. Daneben werden
Schwindelerscheinungen in 11 Fällen notirt. Auffallend oft
traten hierzu Störungen im Bereich des nv. trigeminus: Anästhesien, Parästhesien im Gesicht, und zwar in charakteristischer Weise
stets an der Seite, von welcher aus die Neubildung an der Basis
ihren Ausgang genommen. Es ist nicht zweifelhaft, ja es wird von
den Autoren zu wiederholten Malen direct hervorgehoben, dass der
Trigeminus entweder durch die Geschwulst comprimirt oder gar
der Ausgangspunkt des Tumors gewesen war. Bei den Neubildungen der mittleren Schädelgruben sahen wir neben den besonders
für diese Gegend charakteristischen Störungen im Trigeminusgebiet
auch solche basalen Nerven ergriffen, welche eigentlich in der hinteren Schädelgrube gelegen waren (besonders den nv. facialis und
acusticus), und bemerkten, dass vielfach die Ausbreitung des
ursprünglich in der mittleren Grube gelegenen basalen Tumors nach
hinten hin erfolgt war; dasselbe lässt sich umgekehrt von den
Neubildungen der hinteren Schädelgrube sagen, wobei nicht zu vergessen, dass der auf dem clivus Blumenb. aufliegende pons und der
aus ihm austretende trigeminus ja mit Recht als der hinteren Schädelgrube angehörig angesprochen und erst das Gangl. Gasseri als
ein in der mittleren Schädelgrube gelegenes Gebilde angesehen werden
muss. — Die an den Extremitäten beobachteten Sensibilitätsstörungen (Schmerz, Parästhesien, Herabsetzungen der Empfindlichkeit)
erklären sich, wie bei den Neubildungen an den Kleinhirnhemisphären, aus der Compression, welcher die Seitentheile der Brücke
oder des verlängerten Marks ausgesetzt gewesen waren.

Hinsichtlich der Motilität begegnet man einer pathologischen
Erscheinung auffallend oft, es ist dies der unsichere, schwankende,
ataktische, taumelige Gang, wie wir ihn bei Kleinhirngeschwülsten als eine charakteristische Bewegungsstörung kennen gelernt haben.
Jedesmal fast war das Kleinhirn betheiligt; der Tumor war in dasselbe hineingewachsen, hatte es zusammengedrückt, verschoben,
theilweise ersetzt. Was vom Kleinhirn gilt, gilt in derselben Weise
von der Brücke und dem verlängerten Mark, und wie bei den Kleinhirngeschwülsten stehe ich nicht an, auch bei denen in der hinteren Schädelgrube die halbseitigen Paresen oder Paralysen der
Extremitäten, die Lähmungen einzelner motorischer Hirnnerven,
wie des Facialis und des motorischen Trigeminusastes (stets der
Tumorseite entsprechend), von der Compression dieser Nerven selbst
resp. der Seitentheile der Brücke und des verlängerten Marks abhängig zu machen. Paraplegischen Erscheinungen begegnen wir
einmal in Fall 13: hier comprimirte vom foramen magnum her
ein Sarcom die med. obl., sowie die Brücke, und im Rückenmark fand sich eine symmetrische graue Degeneration
im mittleren Theile beider Seitenstränge. Schwäche der
Arme und Beine wurde in Fall 25 notirt: hier sass ein kleiner
Tumor an der Basis unmittelbar unterhalb der Brücke. Ein ganz
besonderes Interesse beansprucht der von Bälz beobachtete Fall
(38): das um das Hinterhauptsloch wuchernde Enchondrom hatte
das Kleinhirn und das verlängerte Mark, sowie zahlreiche basale
Nerven comprimirt und während des Lebens fast vollständig das
Symptomenbild der progressiven Duchenne'schen Bulbärparalyse
vorgetäuscht. Neben diesen eben genannten Erscheinungen begegnet
man dann noch einige Male Symptomen, wie sie deutlich auf eine
Compression resp. Zerstörung der mittleren Kleinhirnschenkel und
der benachbarten Kleinhirnseitentheile hinweisen: z. B. in Fall 8:
dem unsicheren, nach links hin abweichenden Gang, der Linksdrehung des Kopfes und Gesichts, der Neigung nach rückwärts zu
laufen, oder in Fall a, der Abweichung beim Gehen nach rechts
hin, in Fall c, der Rechtslagerung des Kopfes. Besonders interessant ist nach dieser Richtung hin der Arnold'sche Fall (14):
Zwischen dem rechten Felsenbein und der eminentia cruciata
hatte sich ein Psammom entwickelt: Brücke, verlängertes Mark
und Kleinhirn waren comprimirt. Kopf und Rumpf waren nach

rechts gedreht: beim Gehen bestand eine Abweichung nach rechts hin, stets war das Bestreben vorhanden, sich mit der rechten Schulter an eine Mauer anzustemmen: Dabei fand sich eine ganz merkwürdige Stellung der Augenaxen: das rechte Auge schielte nach aussen und **oben**, das linke nach **innen** und **unten**. Es bestand demnach eine Höhendifferenz in der Augenstellung, erinnernd an die Ergebnisse der Magendie'schen Versuche und darauf hinweisend, dass, trotzdem der ausdrückliche Vermerk des Autors hierüber fehlt, höchst wahrscheinlich der rechte Kleinhirnschenkel ganz besonders durch die Neubildung lädirt war. (Vgl. den Fall von Nonat[70]), wie er bei der Besprechung der Kleinhirnschenkelläsionen hervorgehoben worden ist.

Schliesslich fehlen auch nicht Krampfzustände, welche, soweit sie sich in allgemeinen, epileptiformen Convulsionen äussern, nichts besonders charakteristisches haben: daneben sind einigemale Zuckungen in einzelnen Nervengebieten, speciell im Bereich des nv. facialis und hypoglossus verzeichnet, wie sie z. B. auch in dem oben schon hervorgehobenen Fall von Bälz (38) partiell an den Lippen und an der Zunge statthatten und dem sonst der Duchenne'schen Bulbärparalyse so ähnlichen Krankheitsbilde die ganz besondere und vom bekannten abweichende Färbung verliehen.

In mehr als der Hälfte aller Fälle findet man unter der Bezeichnung der neuritis duplex, Amaurose, Amblyopie, atrophia nervi opt. utriusque Sehstörungen verzeichnet, begleitet meist von Lähmungszuständen der Augenmuskeln, speciell der recti externi und einzelner dem Oculomotoriusgebiet angehöriger Aeste (hier besonders der interni und der Lidheber). — Diese Lähmungen bestehen entweder einseitig an dem dem Tumor entsprechenden Auge, oder doppelseitig, einigemale wird auch bloss von Doppeltsehen ohne genauere Angabe, oder von Beschränkung in der Bewegung der Augen, seltener von Nystagmus und Exophthalmus berichtet.

Charakteristisch für Neubildungen in der hinteren Schädelgrube ist dabei nur das Faktum, dass diese Störungen des Sehvermögens und diese Beeinträchtigung der Augenbewegungen kaum in einem Falle vermisst werden: an sich aber zeichnen sich diese pathologischen Erscheinungen in nichts von denen aus, wie sie etwa bei Läsionen der med. obl., beson-

ders aber bei Neubildungen in den Kleinhirnhemisphären constatirt
werden.

Das Gleiche gilt von den Störungen des Hörvermögens:
sie finden sich zwar seltener, als die der Augen, doch aber immer noch
relativ häufig, in mehr als dem dritten Theile aller Fälle und zwar
meist einseitig und dem Sitz und der ursprünglichen Entwicke-
lungsstätte der Neubildung entsprechend. Bezeichnend für die Geschwülste in den hinteren Schädelgruben scheint es meiner Meinung nach auch zu sein, dass sich, zwar viel seltener als Auge
und Ohr, auch der Geschmack und auch dieser meist einseitig
(Druck auf den Glossopharyngeus und Compression des Trigeminus),
ja sogar in zwei Fällen einseitig auch der Geruch beeinträchtigt
zeigt. Er erklärt sich diese Mannigfaltigkeit aus der direkten
Läsion des trigeminus, acusticus und glossopharyngeus und der
Flächen-Ausbreitung der Geschwülste, die zwar von hinten her
ihren Ausgangspunkt nehmen, sich aber weithin nach vorn über die
natürlichen Grenzen der hinteren Schädelgruben hinaus ausbreiten
können.

Es erübrigt schliesslich noch, zu erwähnen, dass auch bei der
in Rede stehenden Kategorie von Geschwülsten Störungen der
Psyche in nicht wenigen Fällen verzeichnet sind. Auch abgesehen
von den den terminalen Stadien der Krankheit zuzurechnenden Zuständen von Coma und Sopor finden sich meist eine Verminderung der geistigen Fähigkeiten, seltener Aufregungszustände, einmal
Hallucinationen verzeichnet: abnorme Schläfrigkeit wird zweimal,
häufiger eine lallende, undeutliche Sprache hervorgehoben, Erscheinungen, welche wohl mit Recht ebenso wie die 5 mal erwähnten Schlingbeschwerden auf den Druck zurückgeführt werden, dem pons und
verlängertes Mark durch das raumbeschränkende Wachsthum der Tumoren in der hinteren Schädelgrube ausgesetzt waren. Dasselbe gilt
von dem 7 mal beobachteten Erbrechen: das zweimal betonte Vorhandensein abnormen Speichelflusses scheint auf eine Reizung
von in der med. obl. gelegenen Centren zurückgeführt werden zu
müssen, wenn man ihn nicht als Folge der behinderten Schling-
bewegungen anzusehen geneigt ist.

Als Endresultat ergiebt sich demnach, dass es zu den grössten
Schwierigkeiten gehört, Tumoren der hinteren Schädelgruben von
solchen zu unterscheiden, welche sich innerhalb der nervösen Nach-

bargebilde, der Brücke und dem verlängerten Mark entwickelt, vor Allem aber von denen zu sondern, welche ihren Ausgangspunkt von dem unteren Abschnitt einer Kleinhirnhemisphäre genommen haben. Hier wird oft nur eine minutiöse Berücksichtigung der Anamnese auf die richtige Spur leiten: vor Allem scheint der Umstand berücksichtigt werden zu müssen, ob zuerst nur eine Lähmung eines in der hinteren Schädelgrube gelegenen Nerven vorhanden war, dem sich successive Lähmungen anderer benachbarter Nerven und später erst Erscheinungen angeschlossen haben, welche eine Mitbetheiligung nervöser Centralgebilde wahrscheinlich machen.

Der Bälz'sche Fall der Duchenne'schen Pseudobulbärparalyse, der von krampfhaften Erscheinungen im Gebiet des Hypoglossus und des facialis begleitet war, weist auch darauf hin, wie etwa für spätere Beobachter die sorgfältige Trennung paralytischer und krampfhafter Symptome für die Diagnose nutzbar gemacht werden kann.

Eingangs dieser Besprechung erwähnten wir der drei Fälle 21, 33 und 35, denen man eine Sonderstellung kaum versagen wird, wenn wir kurz die hauptsächlichsten Erscheinungen referirt haben werden.

Im Fall von Lawrence (21) war ein fluktuirender Tumor an der Basis vom Chiasma bis zur med. obl. und in den 4. Ventrikel hineingewuchert. Die Krankheit begann bei dem 21jährigen Manne mit Kopfschmerz, Erbrechen, Augenmuskellähmungen und Stupor. — Nach 8wöchentlicher Dauer trat Heilung ein. Jetzt folgte eine zweijährige, freie Pause; sodann eine neue Erkrankung von zweijähriger Dauer mit Amblyopie, Erbrechen, Schwäche der Beine und Hemiparese der linken Seite, speciell der linken Oberextremität. — Im Fall 33 (Hoffmann) bestand ein sich über die ganze linke Hälfte der Schädelbasis erstreckender Tumor, der am meisten zur Seite der linken Ponshälfte und des linken crus cerebri gewuchert war. Die Seitenventrikel waren ausgedehnt. Neben epileptischen Anfällen zeigte die demente 67jährige Frau ein Tieferstehen des linken Mundwinkels, Taubheit, linksseitige Ptosis, schwankenden Gang, unverständliche Sprache und Erbrechen. Im Fall 35 endlich hatte ein Carcinom weithin die Schädelbasis zerstört: die Sehnerven, die Augenmuskelnerven und die beiden ersten Trigeminusäste waren mit zu Grunde gegangen. Der idiotische 62jäh-

rige Mann ging schwankend, war beiderseits (zuerst links) amau-
rotisch: beide Bulbi waren unbeweglich, das linke obere Lid ptotisch
gesenkt: zuletzt wurde eine Anästhesie des Gesichts bemerkt: die
linke Gesichtshälfte und Conjunktiva war ödematös geschwollen.
In allen drei Fällen könnten die beobachteten Symptome wohl für
das Vorhandensein eines Tumors, ja wie z. B. im letzten Fall sogar
für dessen Sitz an der Basis sprechen, doch erscheint es unmöglich,
eine genauere Lokalisation aus den mitgetheilten Thatsachen erschliessen zu wollen.

XII. Multiple Hirntumoren (71 Fälle).

No.	Autor.	Alter.	Geschlecht.	Pathol. anat. Befund.	Störungen der				Ver-schiedenes.
					Sensibilität.	Motilität.	Sinnesorgane.	Sprache. Intelligenz.	
1	Hémey, Gaz. des Hôp. 1866. No. 72.	28	w.	Hypophysis 3 mal grösser als normal. Nuss-grosser, derber Tumor unten am rechten Kleinhirnlappen, nach innen und nach dem bulbus zu. Rechter crus cerebelli, Olive und Pyramide rechts compri-mirt, ebenso der rechte facialis und acusticus. Atrophia des corp. quadr. rechts, das chiasma opt. atrophisch, der linke opti-cus atrophisch, ebenso der linke bulbus (von einer Geschwulst einge nommen.	Rechtsseitige Stirnkopfschmer-zen. Tastempfin-dung im rechten Arm und Finger-spitzen vermin-dort. Gesicht r. hyperästhetisch.	Vorübergehende Lähmung d. Beine. Permanente Con-tractur d.Nacken-muskeln Taumeln, Stürzen nach hinten und links.	Linksseitige Cataracta. Rechtes Auge blind. Gehör rechts fehlend. links vermin-dert. Geschmack nicht gestört.		Erbrechen.
2	Voigtel, Berlin. klin. Wochenschrift 1866. No. 21.	26	m.	Mehrere 100 Cysticerken im Hirn: zahlreich im rechten, weniger im linken thal. opt.; zahlreich auch in der Rinde. vereinzelt in der weissen Substanz.		Epilepsie während des letzten Lebens-jahres.			Subcutanes Zellgewebe frei. Kolikschmerzen, Magendrücken, Entleerung von Bandwurm-gliedern.

No.	Autor.	Alter.	Geschlecht.	Pathol. anat. Befund.	Störungen der Sensibilität.	Störungen der Motilität.	Störungen der Sinnesorgane.	Störungen der Intelligenz. Sprache.	Verschiedenes.
3	Ebstein, Arch. d. Heilk. IX. 439. 1868.	2½	w.	Apfelgrosses Sarkom im linken thal. opt., ein kleineres in der linken Kleinhirnhemisphäre.		Rechtsseitige Parese.	Lähmung des linken nr. oculom. Exophthalmos. Heralsetzung des Schvermögens.		Eiweiss im Urin.
4	Broadbent, Clin. Soc. Trans. 1872. May 24.	65	m.	Grosser Tumor den ganzen rechten Occipitallappen einnehmend; ein kleinerer im oberen Theil der zweiten aufsteigenden Scheitelwindung (r).	Plötzliches Gefühl von Kälte u. Taubheit im linken Arm. Kopfschmerz.	Zuckungen des linken Arms, heftige Convulsionen links. Linksseitige Hemiplegie.	Deviation der Augen nach rechts.	Unbesinnlichkeit.	
5	Tiling, Petersb. med. Zeitschrift. N.F. III. 1872.	28	m.	Bohnengrosser gelber Tumor in der Rinde des rechten Occipitallappens. Im oberen Lappen des Kleinhirns, rechts und links, ein wallnussgrosser, harter Knoten an der Peripherie, nahe dem Wurm. Im linken hinteren Lappen des Kleinhirns in der Mitte ein dritter Tumor.	Kopfschmerz. Schwindel.		Stauungspapille.	Sprache mühsam.	Abmagerung. Tod nach fünf Monaten.
6	Rühle, Greifsw. Beitr.	41	m	Rechts neben der sella turc. eine	Hinterhaupts-, Nackenschmerzen.	Lähmung d. linken Gesichts- und	Doppelsehen. Trübung der	Sprache etwas hastig.	Incontin. urinae.

Nr.	Autor		Sektionsbefund					
	Bd. II. 1864.		ganzen trigeminus ein-bettende flache Neubil-dung. Zwei gelbe, kir-schengrosse Tumoren im rechten Pons.	ebenso im rechten Trigeminusgebiet. Anästhesie der rechten Gesichts- und Mundhälfte. Kauen rechts er-schwert.	Körperhälfte (zeit-weilig dort Zucken u. Formikationen.)	rechten cornea. Erblindung des rechten Auges, Verlust d. Sensibilität des r. Auges. Geschmack rechts aufge-hoben. Gehör rechts intakt.		deeubitus.
7	Balfour, Lancet. Nov. Dec. 1873.	71 w.	Knöcherner Tumor der Scheitelwindungen. Sonst noch zahlreiche Osteofibrome an den Schläfen, Scheitel, und Hinterhaupts-windungen.	Linksseitige Tri-geminusneuralgie. (II. u. III. Ast.)	Hemiplegia dextr. Häufige apoplekti-forme Anfälle.		Seit Jahren Geistesstö-rung.	Erschwertes Schlingen.
8	Burresi, Lo Sperim. Aprile 1872.	34 m.	Auf der linken hin-teren Convexität zwei kastaniengr. Tumoren, acht theils kleinere, theils grössere in der Hirnsub-stanz, einer im IV. Ven-trikel (kein Diabetes mellitus.)	Kopfschmerz, erst Hyper-, dann Anästhesie der Beine.	Schwäche d. Beine. Epileptische Convulsionen.	Amblyopie.	Abnahme der Intelligenz.	Kopfhaut-wunde gehabt. Harninconti-nenz.
9	Duchek, Jahrb. Wiener Aerzte. 1865. I. 99.	6 m.	Erbsengrosse Tuberkel in der Peripherie der vorderen Grosshirn-lappen. Am vorderen Rand des linken Linsenkerns haselnussgrosser Tuberkel. Bohnengrosser Knoten an der oberen Wand des IV. Ventrikels.	Sensibilität rechts eher gesteigert.	Zuckungen am rechten Mund-winkel. Zeitweise Convulsionen der ganzen rechten Körperhälfte. He-miparesis dextra.	Linkes Auge eingesunken. Sinnesorgane sonst intakt.	Sprachverlust	Dauer 6 Mon.

No.	Autor.	Alter.	Geschlecht.	Pathol. anat. Befund.	Störungen der Sensibilität.	Störungen der Motilität.	Störungen der Sinnesorgane.	Intelligenz. Sprache.	Verschiedenes.
10	Harbinson, Br. med Journ. June 30. 1877.	50	w.	Zwei hanfkorn- bis erbsengrosse Tuberkel im rechten Stirnlappen, einer im linken Hinterlappen, einer im linken gyrus hippocampi.			Keine schweren Symptome während des Lebens.	Melancholie.	
11	Petrina. l. c.	17	w.	Haselnussgrosser Tuberkel im linken thal. opticus. Zwei stecknadelkopfgr. Tuberkel in der r. Brückenhälfte.	Kopfschmerz nicht besonders hervortretend.	Schwäche d. linken Extremitäten. Parese des linken Arms. Gang unsicher, Neigung nach rechts.	Sehschwäche des linken Auges. Pupillen eng und gleich. Ptosis links. Nystagmus. Neuroretinitis (?)	Traurigkeit Launenhaftigkeit.	Subnormale Temperatur, Cyanose der Vorderarme u. Unterschenkel. Eiweissharn. (Amyloidniere). Herabsetzung der elektr. Erregbarkeit.
12	Marot. Gaz. hebd. No. 21. 1876.	40	w.	Kleiner Tumor auf der Convexität der rechten Hemisphäre. Grösserer Tumor von der rechten Seite d. pro tuber. occip. intern. her in den IV. Ventrikel hineinragend und ihn nach links hin verschiebend.	Kopfschmerz und bleibende Anästhesie der linken Körperhälfte.	Rechtsseitige totale Lähmung u. unvollkommene Facialislähmung.	Diplopie. Vorübergehender Verlust d. Gehörs rechts.	Geschwächte Intelligenz.	

No.	Quelle	Geschl.	Alter	Befund					
13	Chouppe, Arch. de Phys. norm. et path. Mars 1873.	w.		Kleine Höhle im linken thal. opt., 1½ cm. langes Lipom zwischen rechtem bulb. olf. u. fissura interlobularis. Zwei Lipome von dem Balkenwulst ausgehend.	Hinterhaupts-schmerzen. Ziehende Schmerzen in beiden Beinen.	Rechtsseitige Hemiplegie (seit 20 Jahren). Oefter Anfälle von Bewusstseinsverlust.			Blasen-lähmung.
14	Saemisch, Monatsbl. für Augenheilk. III.Febr.1865.	m.	23	Taubeneigrosses Sarkom vord. chiasma, zwischen dem nv. opt. — Ein zweiter grösserer Tumor unter dem pons. Keine Verbindung zwischen beiden Tumoren.				Amaurose ohne Augenspiegelbefund, dann Wiederkehr des Sehvermögens, beide äussere Hälften des Gesichtsfeldes fehlten. Tod durch akute Meningitis.	
15	Rösch, Schmidt's Jahrb. 1867. Bd. 134. S. 43.	w.	18	Im 3. u 4. Ventrikel zwölf bis hühnereigrosse Wurmblasen. Echinococcen.	Kopfwch. Schwindel. Schmerzen in der Stirn.	Ohnmachtsanfälle Unwillkürliche Bewegungen, nach Art drehkranker Schafe.	Empfindlich-keit der Sehorgane.	Gedächtniss-abnahme.	
16	Jackson, Brit. med. and surg. Journ. Sept. 1867.	m.	30	Zwei nussgrosse Tumoren, einer im rechten thal. opt., einer in der linken Hemisphäre d.Kleinhirns.	Schmerzen in Hinterkopf und Stirn. KeineSensibilitätsstörungen.	Convulsionen ohne Lähmungserscheinungen.	Amaurose.	Tuberkel in den Nebennieren.	Erbrechen.
17	Gonzales, Gaz. med. Ital. Lomb. No. 3. 1875.	m.		Cysticerkusblasen an der Hirnoberfläche, in der linken fossa Sylvii, in beiden Ventrikeln, an der Vorderfläche der med. obl.			Progressive Paralyse.		

No.	Autor.	Alter.	Geschlecht.	Pathol. anat. Befund.	Störungen der			Sprache. Intelligenz.	Verschiedenes.
					Sensibilität.	Motilität.	Sinnesorgane.		
18	Ebstein, Arch. d. Heilk. IX. pag. 439. 1868.	2½	w.	der linke thal. opt. in einen grossen Tumor aufgegangen. Umgebung erweicht. In der Mitte des linken lob. cerebelli ant. sup. ein kirschgrosser Knoten (Sarkom). Basale Meningitis.	Schwäche der r. Extremitäten. Zuckungen der rechten Hand und d. rechten Vorderarms. Beweglichkeit und Empfindung rechts nicht vollständig aufgehoben.		Linksseitiger Exophthalmos Beiderseits Nystagmus. Ptosis und Paresis d. rect. intern. sup.' u. infer. links.	Theilnahmlosigkeit. Verdriesslichkeit.	Coma. Pulsbeschleunigung. Nie Erbrechen.
19	Stunde, Petersb. med Zeitschr. VII 1864. p. 126.	32	m.	Zwischen pons und rechtem Felsenbein am untern, vorderer Rande des Kleinhirns ein wallnussgrosses Cystosarkom. Rechte Ponshälfte und vorderer Theil der rechten Kleinhirnhemisphäre atrophisch. Kleinereähnliche Geschwulst hinter der ersten im Kleinhirn.	Kopfschmerz. Anästhesie der rechten Gesichtshälfte.	Rechter nv. facialis paretisch. Schwankender Gang. Epilept. Anfälle. Krampf der rechten Nackenmuskeln. Rechte Extrem. paretisch.	Ohrensausen. Taubheit rechts. Abd., rect. sup. und infer. beiderseits paretisch. Abnahme des Gesichts.	Gedächtnissverlust.	Erbrechen.
20	Tiling, Petersb. med. Zeitschr. 1873. III.	?	?	Bohnengrosser harter Tumor in der Rinde des rechten Occipitallappens; oberflächliche Erweichung der benachbarten Hirntheile und des thal. corp. striat. und fornix. Im oberen Lappen des Kleinhirns rechts und links wallnussgrosse Knoten nahe dem Wurm. Ein dritter Knoten in der Mitte des Hinterlappens d. linken Hemisphäre.	Heftiger Schwindel.		Ungestörte Motilität, Sensibilität und Intelligenz. Zunge in sonderbarer Weise immer nach rechts vorgeschleudert. Sprache undeutlich.		

21	Hallopeau, Gaz. méd. 9. 1874.	18	w.	Haselnussgrosse, käsige, die Kleinhirnrinde erreichende Herde, auch die Brücke und die Hirnstiele haben derartige Herde aufzuweisen. Ein grösserer derartiger Herd mitten im pons.	Hinterhaupts-schmerz. Schwindel. Kopfschmerz stärker links. Die Kranke schreit viel.	Convulsionen des linken Arms und d. linken Gesichts. Zeitweilige Parese der linken Hand. Oft Bewusstseins-verlust.	Strabismus externus (rechts). Ptosis (rechts). Pupillenerweiterung. Nystagmus. Neuritis opt. dupl. Blindheit.	Somnolenz.	Erbrechen. Multiple käsige Herde (Lungen etc.)
22	Laségue, Arch. génér. de méd. 1873. Juni.	21	w.	Drei Tuberkel in der Mitte d. linken Kleinhirnstiels. 6 in der Hemisph. derselben Seite, 2 im mittleren Lappen des Kleinhirns, 3 in der rechten Hemisphäre.	Kopfschmerz im unteren Theil der rechten Stirn, Scheitelgegend. Schwindel.	Schwankender Gang. Neigung sich auf den r. Arm zu stützen. Drehung des Kopfes u. Halses nach rechts. Parese d. rechten Facialis. Deviation der Zunge nach rechts.	Neuritis opt. dupl. (bes. l.). Lähmung des rechten abducens.	Artikulation erschwert. Schlaflosigkeit.	Erbrechen. Incontin. vesicae et alvi.
23	Petrina, Prag. Viertelj. l. c.	49	m.	Solitärer Tuberkel im linken Kleinhirnschenkel, zwei erbsengrosse im Centrum des oberen Theils d. pons.	Stirnkopfschmerz. Schwindel. Im linken Gesicht erhöhte Sensibilität.	Schwäche der unteren Extremitäten. Taumeln. Linker facialis paretisch. Kopf n. links gedreht. Später der rechte Arm schwächer und magerer als der linke.	Linke Auge weicht nach innen ab. Geschmack beiderseits beeinträchtigt. Linker Facialis reagirt schwächer als der rechte. Neigung nach links zu fallen.	Zunge nach l. abweichend. Langsame, lallende Sprache.	Sehr langsamer Puls.

No	Autor.	Alter.	Geschlecht.	Pathol. anat. Befund.	Störungen der				Ver- schiedenes.
					Sensibilität.	Motilität.	Sinnesorgane.	Intelligenz. Sprache.	
24	Broadbent. Cl. Soc. Trans. 1872.	?	w.	Tumor in der linken Kleinhirnhem. Am Boden des IV. Ventr. links die ganze Hälfte einnehmend ein zweiter Tumor.		Anfälle von Schreien, ass hastig, trank fortwährend. Dauernde Bewegung der unteren, namentlich der rechten Extrem. Linke Gesichtshälfte gelähmt; Hand und Arm rechts paretisch, aber in dauernder Bewegung.	Lähmung des linken nv. abd.	Schlaflosigkeit.	Erbrechen.
25	Takács, Pester chir. med. Presse. XIX. 1878. 12. 13. 15. 18. 22.	23	m.	Haselnussgrosses Sarkom der Hypophyse. Druck auf das chiasma und den linken Hirnschenkel. Faustgrosses Sarkom im Wurm des Kleinhirns, in beide Hemisph. hineinragend.	Hinterhauptskopfschmerz. Schwindel. Hyperästhesie im linken Trigeminus. Sonst Sensibilität erhalten.	Klonische Krämpfe mit Bewusstlosigkeit. Schwäche d. Arme. Schwanken beim Gehen (nach rechts). Rechter Facialis paretisch	Atroph. nv. opt. utriusque. Die übrigen Sinne normal.	Psyche normal.	Erbrechen seit Jahren. Hohe terminale Temperatur bei Pneumonie 43,2 C.
26	Luys, Gaz. des hôp. 105. 1867.	40	w.	Nussgrosser Tumor zwischen rechter Kleinhirnhälfte und der med. obl.; beide comprimirend, dann	Rechtsseitiger Hinterhauptsschmerz erst intermittirend, dann	Gang einer Betrunkenen. Allmälige Kräfteabnahme.	Alle Bewegungen möglich, aber sehr langsam. Links		Erbrechen.

27	Annuske, v. Graefe's Arch. Bd. 19. 1873.	25	m.	Von den Hirnhäuten ausgehende Geschwulstinfiltration des rechten Scheitel- und Schläfenlappens. Die Geschwulst greift nach links hin und auf die Schädelbasis über. Verschiedene Knoten in der linken mittleren Schädelgrube, am clivus und der pars petrosa (Sarkom). primirend. Ein kleinerer Ponstumor an d. Austrittsstelle des linken nv. trigeminus.	Kopfschmerz, Nackenschmerz. Reissen im rechten Bein. Schwindel beim Aufrichten. Sensibilität rechts vermindert. continuirlich.	Taumeln beim Gehen. Epileptif. Anfall Rechtsseitige Facialislähmung. Parese des rechten Beins.	Rechts Exophthalmos. Gehörsverminderung rechts. Neuritis opt. dupl. Amaurose. Linkss. Abducensparese. Später auch links. Exophthalmos. leichter strabismus intern.	Sprache langsam zögernd.	Erbrechen. Vielfache Traumen am Kopf. Geschwulstmassen in der rechten orbita.
28	Westphal, Berliner klin. Wochenschrift 1865. No. 43.	48	w.	Reichliche Cysticerkusblasen im und am Hirn und Rückenmark.	Kopfweh (Stirn u. Hinterhaupt). Keine deutlichen Sensibilitätsstörungen.	Langsamer Zickzackgang. Nachschleppen des r. Beins. Epileptische Anfälle. Manchmal Greifbewegungen mit der linken Hand.	Abnahme des Gehörs, Brausen im rechten Ohre. Strabism. converg. (r.). Mässige Prominenz d. rechten Bulbus.	Gedächtnissschwäche. Tod ziemlich plötzlich.	Erbrechen.
29	Westphal, eodem loco.	66	m.	Viele Cysticerkusblasen im Hirn. Pons, med. obl., Rückenmark frei. Im Pector. major Cysticerken.	Keine objektiven Sensibilitätsstörungen.	Zuckungen im linken Arm. Ungeordnete Greifbewegungen der Arme. Unsicherer Gang.	Enge Pupillen.	Verwirrtheit.	

No.	Autor.	Alter.	Geschlecht.	Pathol. anat. Befund.	Störungen der Sensibilität.	Störungen der Motilität.	Störungen der Sinnesorgane.	Störungen der Intelligenz. Sprache.	Verschiedenes.
30	Banze, Jahrbuch für Kinderheilk. N. F. X. 1. 1876.	4½	m.	Nach aussen am linken corp. restif. ein nussgrossar Tuberkel, sich in die linke Brückenhälfte und den linken Brückenarm hineinerstreckend. Nach aussen von diesem Tumor ein zweiter bohnengrosser. Der linke fac. acust. vagus sind in der Geschwulst aufgegangen. 5 Tuberkel im rechten und linken Mittellappen. 2 beiderseits an der unteren Fläche der Schläfenlappen.	Kopfschmerz.	Convulsionen links am Gesicht, rechts an den Extremitäten. Linksseitige Facialislähmung. Parese der rechten Extremitäten.	Linkes Auge nach innen schielend. Gehör links schlechter als rechts. Substanzvorlust der l. cornea.	Tobsuchtsanfälle.	Erbrechen nur einmal.
31	Mazzotti, Rv. clin. d. Bologna. Aprile 1876.	32	w.	Hunderte von Cysticerkusblasen in den Hirnhäuten und im Grosshirn. Cerebellum, med. obl. und Augen frei.	Sehr heftige Kopf- und Nackenschmerzen.	Zuletzt allgemeine Convulsionen.	Abnahme der intellektuellen Fähigkeiten.	Leichte Reizbarkeit.	Tod 1 Jahr nach Beginn des Leidens.
32	Espinosa José, Gaz. hebd. 17. 1876.	28	m.	52 Hydatidencysten in der Schädelhöhle, die Stirnlappen und Insel bedeckend. Sie hingen dem Hirn nicht fest an.	Keine Symptome während des Lebens.				Tod durch Pneumonie.
33	Liouville et Longuet, Arch. d. phys. Mai 1873.	32	w.	Tumor zwischen tubercul. mammillar. dextr., chiasma und rechter Opticuswurzel. Compression des r. oculo-	Schmerzen der rechten Gesichtshälfte. Anästhesie der rechten Gesichts- u. Zungen-	Rechtsseitige Facialislähmung. Paraplegie der Beine, dann der Arme.	Chemosis, myosis paralytica dextra. Ex-Schielen. Exophthalmos r.	Pulsverlangsamung,	Schwellung d. Oberkiefer. Diabetes insipidus. Sekundäre Degene-

Nr.	Quelle	Geschl.	Befund	Schmerzen	Lähmung	Augen- u. Nervensymptome	Allgemeinsymptome	Erbrechen
			lom. (chronische Meningitis). Mehrere kleinere Geschwülste an der Basis, im Hirn verschiedene Erweichungsherde.	hälfte. Blitzartige Schmerzen in den paraplegischen Gliedern.		Rechtsseitige neuroparalytische Augenentzündung. Ohrensausen, Schwerhörigkeit rechts. Lähmung aller Augenmuskeln.		ration der Hinterstränge. Continuirliches Erbrechen.
34	v. Graefe, Archiv für Ophth. XII. 2. 1866.	6 w.	Geschwulst hinter d. Türkensattel, darin opt. und chiasma aufgegangen. Apfelgrosse Geschwulst vor dem r. Streifenhügel.	Kopfschmerz.	Besondere Lähmungserscheinungen fehlten.	Auswärtsschielen des linken Auges, das linke Auge weit nach vorn stehend. Blindheit links. Das rechte Auge sah trotz theilweiser Zerstörung d. rechten nv. opt.		Erbrechen.
35	Roger. Gaz. des hôp. 87, 88. 1865.		Hinter dem chiasma eine gespannte Blase auf der sella turcica. Impression des Knochens, Compression der Sehnerven. Im mittleren(?) Hirnlappen 4 bis 5 Cysten.	Jahrelange Kopf- und Nackenschmerzen. Stirn- und Hinterhauptsschmerz.	Nackensteifigkeit. Krampfanfall.	Blindheit.	Schlafsucht. Pulsverlangsamung.	Erbrechen.

No.	Autor.	Alter.	Geschlecht.	Pathol. anat. Befund.	Störungen der				Ver-schiedenes.
					Sensibilität.	Motilität.	Sinnesorgane.	Sprache. Intelligenz.	
36	Penzoldt, Berliner klin. Wochenschrift 1876. No. 33.	48	m.	Alte encephalitische Herde des linken Stirn- u. Schläfenlappens: linsengrosser Tuberkel in rechten Occipitallappen; erbsengrosser Tuberkel des pons, im Anfang des hinteren Drittels, in der Medianlinie, 2 mm. von der Oberfläche. Meningealtuberknlose, chronische linksseitige Pachymeningitis.		Linksseitige Facialisparalyse, später Lähmung der r. Körperhälfte. Incontinentia urinae. Zuckungen in den Händen. Rückwärtsgehen.	Enge, wenig reagirende Pupillen.	Bewusstseinstrübung. Delirien.	Erbrechen.
37	Bull, Phil. Med. Times. Jan. 1875.	40	m.	Tumor in der Mittellinie unter d. Vorderlappen, auf Sieb- u. Keilbein ruhend. Olf. und opt. platt. Aehnliche (Sarkom) Massen im pons.	Schwindel wenige Tage vor d. Tode.	Motilität und Coordination intakt.	Pupillen weit, reaktionslos. Amaurose. (Gehör, Geruch normal. Augennerven intakt.		Dauer der Krankheit etwa 6 Monate. Leichte Albuminurie.
38	Klob, Wiener Med. Wochenschrift 8. u. 9. 1867.	43	w.	Verschiedene kleinere u. grössere, frische und verkalkte Cysticerken auf der rechten Hemisphäre. Im hinteren Theil der rechten Hemisphäre ein nussgrosser Hohlraum.	Kopfschmerz.	Allgemeine, oft wiederholte Convulsionen. Speciell links.			Tod unter Collaps und Sopor.
39	Klob, ebenda.	54	m.	Apfelgrosse Blase im linken Seiten-	Rheumatoide Schmerzen der	Elektrische Erregbarkeit am linken	Pupillen dilatirt. Mässige	Sprache langsam, aber	

40	Church, Br. Med. Journ. 1868. Febr.	49	m.	ventrikel, am Stiel noch andere Cysticerkusblasen.	Unterextremitäten. Gefühl von Schwere dort. Parese (schliesslich).	Unterschenkel gleich Null. Die oberen Extremitäten werden mühsam und langsam bewegt.	Schwerhörigkeit.	deutlich. Gedächtnissabnahme. Wortkargheit. Somnolenz.	Reichlicher zuckerloser Urin.
41	Buzzard, The Br. Medic. Journ. 1874. June.	10	m.	Grosser Tuberkel in d. linken Kleinhirnhemisphäre, ein kleiner in der med. obl., und zwar in der rechten vorderen Pyramide und Olive.	Scheitel- und Hinterhauptsschmerzen.	Parese aller vier Glieder, besonders der linksseitigen Convulsionen. Zunge nach rechts devirend.	Neuritis opt. dupl. Blindheit.	Zuletzt Coma.	Erbrechen.
42	Pearson Irvine, The Br. Medic. Journ. 1877. Dec.	7	m.	Multiple Tumoren in beiden Hirnhälften, im Kleinhirn und an der Oberfläche (Tuberkel).	Linksseitiger Stirnkopfschmerz.	Rechtsseitige Convulsionen. Rechtsseitige Hemiparese und Anästhesie. Gang intakt.	Verlust des Sehvermögens. Schielen. Ptosis. Neuritis optica.	Intelligenz intakt. Langsame, häsitirende Sprache.	Erbrechen. Ziemlich plötzlicher Tod.
43	Hughlings Jackson, Med. Times and Gaz. 1873 July.	5	m.	Grosser Tumor in der Mittelpartie der linken Grosshirnhemisphäre. Ein kleinerer Tumor im unteren Theil des Kleinhirnmittellappens.	Mässige Kopfschmerzen.	Epileptische Anfälle, oft nur die rechten Extremitäten befallend oder die rechte Gesichtshälfte (dabei Sprachverlust). Rechtsseitige Hemiparese.	Neuritis opt. dupl. Dabei erhaltenes Sehvermögen. Geruch, Gehör erhalten.		

21*

No	Autor.	Alter.	(Geschlecht.)	Pathol. anat. Befund.	Störungen der				Verschiedenes.
					Sensibilität.	Motilität.	Sinnesorgane.	Intelligenz. Sprache.	
44	Hughlings Jackson, Med. Times and Gaz. 1874. Oct.	39	m.	Mandelgrosser Tumor im hinteren Theil der obersten Stirnwindung, Zweiter Tumor an der Oberfläche des linken Kleinhirnlappens u. an der rechten Tonsille.	Kopfschmerz.	Zuckungen der rechten Hand, Parese derselben. Gang normal.	Normal.	Normal.	
45	N. Manning. The Lancet. 1871. Sept.	60	m.	Grosse Härte der Marksubstanz der rechten Hemisphäre. Links ein Carcinom der Windungen (wo?) und ein zweites grösseres im Mittelpunkt der Hemisphäre.		Rechtsseitige Hemiplegie, später auch linksseitige.	Strabismus externus des linken Auges.	(Gedächtnissverlust. Dementia. Artikulationsstörung	
46	Irvine, The Lancet. 1877. Dec.	7	m.	Vielfache Tumoren in der Substanz des Gross- u. Kleinhirns. (Tuberkeln).	Linksseitiger Stirnkopfschmerz.	Epileptische Convulsionen. Vorübergehende rechtsseitige Hemiplegie.	Strabism. int. des r. Auges, Ptosis an demselben Auge. (Gesichtsschwäche. Neuritis opt. dupl.		Erbrechen nach d. Essen. Tuberkulose.
47	Edes, The Amer. Journ. of med. sc. 1871. Jan	83	w.	Multiple Gliome im Scheitel- und Hinterhauptslappen der linken Seite.		Parese d. rechten Gesichtshälfte u. der rechtsseitigen Extremitäten.	Taubheit (alte?).	Erschwertes Sprechen. Intelligenz intakt.	Erschwertes Schlucken.

48	Hanot, Progrés méd. 1874. S. 550.	36	m.	Rechte Ponshälfte durch eine käsige Masse eingenommen, nur das äusserste Viertel frei. Im rechten Kleinhirn-lappen, im arbor vitau eine ähnliche Masse.	Hinterhaupts-schmerzen. Zeit-weilig Schwindel. Herabsetzung der Sensibilität an den linken Extremi-täten u. d rechten Zungenhälfte.	Linksseitige Hemiparese (nur Arm und Bein); rechtsseitige Facialislähmung.	Mässige Ab-nahme des Ge-hörs, besonders rechts.	Gedächtniss-abnahme. Sprache erschwert.	Erbrechen. Tuberkulose.
49	Hutinel, Progrés méd. 1875. S. 198.	4½	w.	Zahlreiche Tuber-kel im Hirn von ver-schiedener Grösse, 3 im Kleinhirn, 2 in der me-dulla spinalis.	Keine Anästhesie links. Heftige Kopfschmerzen.	Lähmung d. linken Beins; fällt oft: Parese des linken Arms. Epilepti-sche Anfälle. Zu-letzt Contrak-turen.		Somnolenz (zuletzt).	
50	Chenet, Progrés méd. 1877. S. 311.	23	w.	Tuberkulöse Meningitis. Zahlreiche Tuberkel im Hirn, z. B. auch im unteren Theil der rechten Ponshälfte, in der Mitte des rechten Sehhügels, im Kleinhirn und im Grosshirn.					Acute Miliar-tuberkulose. Tuberkulöse Pericarditis.
51	Gendron, Progrés méd. 1877. S. 352.	40	w.	Cystischer Tumor an d. linken Hirnbasis; Compression in der lin-ken Ponshälfte. Gliom im rechten Klein-hirnlappen.	Schwindelanfälle. Sensibilität intakt. Andauernde Kopf-schmerzen.	Rechtsseitige Facialisparese (nur der untere Theil). Sonst keine Lähmung. Zuletzt Zittern d. Kopfes und des rechten Arms.	Sinne intakt; nur der Ge-schmack stumpfer.	Gedächtniss intakt.	Erbrechen. Später Schling-beschwerden.

No.	Autor.	Alter.	Geschlecht.	Pathol. anat. Befund.	Störungen der Sensibilität.	Störungen der Motilität.	Störungen der Sinnesorgane.	Störungen der Sprache. Intelligenz.	Verschiedenes.
52	Martin, Progrés méd. 1877. S. 534.	6½	m.	Erbsengrosser Tuberkel vorn an der ersten linken Stirnwindung. Fast die ganze linke Kleinhirnhälfte von einem Tuberkel eingenommen. In der linken Ponshälfte ein haselnussgrosser Tuberkel.	Sensibilität erhalten.	Schwäche der Unterextremitäten. Schwäche im Allgemeinen. Schwankender Gang. Linksseitige Facialislähmung. Keine Convulsionen.	Ptosis sinistra. Strabism. int. sinister. Scheint sehen zu können.	Schlechte geistige Entwicklung.	Zeitweilig Erbrechen.
53	Bahrdt, Jahrbuch für Kinderheilk. N. F. 4. S. 86.	3¾	m.	Ind. rechten Grosshirnhemisphäre in d. grauen Substanz ein käsiger kirschgrosser, Herd (wo?). Im rechten Kleinhirnlappen vorn und oben ein kirschkerngrosser Tuberkel.	Hinterhauptsschmerzen.	Schwankender Gang, Convulsionen der linken Körperhälfte. Automatische Bewegungen des rechten Arms.	Ptosis sinistra Strabismus internus links.		Hodentuberkulose. Erbrechen.
54	Pilz, Jahrbuch für Kinderheilk. N. F. 4. S. 433.	2	m.	Tuberkelconglomerate in den fossae cerebelli, ebenso an der Basis beider Kleinhirnhälften. 3 Tuberkel in der grauen Substanz des linken Stirnlappens, 3 in der Rinde des mittleren Lappens: ein grosser Tuberkel im linken corp. striat. Rechte Hemisphäre frei.	Keine deutlichen Klagen über Kopfschmerz.	Contraktur der rechten Seite. Keine Krämpfe.	Linksseitige Ptosis.	Sensorium frei. Schlafsucht.	Chronische Pneumonie. Ektasie der Speiseröhre. Erbrechen. Kein Eiweiss im Urin.

Nr.	Literatur	Alter	Geschl.	Befund	Symptome	Augen	Sprache / Psyche	Erbrechen
55	Foerster, Jahrbuch für Kinderheilk. 1869.	1½	m.	Tuberkel im pons, im linken proc. cerebelli ad pontem.	Mund steht nach links. Zuckungen bald links, bald rechts.			Nie Erbrechen. Meningitis tuberculosa.
56	Foerster, eodem loco	1½	w.	Tuberkel auf dem linken tentorium cerebelli, den darüber liegenden Hirnlappen drückend. Tuberkel im linken crus cerebri.	Constante Rechtsdrehung d. Kopfes. Zuletzt Krämpfe.	Strabismus divergens.		Selten Erbrechen.
57	Foerster, eodem loco.	2½	m.	Tuberkel in der rechten Kleinhirnhemisphäre nach unten zu, Tuberkel im linken Kleinhirn, nahe der Oberfläche. Ein dritter Tuberkel im Balken oberhalb des chiasma.	Mund nach rechts verzogen: Kopf nach rechts gedreht. Contraktur (Beuge-) im linken Ellenbogen. Sitzen, Gehen unmöglich. Krampfhafte Zuckungen links.	Ptosis d. rechten oberen Lides.	Kann nicht sprechen.	Selten Erbrechen.
58	Foerster, eodem loco.	9	m.	Grosser Tuberkel der linken Kleinhirnhälfte, nach innen und hinten gelegen. Die ganze rechte Kleinhirnhälfte von käsigen Massen eingenommen.	Kopfschmerz links über dem Ohre. Unsichere, zitternde Bewegungen. Rechtsseitige Extremitäten besonders schwach. Contraktur im rechten Ellenbogen.		Sprache erhalten. Andauernd lachender Gesichtsausdruck.	Kein Erbrechen.
59	Hirschberg, Knapp's Arch. VIII. 1.	3	w.	Unter dem linken Vierhügel in den pons hineinragend ein wallnussgrosser Tuberkel. Mehrere haselnussgrosse Tuberkel an der rechten Kleinhirnseite.	Rechtsseitige Facialisparese. Hemiparesis dextr.	Linksseitige Oculomotoriusparese, dann auch rechtsseitig. Neuritis optica duplex.	Geistige Missstimmung.	

No.	Autor.	Alter.	(Geschlecht.)	Pathol. anat. Befund.	Störungen der				Ver-schiedenes.
					Sensibilität.	Motilität.	Sinnesorgane.	Intelligenz. Sprache.	
60	Lüderitz, Thür. ärztl. Corresp.-Blatt. 1879. I.	5½	m.	Multiple Tuberkel in der Hirnrinde, Streifen- und Schhügel, med. obl., pons etc.		Unsicherer Gang Rechtsseitige Facialislähmung. Lähmung d. linken Arms. Krämpfe.	Schielen des rechten Auges Neuroparalytische rechtss. Augenentzündung.	Lallende Sprache. Schlingbeschwerden.	
61	Bramwell, Edinb. med. Journ. Febr. 1879.	5	m.	Tuberkel im rechten gyr. angularis, einer im linken corp. str., verschiedene sonst noch an einzelnen (nicht motorischen) Stellen der Oberfläche.	Kopfschnerz (Stirn). Allgemeine Abnahme d. Schmerzempfindlichkeit.	Allgemeine Convulsionen (vorwiegend links), nachfolgende Hemiplegia sinistra.	Neuritis optica dupl. (gutes Schvermögen). Strabismus int rechts (vorübergehend). Später Atrophie d-r Sehnerven.	Stupidität. Guter Appetit.	Kopfverletzung. Scarlatina. Erbrechen.
62	Henoch, Charité-Annalen 1879. (IV. Jahrg.)	2½	m.	Tuberkel in der rechten Hemisph. Stirn-, Scheitel-, Schläfen-, Hinterhauptslappen; links im Stirn-, Scheitel-, Schläfenlappen; einer in d. linken Kleinhirnhälfte.		Plötzlich auftretende linksseitige Lähmung. Zuckungen in beiden Gesichtshälften.		Apathie. Somnolenz.	Meningitis tuberculosa.
63	Idem. Ibidem.	3	m.	Ein Tuberkel im rechten Kleinhirn, käsiger Herd an d. Convexität		Tremor d. rechten Hand, später auch links Tremor.	Neuroretinitis.		Meningitis tuberculosa.

Nr.	Quelle	Alter	Sectionsbefund	Symptome	Augensymptome	Verlauf	Ausgang
64	Idem. Ibidem.	2 m.	des linken Stirnlappens. Im linken corp. str. 3 Knötchen, beide thal. opt. tuberkulös.	Parese d. rechten Körperhälfte. Rechtsseitige Ellenbogencontraktur. Später Contraktur aller vier Extremitäten.		Somnolenz.	
65	Idem. Ibidem.	9 Mon.	Im Wurm nach beiden Kleinhirnhemisphären hineinragend ein Tuberkel, kleinere Herde in der Rinde beider Grosshirnhinterlappen.	Epileptische Krämpfe. Anhaltendes Zittern der oberen Extremitäten.			
		m.	Je 1 Tuberkel in den Hinterlappen des Grosshirns. Pons, hintere Vierhügel, linker mittlerer Hirnschenkel tuberkulös infiltrirt.	Parese des rechten Facialis.	Lähmung des rechten abd.		
66	Poulin, Progrés méd. 1880. No. 10.	37 m.	Ein Tuberkel in der Rinde des linken Hinterhauptlappens, I in der Rinde der rechten Kleinhirnhemisphäre, ein dritter am Boden des IV. Ventrikels rechts, auf der Höhe der eminentia teres und des rechten Abducenskerns.	Linksseitige Hemiparese. Atrophie der linken Oberschenkelmuskulatur.	Lähmung des m. rectus ext. Beim Blick nach rechts u. aussen bleibt auch das linke Auge zurück: allein ist es nach allen Richtungen frei beweglich.	Schliesslich Fieber und Stupor.	Lungentuberkulose.
67	Carl Peipers, Berl. Dissert. Febr. 1873.	6 m.	Tuberkel an der rechten hinteren Kleinhirnhemisphäre. An der Rinde des linken Grosshirnlappens ein Tuberkel. — Tuberkel im linken corpus striat. Beide Sehhügel in tuberkulöse Massen verwandelt, ebenso das linke corp. quadrigem. anterius.	Lähmung der r Körperhälfte und Contrakturen. Tremor links.	Neuroretinitis duplex.		Tuberkulose.

No.	Autor.	Alter.	Geschlecht.	Pathol. anat. Befund.	Störungen der				Verschiedenes.
					Sensibilität.	Motilität.	Sinnesorgane.	Intelligenz. Sprache.	
68	Cubasch, Zürich 1875. S. 161.	10¾	m.	Nach innen und unten vom rechten corp. str. ein wallnussgr. Tuberkel; ausserdem zwei kleine in der Rinde rechts; vorn im lob. cuneif. der linken Kleinhirnhemisph. ein vierter grösserer Tuberkel. Blutextravasat an der Basis, die abducentes und facialis rechts einhüllend.	Kopfschmerz. Sensibilität der rechten Gesichtshälfte vermindert.	Rechts Facialisparese. Keine Gehstörungen, Lähmungen oder Convulsionen.	Stauungspapillen. Linksseitige Ptosis.		Erbrechen.
69	Virchow, Krankhafte Geschw.S.658.	49	m.	Tuberkel im linken thal. opt., ein zweiter über der Decke des absteigenden Horns (erbsengross), etwas nach aussen noch ein dritter. Vergrösserung der Zirbeldrüse. Abplattung der corp. quadr.	Kopfschmerz.	Rechtsseitige Hemiparese und Abmagerung. Zuckungen der rechten Extrem.			Tuberkulose.
70	Henoch, Charité-Annalen 1880. S. 472.	2	m.	Kirschgrosse Gummata im linken Hinterhaupt- und rechten Stirnlappen: ferner in der inneren Kapsel rechts (hinterer Theil), dann im corp. striat. und endlich links im Kleinhirn am Unterwurm.				Während des Lebens wurde nur ein eigenthümliches psychisches Verhalten, zwischen Altklugheit und Stumpfheit wechselnd bemerkt.	Syphilis.

| 71 | Ewald, Deutsches Arch. f. klin. Medic. Bd. 19. 5—6. S. 602. | 51 | m. | Im vorderen Abschnitt der l. linken Stirnwindung ein bohnengrosser Tuberkel; ein zweiter, erbsengr. im pons unter den Vierhügeln, rechts von der Medianlinie bis in die subst. nigra sich erstreckend. | Linke Stirnhälfte anästhetisch. Weniger hervortretend war die Anästhesie am l. Arm u. auf dem linkenFussrücken. | Hemiparesis sin. Andauernde Pendelbewegungen d. linken Extrem. Schwanken beim Gehen, Neigung nach rechts zu fallen. Kopf nach rechts geneigt. | Nystagmusartige Augenbewegungen. Rechtsseitige Abducenslähmung. Amblyopie.Rechts atrophia papillae. Geruch l. vermindert. | Sprache intakt, früher schwerfällig. | Phthisis. Ziemlich plötzlich eintretender Tod. |

Eine einheitliche Symptomatologie der „multiplen Tumoren"
aufzustellen, wie ich es für die in den verschiedenen Bezirken
des Hirns sitzenden Neubildungen in den voraufgegangenen Auseinandersetzungen versucht habe, erscheint bei einer genaueren
Durchsicht der hierher gehörigen Beobachtungen kaum möglich. —
Schon bei der Besprechung derjenigen Geschwülste, welche in
einem ganz bestimmten Hirntheil ihre Entwicklung genommen
hatten und durch die Reizung resp. Vernichtung dieser Region
ganz bestimmte, stets sich wiederfindende Symptome erzeugten,
fanden wir der Beobachtungen nicht wenige, bei denen von guten
Autoren die Ueberraschung ausgedrückt war, welche sie empfanden,
als bei der Obduction ein Neugebilde in einem Hirntheil aufge-
deckt wurde, obgleich während des Lebens entweder gar keine
Andeutungen eines Hirnleidens bestanden oder nur solche Symptome zu Tage getreten waren, welche auf alles andere eher, als
gerade auf eine circumscripte Geschwulst hatten schliessen lassen.
Man braucht die Tabellen nur flüchtig durchzusehen, um unter den
Neubildungen der Hirnoberfläche, des Hirnmarks, des thal. opt.
der med. obl., des pons, Kleinhirns etc. etc., derartige Beobachtungen zu finden. Ich habe wiederholt schon darauf aufmerksam
gemacht, einen wie hohen Grad von Toleranz das Nervengewebe
für langsam anwachsenden Druck entwickeln kann, so dass ich an
dieser Stelle nicht noch einmal auf schon oft Gesagtes zurückkommen will. Bedenkt man dann andererseits, wie mannigfach
die Lokalitäten in der Hirnsubstanz sind, deren Läsion sich nach
aussen hin, soweit wenigstens bis jetzt unsere Kenntnisse reichen,
entweder überhaupt nicht symptomatisch documentirt, oder nur
durch Erscheinungen, welche eine genauere Localisation durchaus
nicht gestatten. so kann es nicht Wunder nehmen, dass man bei
den „multiplen Tumoren" zunächst folgende zwei grössere Kategorien von Erscheinungen wahrnehmen kann. — Einmal findet man
Beobachtungen (32. 50), in denen eine andere Erkrankung durch
die von ihr abhängigen Symptome die Scene so beherrscht hat,
dass das Vorhandensein selbst zahlreicher Neubildungen im Hirn
unbemerkt blieb: es gilt dies namentlich von der Tuberculose, der
tuberculösen Meningitis, bei Erwachsenen sowohl, wie ganz besonders bei Kindern. Oder es bestanden wirklich während des Lebens
gar keine Erscheinungen, welche die Möglichkeit gerade einer Hirn-

erkrankung auch nur vermuthen liessen und doch waren die Hirntheile Sitz zahlreicher Neubildungen gewesen.

Zweitens aber treten in nicht wenigen Fällen während des
Lebens ganz bestimmte Symptome in den Vordergrund, wie wir sie
als Ausdruck der pathologischen Veränderung ganz bestimmter,
circumscripter Hirnprovinzen kennen gelernt haben. Hier wird die
Diagnose auf die Erkrankung (resp. den Sitz des Tumors) in einem
ganz bestimmten Hirntheil möglich: die Section bestätigt in der
That die während des Lebens aufrecht gehaltene Ansicht, aber —
neben der Neubildung in dem Theil, in welchem sie vermuthet
wurde, findet man noch einen, noch zwei, noch vier und mehr
Tumoren in anderen Hirnprovinzen, an deren Läsion während des
Lebens nicht gedacht wurde.

Bedenkt man nun, dass dies solche Regionen sein konnten,
deren Läsion uns zur Zeit noch unbekannte resp. keine Erscheinungen hervorbringen oder dass der zweite Tumor sich nur langsam und so entwickelte, dass selbst solche Hirntheile ihn ohne
Schaden in sich bergen konnten, deren Läsion sonst ihrerseits zu
selbständigem Auftreten bestimmter Symptome Anlass gegeben
hätten, so erklären sich viele in der Tabelle verzeichneten Beobachtungen, von denen z. B. No. 6. 23. 24. 30. 36. 48. 66. als
Neubildungen der Brücke geführt werden, (vgl. „Tumoren des
pons"), oder die Fälle 14. 19. 4. 33. 52. etc. etc., welche den
Neubildungen der vorderen Schädelgrube, der mittleren Schädelgrube, der Hirnrinde etc. zugerechnet werden können.

In einer dritten Reihe von Fällen liegen Symptome einer
Hirnerkrankung zwar vor: dieselben sind aber wie Kopfschmerz,
Convulsionen, Erbrechen; etc. so allgemeiner Natur, dass sich bestimmtes daraus nicht entnehmen lässt. Ganz besonders sind hier
die bei Kindern gemachten Beobachtungen in den Vordergrund zu
stellen: meist ist es der Tuberkel, der selten allein, gewöhnlich
in oft überraschend grosser Anzahl sich in den verschiedensten
Hirntheilen vorfindet. Diese Unsicherheit und Unbestimmtheit in
der Diagnose trifft die multiplen Tumoren nicht allein: wiederholt, wie man sah, waren wir genöthigt, aus der Reihe der scheinbar wohl localisirbaren Neubildungen einzelne Fälle herauszunehmen
und gesondert zu besprechen, (vgl. Tumoren der Hirnlappen, der
Hirnbasis, der Brücke etc.), da sie sich in keiner Weise in den
Rahmen der bekannten Symptomatologie einfügen liessen. — So ist

es demnach in nicht wenigen Fällen nur möglich, aus den vorliegenden
Symptomen zu erschliessen, dass überhaupt eine Neubildung innerhalb der Schädelkapsel sich befindet; unmöglich aber sehr häufig, zu
sagen, ob diese Neubildung vereinzelt, ob sie mehrfach vorhanden ist.
Mit Sicherheit liesse sich nur dann eine Diagnose auf das
Vorhandensein von mehr als einem Tumor stellen, wenn es sich
um zwei ganz distincte Symptomenreihen handelte, welche sich
durchaus nicht durch eine einzige Hirnläsion erklären liessen.

Hätten wir es z. B. in einem und demselben Fall zu thun
mit einer alternirenden Hemiplegie (z. B. rechtsseitiger Facialis-,
linksseitiger Extremitätenlähmung) und zugleich mit Zuständen von
Hemiparese der rechtsseitigen Extremitäten, welche sich erst allmälig und spät nach voraufgegangenen partiellen, z. B. nur in
den rechten oberen Extremitäten ablaufenden Convulsionen entwickelt hätten, wären ausserdem diese beiden Symptomenreihen
nach einander, durch einen grösseren Zeitraum geschieden, aufgetreten, so könnten dieselben aus einer Erkrankung des linksseitigen motorischen Hirnrindenbezirks oder der rechten Ponshälfte
allein nicht erklärt werden.

Hier wäre die Diagnose einer mindestens an zwei verschiedenen Orten im Hirn localisirten Läsion gerechtfertigt. Das Gesagte
zusammenfassend, kann man schliesslich über die Möglichkeit der
Diagnose multipler Tumoren Folgendes aussprechen:

1) Es ist oft unmöglich, die Anwesenheit multipler Tumoren
   zu diagnosticiren;
2) es ist erlaubt, sie bei allgemein cachektischen Zuständen
   des Organismus (bei Tuberculose, Carcinose oder anderen
   bösartigen Geschwülsten), selbst wenn nur allgemeine Hirn-
   erscheinungen vorhanden sind, zu vermuthen;
3) man kann das Vorhandensein mehrfacher Neubildungen
   selbst bei deutlich hervortretendem, von der Läsion einer
   bestimmten Gegend im Hirn abhängigen Symptomencom-
   plexe kaum je mit Sicherheit ausschliessen;
4) man kann eine Multiplicität mit grosser Wahrscheinlichkeit
   annehmen, wenn die während des Lebens beobachteten Erscheinungen so prägnant und distinct die Läsion verschiedener Hirnregionen wiederspiegeln, dass ohne Schwierigkeit die für jede einzelne Provinz charakteristische
   Symptomatologie erkannt werden kann.

Literatur-Verzeichniss*).

1) Schiff: Lehrbuch der Physiologie des Menschen, Lahr 1858—1859. — 2) Brown-Séquard: Lancet. 1877. No 2—10; Dubl. Journ. of med. sc. 1877. 51. u. 52. 53. — 3) Griesinger: Archiv der Heilkunde. III, 1862. — 4) Nothnagel: Topische Diagnostik der Gehirnkrankheiten. Berlin 1879. — 5) Ladame: Symptomatologie und Diagnostik der Hirngeschwülste. Würzburg 1865. — 6) Immermann: Deutsches Archiv für klinische Medicin. 1. 595. 1866. — 7) Leyden: Virchow's Archiv. Bd. 37. 1866. — 8) Türck: Zeitschrift der Gesellschaft Wiener Aerzte. 1852. 1853. VIII. u. IX. — 9) v. Graefe: Dessen Archiv. Bd. VII. 1860. — 10) Sesemann: Reichert's und du Bois' Archiv. 1869. S. 154. — 11) Schwalbe: Centralbl. für die medic. Wissenschaften. 1869. No. 30. — 12) H. Schmidt: v. Graefe's Archiv f. Ophthalm. Bd. XV. 1869. — 13) W. Manz: Centralbl. f. die medic. Wissenschaften. 1870. No. 8. 14) H. Jackson: Med. Times and Gaz. 1864. 1865. 1871. Ophth. Hosp. Rep. 1865. 1866. 1873. etc. — 15) Annuske: v. Gräfe's Archiv. Bd. 19. 1873. — 16) Gubler: Gazette hebdomadaire 1856. No. 43 u. ff.; 1859. No. 1. 4. 6. — 17) Wernike: Archiv fur Psych. u. Nervenkr. Bd. VII. 513. — 18) Nieden: Centralbl. für Nervenheilkunde etc. 1879. No. 8. — 19) Lépine: Revue mensuelle. 1877. No. 12. — 20) Penzoldt: Berl. klin. Wochenschr. 1876. No. 38. — 21) Petrina: Vierteljahrsschr. für pract. Heilkunde. 1877. Bd. 133. 134. — 22) Prévost: De la déviation conjuguée des yeux et de la rotation de la tête dans certains cas d'hémiplégie. Paris 1868. Virchow's Archiv. Bd. 70. Heft 3. — 23) Bernhardt: Virchow's Archiv. Bd. 69 u. 71. 1876/77. — 24) Grasset: De la déviation conjuguée de la tête et des yeux. Montpellier 1879. S.-A. — 25) Landouzy: De la déviation conjuguée des yeux etc. etc. Progrés médical. 1879. 36—49. — 26) Foville: Bullet. soc. anatom. Paris 1858. — 27) Féréol: Bulletin de la société méd. des hôpitaux. (Mars.) 1873. Union médicale. 1873. 47. — 28) H. Munk: Verhandlungen der physiologischen Gesellschaft zu Berlin. 1877. 16. 17. 24. 1878. 9. 10. (April.) 1878. (Dez.) 4. 5. 1879. 18. 19. 1880. (Juli.) — 29) M. Rosenthal: Handbuch etc. der Nervenkrankheiten. 1870. Erlangen. — 30) Ziemssen: Virchow's Archiv. Bd. XIII. — 31) Rosenthal: Wiener Medic. Halle. 1863. — 32) Erb: Archiv für Psychiatrie etc. Bd. IX. S. 325. — 33) Benedict: Electrotherapie. Wien 1868. S. 212. — 34) Bernhardt: Archiv für Psychiatrie etc. 1873. Bd. IV. — 35) Charcot et Pitres: Revue mensuelle de méd. etc. 1877—79. — 36) Lebert: Virchow's u. Reinhardt's Archiv. 1851. Bd. IV. — 37) Friedreich: Beiträge zur Lehre

---

*) Dieses Verzeichniss enthält nur die Werke und die Namen der im Text genannten Autoren. Die Namen der Beobachter einzelner Fälle siehe in den dem speciellen Theil beigefügten Tabellen.

336 Literatur-Verzeichniss.

von den Geschwülsten. Würzburg 1853. — 38) Leubuscher: Gehirnkrankheiten. Berlin 1854. — 39) Fritsch und Hitzig: Archiv von Reichert und du Bois-Reymond. 1870. 300. — 40) D. Ferrier: The West Riding Lunatic Asylum Reports. London. 1873. — 41) Nothnagel: Virchow's Archiv. Bd. 57. 1873. — 42) Charcot: Leçons sur les localisations dans les maladies du cerveau. Paris 1876. — 43) Pitres: Recherches sur les lésions du centre ovale des hémisphères cérébraux etc. Paris 1877. — 44) Gowers: Path. Soc. Transactions. 1876. 27. — 45) Vetter: Deutsches Arch. f. klin. Medic. Bd. 22. — 46) Gelpke: Archiv der Heilkunde. Bd. 17. 1876. — 47) Kahler: Beiträge zur Path. u. path. Anatomie des Central-Nervensystems. Prager Vierteljahrsschr. 1879. Kahler u. Pick. — 49) Senator: Berl. klin. Wochenschr. 1879. 4. u. 5. — 49) Landouzy: Archives générales de Med. 1877. August-Heft. — 50) Boyer: Etudes cliniques sur les lésions corticales des hémisphères cérébraux. Paris 1879. — 51) Obernier: v. Ziemssen's Handbuch der speciellen Path. u. Ther. XI. Bd. Abth. 1. — 52) Adamük: Centralblatt f. d. medic. Wissenschaften. 1870. No. 5. — 53) Wernicke: Berl. klin. Wochenschr. 1876. No. 27. 1878. No. 11. — 54) Steffen: Berl. klin. Wochenschr. 1864. 20. — 55) Henoch: Berl. klin. Wochenschr. 1864. 13. — 56) Millard: Bulletin de la société anatom. Paris 1856. — 57) Desnos: Bulletin de la soc. médic. des hôpitaux de Paris. 1873. Bd. X. — 58) Broadbent: Medical Times and Gaz. 1872. Vol. I. — 59) G. Graux: De la paralysie du moteur oculaire externe avec déviation conjuguée. Paris 1878. — 60) Peulin: Progrés médical. 1880. No. 10. — 61) H. Jackson: Med. Times and Gaz. 1874. (January.) — 62) Hallopeau: Archives de physiologie etc. 1876. — 63) Wernike: Deutsche medic. Wochenschr. 1880. No. 8 u. 9. — 64) Duval: Progrés médical. 1879. 28. — 65) A. Ferber: Beiträge zur Symptomatologie und Diagnose der Kleinhirntumoren. Marburg 1875. — 66) Abercrombie: Untersuchungen über die Krankheiten des Gehirns und Rückenmarks. Uebersetzt von G. v. d. Busch. Bremen 1829. — 67) Ollivier: Société de biologie. 1863. pag. 84. — 68) Magendie: Leçons sur les fonctions et les maladies du système nerveux. Paris 1841. — 69) Longet: Anatomie und Physiologie des Nervensystems. Deutsch von Hein. Leipzig 1847. Bd. I. S. 354. — 70) Nonat: Gazette hebdom. 1861. pag. 57. — 71) Leyden: Klinik der Rückenmarks-Krankheiten. 1875. Bd. II. Abth. I. S. 65. — 72) Bernhardt: Sitzungsbericht der Berl. med. Gesellsch. 1872. 10. Juli. — 73) M. Schmidt: Berl. klin. Wochenschr. 1880. 24. Mai. — 74) Rayer: Archives générales de médecine. 1823. Bd. III. — 75) Leber: Handbuch der Augenheilkunde. Leipzig 1877. Bd. V. S. 867. — 76) Förster: Beziehungen der Allgemein-Leiden und Organ-Erkrankungen zu Veränderungen und Krankheiten des Sehorgans. Leipzig 1877. — 77) Cunningham: Journal of anatomy and physiology. July 1879. — 78) Erb: Deutsches Arch. f. klin. Medicin. Bd. XV. Heft I. 1874. (Dez.) — 79) Bernhardt: Deutsches Archiv f. klin. Medicin. Bd. XIV. Heft 3. u. 4. 1874. (Nov.) — 80) Fürstner: Archiv für Psychiatrie etc. VIII. Heft 1. IX. Heft 1. — 81) Reinhold: Ebendort. IX. 1. — 82) Leyden: Archiv f. Psych. etc. VII. Bd. S. 44. — 83) Bernhardt: Archiv f. Psych. etc. Bd. IV. 1874. 480.

www.ingramcontent.com/pod-product-compliance
Lightning Source LLC
Chambersburg PA
CBHW021457210326
41599CB00012B/1035